妇产科疾病临床诊治理论与实践

张启美 主 编

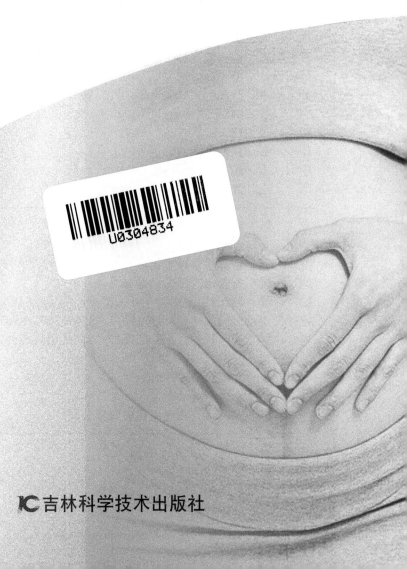

吉林科学技术出版社

图书在版编目（CIP）数据

妇产科疾病临床诊治理论与实践 / 张启美主编. --
长春：吉林科学技术出版社，2018.8（2024.1重印）
ISBN 978-7-5578-5105-7

Ⅰ. ①妇… Ⅱ. ①张… Ⅲ. ①妇产科病—诊疗 Ⅳ.
①R71

中国版本图书馆CIP数据核字(2018)第204443号

妇产科疾病临床诊治理论与实践

出 版 人	李 梁	
责任编辑	孟 波 孙 默	
装帧设计	李 磊	
开 本	787mm×1092mm 1/16	
字 数	245千字	
印 张	12.75	
印 数	1-3000册	
版 次	2019年5月第1版	
印 次	2024年1月第2次印刷	

出 版　吉林出版集团
　　　　吉林科学技术出版社
发 行　吉林科学技术出版社
地 址　长春市人民大街4646号
邮 编　130021
发行部电话/传真　0431-85635177　85651759　85651628
　　　　　　　　　85677817　85600611　85670016
储运部电话　0431-84612872
编辑部电话　0431-85635186
网 址　www.jlstp.net
印 刷　三河市天润建兴印务有限公司

书 号　ISBN 978-7-5578-5105-7
定 价　78.00元

前　言

随着科学技术的飞速发展,妇产科学的基础知识和临床诊疗都取得了长足的进步,病因和发病机制得到了深入的研究,疾病的诊断和治疗也得到了广泛实践。随着医学模式的转变,传统医学观念的更新,妇产科学的许多诊疗方法和原则发生了日新月异的变化,鉴于此,本书编者在参阅大量的文献的基础上,结合自身多年来的临床工作经验,特编写本书。

全书系统阐述了妇产科疾病的病因、临床表现、诊断及治疗。本书反映现代临床的新理念、新知识,具有较强的实用性和指导性;本书结构严谨、层次分明、内容新颖、专业度高、实用性强;本书既能体现现代临床经验,又能满足其他临床工作者的需求,可作为各级工作人员的参考书。

尽管在本书编撰过程中,编者做出了巨大的努力,对稿件进行了多次认真的修改,但由于编写经验不足,加之编写时间有限,书中如有遗漏之处,敬请广大读者提出宝贵的修改建议,以期再版时修正完善!

目　　录

第一章　出生缺陷的预防与诊断 ……………………………………… (1)

　　第一节　产前咨询与预防 ……………………………………… (1)

　　第二节　产前筛查 …………………………………………… (7)

　　第三节　产前诊断 …………………………………………… (12)

　　第四节　孕期用药 …………………………………………… (16)

第二章　异常妊娠 ………………………………………………… (26)

　　第一节　妊娠剧吐 …………………………………………… (26)

　　第二节　异位妊娠 …………………………………………… (28)

　　第三节　流产 ………………………………………………… (35)

　　第四节　早产 ………………………………………………… (38)

　　第五节　胎儿生长受限 ……………………………………… (42)

　　第六节　羊水异常 …………………………………………… (45)

　　第七节　胎儿窘迫 …………………………………………… (50)

　　第八节　胎膜早破 …………………………………………… (53)

第三章　异常分娩 ………………………………………………… (57)

　　第一节　产力异常 …………………………………………… (57)

　　第二节　产道异常 …………………………………………… (61)

　　第三节　胎位异常 …………………………………………… (67)

第四章　妊娠并发症 ……………………………………………… (75)

　　第一节　妊娠期肝内胆汁淤积症 …………………………… (75)

　　第二节　妊娠期高血压疾病 ………………………………… (82)

　　第三节　妊娠期糖代谢异常 ………………………………… (87)

第五章　分娩期并发症 …………………………………………… (91)

　　第一节　子宫破裂 …………………………………………… (91)

　　第二节　下生殖道损伤 ……………………………………… (95)

　　第三节　产后出血 …………………………………………… (99)

　　第四节　羊水栓塞 …………………………………………… (113)

第六章　生殖内分泌疾病 ……………………………………………（123）
　第一节　功能失调性子宫出血 ………………………………………（123）
　第二节　病理性闭经 …………………………………………………（130）
　第三节　多囊卵巢综合征 ……………………………………………（137）
　第四节　高催乳素血症 ………………………………………………（141）
　第五节　绝经综合征 …………………………………………………（144）

第七章　女性生殖系统炎症 …………………………………………（147）
　第一节　外阴及阴道炎症 ……………………………………………（147）
　第二节　宫颈炎症 ……………………………………………………（164）
　第三节　盆腔炎症 ……………………………………………………（168）

第八章　女性生殖器官肿瘤 …………………………………………（178）
　第一节　外阴鳞状细胞癌 ……………………………………………（178）
　第二节　宫颈癌 ………………………………………………………（179）
　第三节　子宫肌瘤 ……………………………………………………（182）
　第四节　子宫内膜癌 …………………………………………………（185）
　第五节　卵巢肿瘤 ……………………………………………………（189）

参 考 文 献 …………………………………………………………（196）

第一章　出生缺陷的预防与诊断

出生缺陷的预防与诊断是围产医学的重要组成部分,发展非常迅速,技术日益完善,对提高人口素质,实行优生优育具有重要意义。

第一节　产前咨询与预防

产前咨询是指向可能具有遗传性疾病风险的患者或家属传递信息,提供相应的婚育建议的过程。具体说,是指由从事医学遗传的专业人员,针对咨询者所提出的问题,进行诊断,判断其发病的原因,判断遗传病的遗传方式和预后、复发风险率等,并提出具体建议供咨询者参考的过程。产前咨询的过程涉及产科学、儿科学、医学遗传学、医学伦理学等许多学科内容,因此需要有通过考核获得资质的专业遗传咨询人员承担。

一、产前咨询的目的和意义

通过产前咨询,及时发现遗传性疾病的患者和携带者,通过包括产前诊断在内的一系列的预防性措施,避免遗传病患儿的出生,降低出生缺陷的发生率,提高人群遗传素质和人口质量。

二、产前咨询对象

在受孕前或孕期,通常有以下指征时,应当建议进行遗传咨询。①夫妇双方的任何一方患有遗传病或先天畸形或不明原因的智力低下;②曾孕、育过遗传病患儿或先天畸形儿;③家族成员患有遗传病或先天畸形;④生育过不明原因智力发育低下患儿,发生过不明原因死胎者,不明原因的反复流产;⑤母亲属于高龄(母亲预产期年龄大于35岁者);⑥母亲产前筛查阳性;⑦近亲婚配;⑧孕前长期接受不良环境或孕早期接受不良环境影响;⑨有某些慢性病的孕妇等。

三、产前咨询步骤

为了准确判断咨询者所提出的问题是否是遗传性疾病,并提供可靠的咨询,建议采用以下步骤:询问病史;临床检查和实验室检查确定诊断;确定是否是遗传病;确定遗传的类型,推算家庭成员的遗传风险;向咨询者解释遗传信息;讨论可能的选择,帮助家庭根据自己的情况作出合适的决定。我们将分别进行详细的分析。

(一)通过询问病史、临床检查和实验室检查以确定是否是遗传病

应详细询问先证者和咨询者家族中其他患者的发病史的情况,如详细的发病过程、治疗情况等。对于家族中有多例发病的病史,要了解每例发病的共性和个性,必要时还需亲自询问其他发病者的详细情况。收集的家系资料包括有关成员的年龄、性别、健康状况,以及已故成员的病史和死亡原因,还需询问是否近亲婚配等。

然后将收集的信息制成家系图,采用系谱分析法进一步分析。所谓系谱分析是指用规定的符号、按一定的格式,将被调查家系的发病情况绘制成图谱,分析疾病在家族中的传递特征。系谱中不仅包括患病个体,也包括全部健康的家族成员。

根据需要进行详细的体格检查,特别注意检查是否存在常见的遗传综合征的症状,选择生化、内分泌、染色体核型分析和分子生物学诊断方法进行辅助诊断。如有需要还需对家系的其他患病者进行必要的体格检查和辅助检查。

在确定是否是遗传病的过程中,还要明确遗传病、先天性疾病和家族性疾病这三个概念是有区别的。遗传病是指完全或部分由遗传因素(染色体、致病基因等)决定的疾病。遗传病多表现为先天性,如唐氏综合征、色盲等,但是也可后天发病,例如假肥大型肌营养不良多在儿童期发病。先天性疾病是指胎儿在出生之前就存在或出生后立即发生的疾病。先天性疾病除了包括遗传病,还包括因为母体环境因素引起的胎儿疾病,例如孕期母体感染风疹病毒造成的胎儿多发性出生缺陷等。而家族性疾病是指同一家族中一人以上发病的疾病。家族性疾病常为遗传病,但也可能是相同的不良环境因素所引起的。例如缺碘引起甲状腺功能低下所导致的呆小症,在同一家族中就可能有多人发病的情况,但是只要纠正了不良的环境就可以避免其重复发生,也不是遗传病。也并不是所有的遗传病都具有家族史,例如染色体疾病,其畸变主要发生在亲代生殖细胞的形成过程中,因此临床上很少发现一个家族有两个以上发病者的情况,即使是单基因疾病,先证者的疾病也可能是新的基因突变造成的,也可以没有任何家族史。

(二)确定遗传类型并推算家庭成员的复发风险

从遗传方式看,人类遗传病大致可分单基因遗传病、多基因遗传病、染色体病等几类。

1.单基因遗传病 发生受一对等位基因的控制,其遗传遵循孟德尔遗传定律,而环境因素基本不起作用。根据致病基因的性质和所处的染色体不同,又分为常染色体显性遗传、常染色体隐性遗传、性染色体显性遗传、性染色体隐性遗传等。

(1)常染色体显性遗传:致病基因在常染色体上,呈现显性遗传,也就是说,只要一对等位基因中的一个为致病基因,即发病。其遗传的特点有:①男女患病的机会均等。②除非是发生新的突变造成的,家系中每代都有患者;先证的双亲中至少有一位也是患者;先证者的同胞约有一半为患者;先证者的后代中约有一半也是患者。③家族中未患病成员的后代中无患者。

所以当夫妻双方有一方为患者时,后代中有 1/2 的机会发病;当夫妻双方都是患者时,后代中有 3/4 的机会发病;而夫妻双方都不是患者时,后代不会发病。还有一种特殊的情况,就是父母均正常,但是生育了一个患儿,这种情况是因为新发生的突变,再次生育时再发风险很低。

常见的常染色体显性遗传疾病包括:迟发性成骨发育不全症、成年多囊肾病、α-地中海贫血、神经纤维瘤病、多发性家族性结肠息肉症、肌强直性营养不良等。

(2)常染色体隐性遗传:致病基因在常染色体上,呈隐性遗传,只有两个等位基因都是致病基因,该性状才会得到表达,受累患者被称为纯合子。其遗传的特点是:①男女患病机会均等。②在家系中患者的分布是散发的,通常无连续传递的现象。③患者的双亲往往表型正常;患者的同胞中有约 1/4 是患者,在表型正常的同胞中有约 2/3 为携带者;患者的后代均为携带者。④在近亲结婚的家系,常染色体隐性遗传疾病的发病率增高。

所以当夫妻双方一方为患者时,其后代一般不会发病,但是后代均为携带者;而夫妻双方表型均正常,但是生育了一个患儿,其再次生育时,有 1/4 的几率再次生育患儿;如果夫妻双方均为患者时,其后代全部是患者。但是也有特殊情况,如果夫妇双方的致病基因不在同一位点时,即使双方都是患者,后代也是正常的。

常见的常染色体隐性遗传疾病包括:镰状细胞贫血、β-地中海贫血、苯丙酮尿症、半乳糖血症、肝豆状核变性、先天性肾上腺皮质增生等。

(3)X 连锁显性遗传:致病基因在 X 染色体上,并呈现显性遗传。其遗传的特点是:①女性患者较男性患者约多一倍,但是症状常较轻。②在家系中常可见连续传递的现象。③患者的双亲中至少有一名是患者;患者的同胞中有约 1/2 是患者;

女性患者的后代中约 1/2 为患者；男性患者后代女性均发病，而男性都正常。

所以当丈夫为患者，妻子正常时，女儿全部发病，儿子均正常；当妻子为患者，丈夫正常时，子女有 1/2 几率发病；当双方都为患者时，女儿全部发病，但是儿子有 1/2 的机会正常。

X 连锁显性遗传的疾病有抗维生素 D 佝偻病等。

(4)X 连锁隐性遗传：致病基因存在于 X 染色体，为隐性遗传。其遗传的特点是：①男性患者为主。②男性患者的母亲是携带者，或患者；如其母亲为携带者，则男性患者的兄弟中约 1/2 发病；如其母亲为患者，则男性患者的兄弟全部发病。③如果女性是患者，则其父亲一定是患者，而其母亲至少是携带者，其同胞至少有 1/2 的机会发病。

所以当丈夫为患者时，儿子全部正常，而女儿全部为携带者；而妻子患病时，儿子全部患病，而女儿全部为携带者。

常见的 X 连锁隐性遗传的疾病有色盲、睾丸女性化、血友病 B 等。

(5)Y 连锁遗传：致病基因位于 Y 染色体上。其遗传的特点是：①所有的患者均为男性；②疾病在家族中随 Y 染色体代代遗传，也就是说患者的父亲一定是患者，其儿子也一定是患者。

外耳道多毛症就是一种 Y 连锁的遗传病。

2.多基因遗传病　由两对以上致病基因的累计效应，并联合环境因素所导致的疾病称为多基因遗传病。多基因疾病不遵循经典的孟德尔遗传规律遗传，因此对再发风险的估计比较复杂，一般根据该病的群体发病率、遗传度、亲缘关系、亲属中已发患者数及病变严重程度来估算再发风险度。

一般而言，对于某种多基因遗传疾病，与患者的血缘关系越近，发病风险越大；家族中患病人数越多，发病风险越大；患者的病情越重，家系中的复发风险越大；此外当某种多基因遗传疾病在人群中存在发病的性别差异时，患者家系中不同性别的人其发病几率也不同。

糖尿病、精神分裂症、哮喘等疾病都是多基因遗传病。

3.染色体病　是指因染色体数目异常或结构异常所致的遗传病。常染色体病患者一般出生后即可表现出较严重的临床症状，如唐氏综合征、18-三体综合征等。而性染色体病的表现主要在生殖器官或性征，所以常常在发育期或婚育期才被发现。

染色体病形成的原因多是因性细胞成熟的过程中，发生了染色体不分离或染色体丢失所造成的非整倍体，或是父母生殖细胞中心发生的染色体结构畸变造成的。因此大多数染色体病均呈现散发而无家族的聚集性,具体的再发几率需根据不同的情况分析。

以唐氏综合征为例。唐氏综合征有21-三体型、易位型两种类型,而不同型别再发风险是不同的。21-三体型是常见的一种,它的发生与父母的核型无关,系因减数分裂中21号染色体没有分离造成的。生育过21-三体型唐氏综合征患者的夫妻,再次发生的几率增加,一般为1‰～2‰。易位型则是因为21号染色体与其他的染色体发生了罗伯逊易位造成的。患者的双亲之一往往是易位型的携带者,他们再次生育时,仍有约1/3的机会再次生育唐氏综合征患者。

(三)向咨询者解释遗传信息并讨论可能的选择

在对咨询者的情况明确诊断后,应当和他进行充分的交谈,告知其疾病发生的可能原因、再次发生的风险、发生的后果,以及目前可以提供的诊断和治疗手段等信息。就产前咨询而言,还可以根据不同时段提供更为详尽的建议。

1.婚前、孕前　对于影响婚育的先天畸形或遗传性疾病,分为四种情况:不能结婚,暂缓结婚,可以结婚但禁止生育,限制生育。这些限定是为我国相关法律明确规定的或者是为多数学者认可的原则,其中法律规定的部分是强制性的,必须执行。

(1)禁止结婚:①直系血亲和三代以内的旁系血亲;②患有可能严重危害配偶身体健康的疾病,如麻风病、性传播疾病未经治愈前不能结婚;③严重精神病,包括精神分裂症与躁狂抑郁性精神病,须经治疗好转并且两年以上没有复发才能考虑结婚;④重度智力低下者。

(2)暂缓结婚:①急性传染病;②心、肝、肾等重要器官疾病,未治愈或疾病未减轻和稳定者;③尿道下裂、先天性无阴道等生殖器官发育异常,应先治疗后再结婚。

(3)可以结婚,不宜生育:各种类型的严重的遗传病,只要估测其发生风险大于10%,就被认为是高风险,应建议避免生育,如常染色体显性遗传病(包括强直性肌营养不良、软骨发育不全、成骨发育不全)、多基因遗传病(重症先天性心脏病、精神分裂症等)、染色体病等。

(4)限制生育:严重的性连锁隐性遗传病(指血友病、进行性肌营养不良等),应限制生育,选择女性胎儿。

2.孕期　应向孕妇介绍各种产前诊断的方法,明确诊断后提出终止妊娠、继续妊娠,或在下次妊娠中接受配子移植、植入前诊断等方法。

(四)孕期其他情况咨询

因为遗传病相对少见,因此进行孕期咨询的大多数孕妇都不是遗传咨询,而是因为在孕前或孕期可能接受过不良环境暴露的咨询,其中又以药物暴露最为常见。其余的不良暴露包括:酒精暴露、环境和职业暴露、细菌、病毒感染、电离辐射等。

1.酒精暴露　已经明确认定酒精滥用会导致畸形。宫内接触酒精带来的后遗症包括称为胎儿酒精综合征(FAS)的一系列典型畸形症状,及儿童时代出现的轻微行为障碍。

过量饮酒或者酗酒的妇女的后代有可能出现胚胎中毒和畸形等严重后果。美国公共卫生部建议"怀孕妇女或者正在考虑怀孕的妇女不要饮用酒精饮料……"这是一个合理、保守又简单的建议。对于酗酒孕妇,至少在每个场合将饮酒控制在5杯以下,并且减少饮酒频率,那么其后代的健康程度会大大增加。而且减的量越大,效果越好。同时还应告知无意间少量饮酒的孕妇,目前证据显示,孕期少量的、不频繁的饮酒并不增加胎儿畸形的发生率。

2.环境和职业暴露　目前已知的职业和环境暴露中,甲基汞、铅和多氯联苯等因素对生殖的毒性作用是明确的,还有更多的因素对于胎儿的作用并不明确。

由于孕妇意识增强,越来越多的人关注和担忧孕期毒物暴露的问题,为怀孕妇女提供咨询的人员应当确定不同的毒物是否可以构成危害,以及引发畸形的暴露阈值和暴露时间等信息。对于因资料不够无法做评估者,可以告诉她们评估有不确定性,并提供一些相应的信息有助于她们做出决定。

3.微生物感染　孕期感染微生物的不同结局依赖于微生物的不同特性、感染时的妊娠期、母体的免疫状态和微生物对胎儿宿主的作用机制。母体感染对胎儿的影响从无明显影响到流产、死产、早产、胎儿畸形、宫内生长障碍等多种表现形式。在宫内感染的微生物中,最常引起注意的就是宫内TORCH感染,TORCH一词是由数种导致孕妇患病,并能引起胎儿感染,甚至造成新生儿出生缺陷的病原微生物英文单词的首字母组成,包括弓形虫、风疹病毒、巨细胞病毒、单纯疱疹病毒和其他的病原微生物。

有关妊娠期微生物感染咨询要根据微生物的种类、感染发生的时间以及对感染诊断的准确程度进行综合的建议。

4.电离辐射　分娩前胎儿暴露于电离辐射是一个令人焦虑且经常产生误解的问题。胎儿的辐射损害可以分为两种主要类型:致畸作用(器官形成时)和致癌作用(中孕期和晚孕期)。对于多数产前诊断影像学检查来说,导致胎儿畸形、生长或智力发育迟缓、死胎或儿童期癌瘤的风险很小。按照目前的知识,大多数放射检查没有基因损害的显著风险。在妊娠的任何阶段,产前接触诊断性辐射通常不是建议治疗性流产的合法理由。

第二节　产前筛查

遗传筛查是指通过对群体进行简便、无创的检查,寻找罹患某种疾病风险增加的高危人群的方法。筛查的对象可以包括成人、新生儿和胎儿。针对胎儿的筛查称为产前筛查,是出生缺陷二级预防的重要措施,是本节讨论的内容。

从理论上,要预防所有的出生缺陷,需要在孕期对所有的胎儿进行产前诊断,以发现存在出生缺陷的胎儿。但是即使是存在对所有的出生缺陷进行诊断的方法,这在实际上也是完全行不通的,因为对如此大量的人群进行产前诊断需要耗费大量的人力、物力和财力,完全不符合卫生经济学的原则。这就需要我们首先选择出一个高危的人群,然后对这部分人进行诊断性实验,这个选择的过程就是产前筛查。

一、产前筛查的基本概念

虽然筛查的方法简便易行,但是筛查仅能够给出风险值,筛查的过程中还会存在假阳性、假阴性等问题。要正确的实施筛查并向孕妇合理的解释筛查报告,必须了解与筛查有关的一些概念。

1.阳性率　是指在筛查实验中得到阳性结果的人数占筛查总人数的比例。

阳性率=筛查中得出阳性结果的人数/所有参与筛查的人数×100%=(A+B)/(A+B+C+D)

2.假阳性率　是指筛查实验中被错误的判断为阳性的健康人数,占所有实际健康人数的比例。反映了筛查系统的特异性,假阳性率越低,其特异性就越高。

假阳性率=筛查中被错误的判断为阳性的健康人数/所有实际健康的人数×100%=B/(B+D)

3.特异度　是指在筛查实验中得到阴性结果的健康人数占实际健康人数的比例。

特异度=筛查为阴性的健康人数/实际的健康人数×100%=D/(B+D)=1-假阳性率

4.假阴性率　是指在筛查实验中被错误的判断为阴性的患病人数与实际的患病总人数的比例。反映了筛查系统的灵敏度,也就是说假阴性率越低其灵敏度就越高。

假阴性率=筛查中被错误的判断为阴性的患病人数/实际的患病总人数×

$100\% = C/(A+C)$

5.灵敏度　是指筛查为阳性的患病人数与实际患病人数的比。反映了筛查方法的检出能力,又被称为检出率。

灵敏度＝筛查为阳性的患病人数,实际的患病人数$\times 100\% = A/(A+C)$ $=1-$假阴性率

6.阳性预测值　是指在筛查阳性的人群中,实际的患病者所占的比例。反映了筛查系统的筛查效率。

阳性预测值＝筛查为阳性的患病人数/筛查为阳性的总人数$\times 100\% = A/(A+B)$

7.阴性预测值　是指在筛查阴性的人群中,实际健康的人所占的比例。

阴性预测值＝筛查为阴性的健康人数/筛查为阴性的总人数$\times 100\% = D/(C+D)$

8.风险切割值　以上所有的数据都是相互关联的,对于一个筛查系统而言,灵敏度和特异度都是越高越好,而假阳性率却是越低越好。风险切割值是在筛查系统中区分阳性和阴性的分界值,风险切割值的定义直接与系统的灵敏度相关,风险切割值的标准越低,就会有越多的人被归为"阳性",也就有更多的患者被检出,筛查系统呈现越高的灵敏度。但是同时,其检出的特异性却降低了,因为有更多的健康人被误判为阳性,失去了进行筛查的意义。所以风险切割值是特异性和灵敏性的一个平衡点。对于唐氏综合征的筛查,一般以假阳性率为5%来确定风险切割值。

二、产前筛查的常见疾病和指标

虽然产前筛查意义重大,但是并不是所有的疾病都适于并且可以进行产前筛查。进行产前筛查的疾病需要满足以下标准:①被筛查的疾病在人群中有一定的发生率并且严重影响健康;②筛查之后有进行确诊的方法;③筛查方法简便易行。目前产前筛查及降低出生缺陷率的工作主要可以分为两类:①产前唐氏综合征的筛查(血清学和超声);②开放性神经管缺陷的筛查。

(一)唐氏综合征

唐氏综合征,也称为21-三体综合征或先天愚型,是最常见的一种染色体病,占新生儿染色体病的90%,出生率约为$1/(600\sim 800)$。根据患者的核型不同,分为游离型、易位型和嵌合型三种。其中游离型最为常见,临床表现也最为明显,是由于在减数分裂时21号染色体不分离造成。主要临床表现为生长迟缓、不同程度的

智力低下和包括头面部特征在内的一系列的异常体征。患者的体貌特征包括：小头；眼裂小、眼距宽、外眼角上斜、内眦深；马鞍鼻；舌大外伸；耳廓低；手指粗短、贯通掌纹等。患者多合并先天性心脏病、消化道畸形、白血病等。虽然许多患者经过训练后可以掌握一些基本的生活技能，但是大多数患者都没有自理能力，给家庭带来沉重的精神和经济负担。因此，开展针对适龄孕妇的普遍筛查具有积极的社会和经济意义。

　　针对唐氏综合征的筛查指标包括孕妇年龄、血清学指标和超声学指标等。

　　1.孕妇年龄　　是最早发现的与唐氏综合征发病相关的指标。早在 20 世纪初，即 1933 年 Penrose 等最先报道了孕妇年龄与唐氏综合征的关系，指出孕妇的妊娠年龄越大，其胎儿罹患唐氏综合征的概率也越高。在其他的筛查指标被发现前，不同的机构分别以 35 岁或 40 岁作为年龄的风险切割值。但是一般情况下高龄孕妇在整个人群中所占的比例较小，因此，一般认为，如果仅以年龄指标作为切割值，当假阳性率为 5% 时，其检出率不超过 30%。随着大量的筛查指标被发现，废除将高龄作为侵袭性产前诊断的适应证的呼声已经越来越大。

　　2.血清学指标　　包括甲胎蛋白（AFP）、人绒毛促性腺激素（HCG）、妊娠相关血浆蛋白（PAPP-A）、非结合雌三醇（uE$_3$）、抑制素 A 等。

　　（1）AFP：AFP 是一种胎儿来源的糖蛋白。母体血清中的浓度随着妊娠周数而增加。唐氏综合征胎儿母血清中的 AFP 值偏低，且随孕周增加的水平较慢，所以可以用 AFP 作为指标对唐氏综合征进行筛查。AFP 是最早用于对唐氏综合征进行筛查的血清学指标。

　　（2）HCG 与 β-HCG：HCG 是胎盘合体滋养细胞分泌的一种糖蛋白激素。由 α、β 两个亚基组成，其中 β 亚基与其他激素的结构有较大的差别，用于检测不易发生交叉反应，可以准确地表示 HCG 的真实分泌量。在早孕 HCG 与 β-HCG 增加迅速，至 8～10 周时达高峰，持续约两周后下降。唐氏综合征胎儿母血中 HCG 与 β-HCG 均呈现持续上升状态，因此可以用作筛查的指标。

　　（3）PAPP-A：PAPP-A 也是胎盘合体滋养层细胞分泌的。在未受累妊娠中，母体血清中的 PAPP-A 水平在孕早期增长速度迅速，在孕中期的增长速度则较慢。受唐氏综合征影响的妊娠中，血清 PAPP-A 一般会下降；就下降速度而言，孕早期要大大超过孕中期。因此被用作早孕期对唐氏综合征进行筛查的指标。

　　（4）μE$_3$：μE$_3$ 在妊娠 10 周以后主要由胎儿-胎盘单位合成，进入母体循环。在唐氏综合征受累的妊娠中，母体血清中的 μE$_3$ 水平较正常妊娠降低。它被作为在中孕期进行唐氏综合征筛查的指标。

(5)抑制素 A:抑制素 A 是由 α、β 两个亚基组成的糖蛋白。母体血清中抑制素水平在妊娠早期时上升,在第 10 周以后逐渐下降,至 15～25 周时的水平稳定。唐氏综合征胎儿孕母血清中抑制素 A 水平是普通孕妇的两倍。

(6)其他:除了上述指标,研究者还发现,一些血清学的指标对于筛查唐氏综合征有一定的意义,包括 ADAM-12 等。这些指标的实际应用价值还在进一步探索中。

3.超声学指标

(1)胎儿颈项透明层(NT):NT 是孕 11～14 周时在胎儿颈后皮肤下液体生理性聚集的超声定义。正常情况下,NT 厚度是随着胎儿头臀长的增加而增加的。唐氏综合征的胎儿 NT 较同孕周正常胎儿增厚。相对于其他指标,NT 是用于唐氏综合征筛查较新的指标,1992 年 Nicolaides 首次指出 NT 对于筛查染色体异常胎儿的意义,至今 NT 已经广泛的用于唐氏综合征的早孕期筛查中。NT 是早孕期筛查灵敏度最高的独立指标,假阳性率为 5% 时,检出率达 65%;结合孕妇年龄后检出率仍可达 75% 左右。

NT 增厚不仅与唐氏综合征有关,其他一些胎儿畸形也被发现伴随有 NT 的增高。例如 18-三体、13-三体、Turner 综合征、某些类型的心脏畸形、膈疝和脐疝等疾病。当然 NT 增高并不一定提示胎儿畸形,一项研究发现,即使 NT 大于 6.5mm,仍有三分之一的胎儿无染色体的异常和严重的畸形发生。因此目前美国妇产科学会不建议单独使用 NT 进行唐氏综合征的筛查。

(2)其他超声指标:对于筛查唐氏综合征有意义的指标还包括胎儿鼻骨缺如、上颌骨长度、三尖瓣反流等。在中孕期一些超声软指标如肠管强回声、心室强光点、肾盂扩张、颈皮增厚等,对于唐氏综合征的风险评估也存在一定的影响。

虽然超声指标对于唐氏综合征的筛查起到越来越重要的作用,但是需要注意的是,超声指标只有在进行严格的培训和质控的情况下,才能发挥其应有的作用。缺乏严格质控和统一标准而滥用超声指标,对于唐氏综合征的筛查是有害而无益的。为此,英国胎儿医学基金会及国立筛查委员会将 NT 测量标准化,严格要求检查技术,要求通过合格认证后方可执行,对于已经通过认证的医生,也需要每年通过复核才可以继续实施超声筛查的工作。2005 年美国妇产科学会也将 NT 测量作为其训练课程之一,并成立母胎医学基金会和 NT 审查委员会。

4.其他　除了年龄、血清学和超声等指标与唐氏综合征有关,还有许多因素也会影响唐氏综合征发生的风险。比如,前次分娩唐氏儿的夫妇,再次妊娠时风险增高。环境污染、酗酒、病原体感染等是否与其相关尚存争议。

（二）开放性神经管缺陷

开放性神经管缺陷系因致畸因素作用于胚胎阶段早期导致神经管关闭缺陷而造成的，最常见的类型是无脑儿和脊柱裂。无脑儿表现为胎儿颅骨与脑组织的缺失，是致死性的畸形，如果孕期没有被发现，可以持续妊娠达足月。脊柱裂则表现为部分椎管未完全闭合，根据类型不同，可以有或无神经症状，严重者表现为下肢截瘫。神经管缺陷是造成胎儿、婴儿死亡和残疾的主要原因之一。各地区的发病率差异较大，我国北方地区高达 6‰～7‰，占胎儿畸形总数的 40％～50％，而南方地区的发病率仅为 1‰左右。

开放性神经管缺陷除了经超声的影像学检查直接发现，也可经母血中 AFP 含量进行筛查。这是因为当胎儿为开放性神经管畸形时（如无脑儿、脊柱裂等），脑脊液中 AFP 可以直接进入羊水，使羊水中的 AFP 升高达 10 倍以上，孕妇血中 AFP 随之升高。因此可运用检测孕妇血中 AFP 水平，作为一种筛查方法，间接判断胎儿罹患开放性神经管畸形的风险程度。因为 AFP 是孕中期唐氏综合征的筛查指标，所以在实施孕中期唐氏综合征筛查的机构，可以同时采用 AFP 进行开放性神经管畸形的筛查工作。

三、产前筛查方案的选择

运用任何单一标记物开展唐氏综合征的产前筛查，其检出率都较低。因此，临床上常采用多个标记物联合筛查的方法，以提高检出率，降低假阳性率。临床常用的筛查方案包括以下几种。

1.中孕期血清学筛查　用于中孕期的筛查指标有 β-HCG、AFP、μE_3、inhibin A。常用的方案包括：由 β-HCG 和 AFP 组成的二联筛查；由 β-HCG、AFP 和 μE_3 组成的三联筛查；由该 4 种指标共同组成的四联筛查方案。各种模式的中孕期血清学筛查是目前为止我国进行的最为成熟和广泛的筛查方式，筛查成本相对较低，筛查技术和实验室质量控制要求相对容易进行控制；其缺点是敏感性相对较低，且筛查时间较晚，一旦通过诊断试验确诊需要引产，损伤较大。

2.早孕期筛查　用于早孕期的筛查指标主要有 β-HCG、PAPP-A、NT、鼻骨。目前最为常用的早孕筛查方案是包含 β-HCG、PAPP-A 和 NT 三个指标的方案。也有将 NT 作为单独的指标进行筛查的方案，或者仅将两个血清学指标用于筛查。早孕期包含 β-HCG、PAPP-A 和 NT 三个指标的筛查方案对于唐氏综合征的检出率较高，在假阳性率 5％左右，可达 90％。NT 的筛查还可以帮助发现其他的胎儿畸形。而且早孕期孕妇心理负担较轻，终止妊娠私密性较高，也较为安全。但是早孕筛查成本较高,对筛查技术要求较高,要求有严格的超声质控。早孕超声还要求具备早孕期后续诊断的能力(CVS)。此外,因为约20％患病胎儿会在10～16周自发流产,有些专家质疑早孕筛查会引起一些不必要的侵入性操作。

3.联合筛查　将早中孕期的指标联合筛查,确定一个风险值,又分为血清学联合筛查和全面的联合筛查。联合筛查是各种筛查方式中检出率最高,而假阳性率最低的方案,可以有效降低确诊实验的使用率。但是在所有方案中联合筛查也是成本最高的一种。此外,在随访中,孕妇需要早孕、中孕两次回访,失访率较高,而早孕高危孕妇失访后果严重。联合筛查方案进行的时间跨度大,引起的心理压力也较大。同中孕期一样,如果确诊需要引产,损伤较大。

4.序贯筛查　先进行早孕期产前筛查,给出早孕期风险值,高危者建议行产前诊断;低危者至中孕期接受中孕期筛查,依据中孕期筛查结果再决定是否进行产前诊断与否。这种方案在联合检查的基础上,使一部分高危的患者可以在早期被发现并终止妊娠,但是检查成本依然较高。

5.酌情序贯筛查　通过早孕筛查,采取两个不同的风险截断值将人群分为三部分,高风险进行诊断试验,低风险结束筛查,中等风险继续进行中孕筛查。该方案在序贯检查的基础上,极大地降低了筛查成本(占总人数约70％～80％的低风险人群的中孕筛查费用),同时保持了较高的检出率和较低的假阳性率。但是该方案的流程和方法较为复杂,对于患者解释工作较为困难。

目前各种方案的优缺点还在不断讨论中,我国尚无关于如何选择筛查方案的指南。选择筛查方案原则是,需结合筛查机构的条件、遵循卫生经济学原则,尽量选择最少的指标组合,达到最大的预测效果。

第三节　产前诊断

产前诊断又称宫内诊断,是对胚胎或胎儿在出生前是否患有某种遗传病或先天畸形进行的诊断。产前诊断所覆盖的领域包括妇产科学、遗传学、影像学、临床检验学、流行病学、病理学、毒理学、胚胎学以及小儿外科学诸多领域。

一、产前诊断的对象

1.35岁以上的高龄孕妇。

2.产前生化筛查结果属高危的人群。

3.生育过染色体异常儿的孕妇或夫妇一方有染色体异常者。

4.曾有不良孕产史者,包括自然流产、死产、新生儿死亡、畸胎等或特殊致畸因子(如大剂量化学毒剂、辐射或严重病毒感染)接触史。

5.曾生育过或者家族中有某些单基因病,并且这些疾病的产前诊断条件已经具备。

二、产前诊断方法

产前诊断途径主要有三种:胎儿结构检查、遗传物质检查、基因产物检查。

1.胎儿结构检查　超声检查是一项简便、无创的产前诊断方法。B型超声应用最广,利用超声检查能作出某种疾病的产前诊断或排除性诊断。也可直接动态观察胎心和胎动,并用于胎盘定位,选择羊膜穿刺部位,引导胎儿镜操作,采集绒毛和脐带血标本;X线检查主要用于检查24周以后胎儿骨骼先天畸形。但X线对胎儿有一定影响,现已极少使用;胎儿镜能直接观察胎儿,可于怀孕15～21周进行操作。此方法尚未广泛运用于临床。近年来,磁共振技术在产前诊断的应用日益广泛。

2.遗传物质检查　包括通过羊水、绒毛细胞和胎儿血细胞培养,开展染色体核型分析以及利用DNA分子杂交、限制性内切酶、聚合酶链反应(PCR)等技术检测DNA。

3.基因产物检测　利用羊水、羊水细胞、绒毛细胞或血液,进行蛋白质、酶和代谢产物检测,检测先天性代谢疾病、胎儿神经管缺陷等。

三、常见出生缺陷的产前诊断

1.胎儿结构异常　超声影像检查是目前诊断胎儿结构异常的主要方法。不同孕周的超声检查各有其临床价值。在正常妊娠的检查中,常规超声应安排5次。第1次:确定妊娠及孕周;第2次:11～13周6天,颈项透明层测量,严重结构畸形筛查;第3次:18～24周胎儿畸形筛选超声;第4次:30～34周生长测量及IUGR的诊断随访;第5次:38周后胎儿大小估计和羊水指数测量。其中,11～13周6天B超检查可诊断的某些胎儿严重结构畸形包括:严重中枢神经系统畸形,心脏位置异常、严重心脏畸形或早期心衰,胸腔占位,腹壁缺损,双肾缺如、严重尿路梗阻,致死型骨骼系统畸形(长骨极度短小),胎儿严重水肿等;18～24周B超检查标准尚未统一。在美国普遍运用美国超声医学研究所(AIUM)1994年公布的标准,包括以下检查:侧脑室、颅后窝(包括小脑半球和小脑延髓池)、四腔心、脊柱、胃、肾脏、膀胱、胎儿脐带附着处和完整的前腹壁。2007年AIUM新发布的规范中,在胸腔的基本检查项目中列入了心脏的左室流出道和右室流出道,肢体的基本检查项目中纳入了手、足的检查。英国皇家妇产科学院(RCOG)建议中孕期详细筛查还应该包括心脏的大血管流出道、脸和唇的检查等。我国卫生部规定必须检出的严重畸形包括:无脑儿,严重脑膨出,严重开放性脊柱裂,单腔心,严重腹壁缺损内脏外翻,致死型骨骼系统畸形等。产前超声诊断的影响因素很多,如孕周、胎儿体位、孕妇腹壁条件、异常种类、羊水量、操作者的经验、仪器和检查所花时间等,具有很大的局限性和不确定性,目前通过超声检查仅能诊断 $40\%\sim70\%$ 的结构畸形,因此,在检查前需要告知超声畸形筛查的局限性。随着磁共振技术的发展,因其具有较高软组织对比性、高分辨率、多方位成像能力和成像视野大等优点,使 MRI 技术成为产前诊断胎儿畸形的有效补充手段,而且越来越多地被产科临床应用。目前,MRI 不作为筛查的方法,只有在超声检查发现异常,但不能明确诊断的患儿,或者通过 MRI 检查发现是否存在其他异常。可运用 MRI 扫描进行鉴别诊断的主要结构异常有:①中枢神经系统异常,如侧脑室扩张、后颅窝病变、胼胝体发育不全、神经元移行异常、缺血性或出血性脑损伤等;②颈部结构异常,如淋巴管瘤及先天性颈部畸胎瘤等;③胸部病变,如先天性膈疝、先天性肺发育不全和先天性囊腺瘤样畸形;④腹部结构异常,包括脐部异常、肠管异常及泌尿生殖系异常等。对于羊水过少、孕妇肠道气体过多或过于肥胖者,超声检查显示胎儿解剖结构较差,此时应用 MRI 检查较理想。

2.染色体病　包括数目异常和结构异常引起的疾病。常见的常染色体数目异常疾病有 21-三体综合征、18-三体综合征和 13-三体综合征等。常见的性染色体数目异常疾病有特纳氏综合征(45,XO)、克氏综合征(47,XXY)等。染色体结构异常以缺失、重复、倒位、易位较常见。传统的细胞遗传学方法亦称染色体核型分析是确诊染色体病的主要方法。通过分析胎儿细胞的染色体核型,可及时诊断染色体数目异常和有明显染色体结构异常的胎儿。但有一些染色体畸变难以发现或确诊,如标志染色体、微缺失综合征和其他一些染色体隐蔽性重排等,还需结合一些分子细胞遗传学技术如荧光原位杂交技术(FISH)、光谱核型分析(SKY)、荧光定量 PCR、巢式 PCR、多重 PCR、Southern 印迹杂交、比较基因组杂交、限制性片段长度多态性(RFLP)、基因芯片等技术等。传统的核型分析方法需要大量人力,要 2 周以上或 3 周才能得到结果。分子诊断学的进步可以在 $1\sim2$ 天内诊断常见的染色体数目异常疾病,方法包括使用染色体特异性 DNA 探针的 FISH 和使用染色体特异性短重复序列标记物的 QF-PCR,统称为快速染色体异常检测技术(RAD)。与核型分析不同,这些技术只用于特定染色体异常的检出。目前,产前诊断运用

FISH 或 PCR 技术主要用来检测 13、18、21、X 和 Y 等染色体数目异常。

　　3.单基因病　　是指单一基因突变引起的疾病,这些改变包括 DNA 中一个或多个核苷酸的置换(点突变),DNA 中核苷酸的插入或缺失而导致蛋白质的移码和一些三核苷酸重复顺序的扩展。目前已开展针对地中海贫血、血友病、脆性 X 综合征等疾病的基因诊断。产前基因诊断的适用范围:①遗传性疾病由单一基因缺陷造成;②患者家族中的突变基因已被确认,或突变基因所在的染色体能用遗传标记所识别;③胎儿父母以及家庭中先证者的标本均可获得。另外,检测必须由经临床验证有资质的基因诊断室进行。常用的方法主要是 PCR 与内切酶等联合应用以及遗传标记连锁分析法。基因诊断分直接诊断和间接诊断两种:①直接基因诊断方法:直接检测致病基因本身的异常。通常使用基因本身或邻近 DNA 序列作为探针,进行 Southern 杂交,或通过 PCR 扩增产物,以检测基因点突变、缺失、插入等异常及性质。主要适用于已知基因异常疾病的诊断。如脆性 X 综合征,是一种常见的遗传性智力发育不全的综合征。95% 以上的脆性 X 综合征是 FMR1 基因(CGG)n 结构扩增的动态突变引起的,5% 以下是由于 FMR1 基因的错义突变和缺失型突变影响了 FMR 蛋白的正常结构导致的。对该疾病的诊断主要是脆性 X 染色体检查以及用 PCR、RTPCR 的方法扩增 FMR1 序列。②间接基因诊断方法:当致病基因虽然已知,但其异常性质未知时,或疾病基因本身尚未知时,主要通过基因和 DNA 多态的连锁分析间接地作出诊断。连锁分析基于遗传标记与基因在染色体上连锁,通过对受检者及其家系进行连锁分析,分析子代获得某种遗传标记与疾病的关系,间接推断受检子代是否获得带有致病基因的染色体。产前基因诊断取材方法包括创伤性和非创伤性。前者主要包括羊膜腔穿刺、绒毛取样、胎儿脐血取样、胎儿镜活检和胚胎活检等;后者仍然处于尝试阶段,如经母体外周血富集或从宫颈口采集脱落胎儿细胞等。

　　4.先天性代谢缺陷病　　多为常染色体隐性遗传病。因基因突变导致某种酶缺失,引起代谢抑制、中间产物累积而出现临床表现。除极少数疾病在早期用饮食控制(苯丙酮尿症)、药物治疗(如肝豆状核变性)外,至今尚无有效治疗方法,故开展先天性代谢缺陷病的产前诊断极为重要。可经取孕妇羊水、血或尿检查特异性代谢产物,也可直接检测基因结构,诊断相关疾病。例如苯丙酮尿症(PKU),是一种以智力低下为特征的先天性氨基酸代谢障碍疾病,属于常染色体隐性遗传性疾病。经典型 PKU 是苯丙氨酸羟化酶(PAH)缺乏所致,可以用 PAH 基因探针检测 DNA 多态性以及用 PAH 基因单核苷酸多态位点进行连锁分析等方法进行携带者诊断和产前诊断。至今,有二十余种先天性代谢缺陷病可通过羊水代谢产物进行产前诊断。通过绒毛或羊水细胞培养进行酶活性测定和 DNA 分析进行产前诊断的先天性代谢缺陷病达四十余种。我国已成功地对 PKU、肝豆状核变性、溶酶体贮积症、21-羟化酶缺乏性肾上腺皮质增生症等疾病进行产前诊断。不过还难以大范围、常规性开展此类工作。

第四节　孕期用药

出生缺陷被定义为先天性的严重偏离正常的形态和功能。出生缺陷的发病率在 6％～8％,其中新生儿被发现的严重畸形的发生率约为 1％～3％。环境和遗传是导致出生缺陷的主要原因,遗传性疾病所造成者不到 1/3。所以,大家对其他因素导致的出生缺陷更加关注,孕期用药是重要的因素之一。据统计,约有 40％～90％的孕妇在已知或未知受孕的情况下接触过一种或几种药物,这些药物涉及范围较广,常见者包括维生素、抗生素,另外还有矿物质、泻药、止吐药、镇静剂、抗酸药、利尿剂及抗组胺剂。一些药物的安全性及致畸性已被证实,但超过一半的药物安全性尚需要更多的研究证实。另外,20 世纪中期所认为的"子宫为胎儿提供一个'盾牌',可以抵挡外界环境,孕妇使用的药物不会通过胎盘危及胎儿"的观点已经被废弃。目前已经证实,绝大多数药物可通过胎盘转运到胎儿体内。因此,评价药物的安全性对妊娠期正确选择安全、有效的药物,掌握用药的时机及剂量非常重要。

一、药物暴露时间

妊娠期间,药物可以通过影响母亲的内分泌、代谢等间接影响胚胎,也可以透过胎盘屏障直接影响胎儿,药物对胎儿有副作用还是有致畸性,首先取决于药物暴露的时期。妊娠被分为以下几个阶段。

1.妊娠前期　从女性发育成熟到卵子受精时期。

2.围着床期　从受精到着床的 2 个星期。

3.胚胎期　从第 2 周至第 8 周。

4.胎儿期　从第 9 周至足月。

妊娠前期使用药物一般比较安全,但要注意半衰期长的药物,它可能会影响胚胎的正常生长。围着床期被称为"全"或"无"时期,合子进行分裂,细胞被分成外细胞团和内细胞团。此期暴露致畸因子通常会破坏大量细胞,引起胚胎死亡。如果只有一些细胞受损,通常在正常发育过程中进行弥补。胚胎期是发生结构畸形的最关键时期,因为该阶段完成其器官发生。胎儿期是系统发育时期,此时虽然胎儿的器官已经基本形成,但很多器官的发育是贯穿整个孕期的,依然可能受到影响。药物对各器官结构和功能的影响是变化的,有些因素会持续作用于整个胎儿期,如大量酒精暴露。已知或可疑对胎儿有致畸作用/副作用的药物或物质见表 1-1。

表 1-1　已知或可疑对胎儿有致畸作用/副作用的药物或物质

类视黄醇	抗肿瘤药物	抗生素
大剂量维生素 A	氨基蝶呤	氟康唑
异维 A 酸	甲氨蝶呤	四环素
芳香维甲酸	白消安	其他药物
阿曲昔丁	环磷酰胺	血管紧张素转化酶抑制剂
激素	抗惊厥药	胺碘酮
雄激素	苯妥因,海因	可卡因
己烯雌酚	三甲双酮,甲	锂
丹那唑	乙双酮	甲巯嘧啶
抗凝药	丙戊酸	胶体次枸橼酸铋
华法林	卡马西平	青霉胺
其他香豆素类抗	苯巴比妥	奎宁
凝药	扑米酮	放射性碘
		反应停
		甲氧苄啶

二、孕期用药选择

(一)抗感染药物

1.抗生素

(1)青霉素类:FDA 风险等级均属 B 类。可能为妊娠期最安全的抗生素,是孕妇的首选药物。能够迅速通过胎盘,是治疗妊娠期梅毒和预防先天性梅毒的一线药物。研究表明,青霉素类药物的使用并不增加胎儿先天畸形的发生率。常用的包括青霉素、苄星青霉素、阿莫西林、氨苄西林及羧苄西林。近年新研制的广谱青霉素类药物对孕妇的安全性尚没有证实,需要进一步研究,临床上还没有发现相关的严重副作用。

(2)头孢菌素类:FDA 风险等级为 B 类。是除青霉素外孕期最常用的抗生素,常用于治疗孕期的严重感染。分第一代、第二代、第三代及第四代,能迅速通过胎盘。2001 年在匈牙利进行的一个大样本研究表明,头孢类抗生素与畸形无关。但根据动物实验结果,第二、三代头孢类抗生素由于含有 N-甲基硫四氮唑链,理论上可导致动物子代睾丸发育不良,但临床上并没有发现,尚需进一步证实,故有学者建议,孕期若使用头孢类抗生素,应首选不含此链的药物——头孢西丁。常用者还包括头孢拉定、头孢呋辛、头孢他啶、头孢曲松等,第四代头孢类抗生素如头孢吡肟已逐渐在临床使用,虽然资料较少,但通常认为孕期使用是安全的。

(3)大环内酯类:常用者包括红霉素、阿奇霉素和螺旋霉素。红霉素 FDA 风险等级为 B 类,不能通过胎盘,目前尚无证据证实其与胎儿或新生儿畸形有关,故孕期可用。红霉素抗菌谱和青霉素相似,并可对支原体、衣原体、螺旋体和放线菌素有抑制作用。需引起注意的是,2003 年于瑞士进行的一项病例对照研究认为,孕早期使用红霉素可能与心脏缺陷有关。阿奇霉素 FDA 风险等级为 B 级,可通过胎盘。有限的人类资料提示阿奇霉素与先天性畸形无关,在孕期适用。其作用与红霉素相似,常用于治疗细菌和支原体感染。螺旋霉素 FDA 风险等级为 C 类,可通过胎盘。在孕期很少将其作为治疗感染的一线广谱抗生素使用,常用于治疗弓形虫感染,目前尚没有有关的致畸报道,但资料有限,尚有待进一步证实。

(4)克林霉素:FDA 风险等级为 B 类,可通过胎盘。目前尚没有人类孕早期使用的资料,虽然动物实验没有发现其与先天性畸形有关,但孕早期很少使用此类药物。

(5)氯霉素:FDA 风险等级为 C 类,可通过胎盘。目前尚没有氯霉素与出生缺陷相关的报道。但已经证实的是新生儿直接大量使用氯霉素可导致灰婴综合征的发生(表现为发绀、血管塌陷和死亡),而对于孕期使用氯霉素导致胎儿畸形的报道少之又少,1997 年的一篇报道称对孕早期暴露于氯霉素的 100 名婴儿进行随访,没有发现先天性畸形的增加。鉴于该药的风险,其使用还存在争议,故孕期慎用,甚至有学者主张孕期禁用。

(6)喹诺酮类:FDA 风险等级均属 C 类,可通过胎盘。是一类广谱的抗生素,常用于治疗泌尿系统感染,包括环丙沙星、诺氟沙星、氧氟沙星等。制药商报道,狗在妊娠期使用喹诺酮,发生不可逆性关节病可能与此药的使用有关,但在其他动物并没有发现。对孕暴露于喹诺酮类药物的妇女进行随访,多数研究发现孕期使用喹诺酮类药物,可能与某些畸形有关,但畸形为非特异性,且常常和严重的先天性畸形无关。孕期使用环丙沙星的资料是有限的,但总体认为,治疗剂量的环丙沙星不太可能是致畸原,与严重先天性畸形可能无关,但由于人类资料有限,并不能证明环丙沙星没有风险。由于孕期抗生素有更好的选择,故孕期环丙沙星不太使用,甚至有学者建议在孕期禁忌使用喹诺酮类药物。但妊娠期使用此类药物并不是终止妊娠的指征。

(7)抗结核药:常用者包括利福平、异烟肼、乙胺丁醇。利福平 FDA 风险等级为 C 类,可通过胎盘。在啮齿类动物中发现有致畸作用,在孕兔研究中没有发现致畸作用。人类研究的资料有限,目前尚没有引起先天性畸形的证据。异烟肼 FDA 风险等级 C 级,可通过胎盘。目前的研究并未提示异烟肼是一种致畸物。美国胸科协会推荐对妊娠合并结核的妇女使用异烟肼,母体获益远远大于胚胎及胎儿风险。乙胺丁醇 FDA 风险等级为 B 类,可通过胎盘。目前没有乙胺丁醇与先天性缺陷有关的报道,孕期适用。有学者认为孕期乙胺丁醇联合使用异烟肼、利福平对治疗疾病是比较安全的,但似乎有视觉方面的损害,故目前并不首选这种联合疗法。

(8)呋喃妥因:FDA 风险等级为 B 级。常用于治疗妊娠期泌尿系统感染。目前尚没有发现呋喃妥因对动物有致畸作用,也没有研究提示该药对人类是致畸剂。但小样本的研究提示,在近分娩期使用此药,新生儿有发生溶血性贫血的风险。由于呋喃妥因应用普遍,而发生新生儿溶血性贫血的报道很少,故 FDA 将其风险归为 B 类,孕期可用,但为安全起见,近分娩期应避免使用此药。

(9)氨基糖苷类:常用者为链霉素和庆大霉素,可迅速通过胎盘。链霉素 FDA 风险等级为 D 类,已经明确孕妇使用大剂量链霉素可损伤胎儿第 8 对颅神经,诱导耳毒性,虽然发生率较低,但孕期已经不用。庆大霉素 FDA 风险等级为 C 级,虽然宫内暴露于庆大霉素导致先天性耳聋的风险很低,许多研究并没有发现庆大霉素与先天性缺陷的相关性,但考虑到氨基糖苷类药物的耳毒性,故孕期慎用。目前已有氨基糖苷类药物的替代产品——氨曲南,是单环内酰胺类药物,没有肾毒性或耳毒性,对动物无致畸性,但没有相关的人类资料,仅动物资料显示为低风险,FDA将其风险等级归为 B 类。

(10)四环素类:已明确其致畸性,故孕期禁用。包括四环素、土霉素及强力霉素,均归为 D 级。由于四环素类药物可通过胎盘引起胎儿损害;牙齿呈黄褐色,然后出现抑制胎儿骨骼生长及牙釉质发育不良,并有罕见的肝坏死的报道,因此孕期禁用。

2.抗真菌药　被用于治疗阴道念珠菌病,常用者包括克霉唑、制霉菌素、咪康唑、两性霉素 B、酮康唑。目前尚没有阴道或局部使用克霉唑致先天性缺陷的报道,且阴道和皮肤吸收的药物量少,故 FDA 将其风险等级归为 B 类,孕期可用。关于制霉菌素,没有孕期使用可致先天性缺陷的报道,也没有相关的动物实验,证据不足,FDA 将其归为 C 级,孕期可用。咪康唑也是局部抗真菌药,虽然孕期使用咪康唑与先天性缺陷的关系尚不清楚,但有的研究认为并不能排除其相关性可能,故 FDA 将其归为 C 类,适合局部使用。两性霉素 B 风险等级为 B 级,动物研究及许多研究都没有发现孕期使用两性霉素对胎儿有不良影响,故在孕期由于需要而应用两性霉素是有益的。酮康唑是一种人工合成的广谱抗真菌药,动物实验证明,大剂量口服该药,对胚胎有毒性并有致畸性,而局部应用该药,似乎没有危害。故动物资料提示口服酮康唑有风险,人类资料有限,可能适用于局部应用。FDA 将其风险等级归为 C 类。

3.抗病毒药　抗病毒药种类很多,但许多药物的研究还没有完成,安全性能不详,且抗毒药物是通过对 RNA 和 DNA 的作用来抑制病毒的复制,故孕期限制使用。

(1)齐多夫定:为核苷反转录酶抑制剂,是胸腺嘧啶脱氧核苷的类似物,用于治疗人类免疫缺陷病毒疾病(HIV)。自 20 世纪 80 年代开始,由于 HIV 病毒的传播,现在人们对该药颇为关注。已有多项研究证实,齐多夫定可有效降低母婴 HIV-1 垂直传播,WHO 建议采取更有效的抗反转录病毒的措施以增强阻断母婴垂直传播的风险。对于孕期 HIV 感染者,2006 年指南推荐三联药物进行抗病毒治疗,齐多夫定、拉米夫定和单剂量的奈韦拉平。总之,在必要时使用,母体获益还是远远大于对胎儿或胚胎带来的风险的,FDA 将其风险等级归为 C 类。

(2)阿昔洛韦:FDA 风险等级为 B 类。临床上常作为治疗疱疹病毒和水痘的药物,尤其是生殖器原发性 2 型单纯疱疹病毒(HSV)感染,但不能用于治疗妊娠期复发的生殖器疱疹。动物实验没有发现阿昔洛韦有致畸性,多数研究也是同样的结论,目前虽有个别报道关于孕期暴露阿昔洛韦与先天性畸形的相关性,但似乎与用药无关,证据不足。1998 年疾病控制预防中心(CDC)制定的性传播疾病治疗指南指出:妊娠期间首发的生殖器疱疹可以口服阿昔洛韦治疗。存在威胁生命的母体 HSV 感染时(如播散性感染、脑炎、肺炎或肝炎)可以经静脉给药。关于孕妇使用阿昔洛韦的研究提示接近足月使用阿昔洛韦在那些反复发作或新近感染生殖器疱疹的孕妇中可以降低疾病的复发,由此可能降低剖宫产率。但是并不推荐对反复发作性生殖器疱疹的孕妇常规使用阿昔洛韦。故一些研究者认为,在存在适应证时应使用阿昔洛韦,但应对宫内暴露该药物的儿童长期随访。

(3)利巴韦林(病毒唑):FDA 风险等级为 X 类。孕期禁忌使用。动物实验证实,利巴韦林是潜在的致畸因子,对动物后代引起的畸形涉及颅面部、神经系统、眼、四肢、骨骼及胃肠。厂商建议，育龄期男性应避免使用此药，若已经使用，则应有效避孕6个月再考虑妊娠。但也有争议，认为可能夸大了男性通过精液传递有潜在中毒量的利巴韦林给妊娠妇女及其后代的风险。由于尚缺乏人类妊娠期使用该药的报道，故无法得出确切结论。

4.抗寄生虫药　妊娠期感染比较普遍，一般没有症状或症状较轻，尚可耐受，产后方治疗。

(1)甲硝唑：FDA风险等级为B类，可通过胎盘，主要用于治疗滴虫性阴道炎、细菌性阴道病及抗阿米巴感染。目前已有多项研究对孕期使用甲硝唑的安全性进行研究和评估，结果都没有发现其导致胎儿或新生儿发生畸形的危险性增加，这些研究中包括1995年发表的对7项研究32篇文献进行的Meta分析，以及2001年进行的一项前瞻性研究，样本为217例孕期暴露甲硝唑的妇女。但目前关于孕早期使用甲硝唑仍有争议，原因是动物实验证明甲硝唑对细菌有致突变作用，对啮齿类动物有致癌作用，虽然在人类没有发现这种致癌性，但也很难进一步在人类证实。所以，目前对甲硝唑的使用，多数人包括生产厂商建议，在孕早期禁用甲硝唑，在中、晚孕期使用甲硝唑治疗厌氧菌感染、滴虫、细菌性阴道病等是安全的。

(2)氯喹：是在妊娠各期应用最广泛的一线抗疟药，FDA分类属C类。动物实验证实大剂量应用氯喹可致畸，但多数人类资料表明孕期使用治疗剂量的氯喹，并不增加流产、死产或先天性畸形的风险，当然，也会出现一些轻度并发症，如瘙痒、头昏及一些不适主诉症状。但孕期大剂量、长时间使用氯喹可增加流产率，对合并系统性红斑狼疮的患者尤其如此。很久以前，曾将氯喹作为一种堕胎药使用，但这种剂量是非常大的，非常危险，甚至危及患者的生命，这种使用已经被摒弃。也有学者认为孕期氯喹的使用可能导致新生儿出生缺陷的轻度增加。但总的来说，孕期使用氯喹是安全的。而且妊娠期感染疟疾后，会导致母儿出现严重并发症，包括贫血、流产、死产、低出生体重、胎儿窘迫以及先天性疟疾。故大多数学者支持在妊娠合并疟疾时使用氯喹，因为获益远远大于药物对胚胎和胎儿的风险。

(3)林丹：FDA风险等级为C类，用于局部治疗阴虱病、疥疮。动物实验证明林丹不是致畸因子，尚缺乏人类妊娠期使用该药的相关研究。有些学者建议在妊娠期将除虫菊酯和胡椒基丁醚联合应用作为治疗阴虱的一线药物，而林丹则作为顽固性感染的治疗，也可交替使用。

(4)乙胺嘧啶：为叶酸拮抗剂，具有抗疟作用和治疗弓形虫病，FDA风险等级为C类。厂商公布的妊娠期动物实验证明，对有些动物如小鼠、仓鼠和小型猪有致畸作用。虽有个案报道乙胺嘧啶与先天性畸形有关，且一些其他的叶酸拮抗剂如甲氨蝶呤也是致畸因子,但该药与畸形的关系仍然受到质疑。考虑到与所有的抗疟药物一样,由于妊娠合并疟疾本身疾病所导致的不良预后,故在孕期使用母体获益还是远远大于胚胎或胎儿风险的。有作者推荐乙胺嘧啶联合磺胺嘧啶可作为治疗胎儿感染的最佳方法,但应用时仍推荐同时补充甲酰四氢叶酸(5mg/d),尤其在妊娠早期,以防叶酸缺乏。鉴于妊娠期感染疟疾给母儿带来的严重不良结局,WHO建议对疟疾流行地区的孕妇定期预防性应用抗疟药可改善母儿结局,推荐最有效的预防方案为磺胺嘧啶-乙胺嘧啶联合应用,其效果佳,价格低廉,易于生产,值得推广。

(5)甲苯咪唑:是治疗各种蠕虫病,包括蛲虫病、鞭虫病、蛔虫病和钩虫病,FDA风险等级为C类。对一些妊娠动物如鼠使用成人使用剂量数倍的药物时,发现有致畸作用,而对其他多种动物进行实验,没有发现这种胚胎毒性或致畸性。2003年一项前瞻性对照研究随访192例妊娠期使用甲苯达唑妇女的预结局,两组新生儿出生缺陷、自然流产和出生体重的发生率并没有统计学差异。有限的人类资料提示孕期使用为低风险。

(二)心血管药物

1.降压药

(1)肼屈嗪:为妊娠期高血压疾病首选药物,常于妊娠后半期使用,FDA风险等级为C类,可通过胎盘。目前尚无肼屈嗪致先天性畸形的报道,诸多涉及单独使用和联合使用其他抗高血压药物的研究发现,孕期使用肼屈嗪是相对安全的。但也有小样本的研究报道该药物的使用可能与一些畸形有关,但不排除由于母亲患有严重的疾病而引起。

(2)拉贝洛尔:为β受体阻滞剂,是国内治疗妊娠期高血压最常使用的药物之一,FDA风险等级为C类,可通过胎盘。目前尚没有致畸的报道。除非在孕早期使用拉贝洛尔,该药并不增加胚胎及胎儿的影响,不影响子宫胎盘的血流,可以通过增加肺泡表面活性物质的产生而降低早产儿肺透明膜病的发生。但也有报道称拉贝洛尔可致胎儿生长受限和胎盘重量减轻,但无法排除是药物作用所致还是疾病本身子痫前期所致。故总的来说,孕期仍推荐使用但需重视并监测拉贝洛尔所可能带来的并发症。

(3)硝苯地平:是一种钙离子拮抗剂,FDA风险等级为C类。孕期使用硝苯地平还存在争议。动物研究提示孕期使用硝苯地平可减少子宫血流量,可致轻度出生缺陷,但缺乏有说服力的人类数据,目前还在临床上使用。但要注意的是,与硫酸镁联合应用时,由于硝苯地平可增强硫酸镁对神经肌肉的阻滞作用,可出现严重副反应如四肢痉挛、吞咽困难及反常呼吸。

(4)硝普钠:是一种起效快的血管扩张剂,FDA分类为C类。长期应用可使氰化物在胎儿肝内积蓄。仅用于治疗严重高血压时。目前尚未发现硝普钠与先天缺陷有关。

(5)利尿剂:常用的药物为呋塞米,可通过胎盘。动物实验证实呋塞米可致畸,但临床上尚未发现该药引起的严重副作用或畸形。常用于治疗肺水肿、严重高血压或充血性心力衰竭时,紧急使用并不增加胎儿的风险,故风险等级为C类。由于利尿剂可能引起母体低血容量,降低胎盘血流灌注量,而并不改善妊娠结局,故现在并不主张使用呋塞米治疗妊娠期高血压疾病,若使用利尿剂治疗妊娠期高血压疾病,则风险等级为D类。

2.心脏药物　洋地黄、地高辛及洋地黄毒苷均属强心苷类药物,常用于治疗充血性心力衰竭和室上性心动过速,风险等级为C类。目前动物实验和有限的人类资料均未发现洋地黄或各种毛地黄糖苷类药物与先天性缺陷有关,孕期适用。

3.抗凝药　肝素是妊娠期首选的抗凝药,由于分子量大,不能通过胎盘,因此与先天性畸形无关,风险等级为C类,孕期适用。但长期使用可致母亲骨质疏松和血小板减少,故应同时补钙。20世纪70年代发展起来的新药达那肝素、依诺肝素及那屈肝素均为自猪黏膜提取的低分子肝素产物,分子量4000~6500kD,为普通肝素的1/3~1/2。由于其分子量相对较大,也不能通过胎盘。相对于普通肝素,低分子肝素抗凝作用强,生物半衰期长,副作用小,骨质丢失减少,出血可能性小。动物实验证明,这三种药物在孕鼠和孕兔中没有致畸性和胚胎毒性。但人类资料有限,其安全性尚需要大样本的研究去证实,因此目前治疗和预防静脉血栓还是首选普通肝素。

(三)中枢神经系统药物

1.解热镇痛药

(1)阿司匹林:为非甾体类抗炎药物。低剂量使用FDA风险等级为C类,若妊娠早期或妊娠晚期全程使用,则风险增加为D类。妊娠期使用阿司匹林可影响母亲凝血功能,致贫血、产前和产后出血、过期妊娠和产程延长。研究已经证实,大剂量使用可能与围产儿死亡增加,胎儿生长受限和致畸作用有关;小剂量使用对妊娠期高血压疾病和胎儿生长受限可能有益,当然这需要更多的研究评价其安全性和有效性。

(2)对乙酰氨基酚:常用于妊娠各期的镇痛和退热。药物可通过胎盘,风险等级为B类。治疗剂量下,短期应用比较安全,大量使用,可导致母亲严重贫血、胎儿肝毒性和新生儿肾脏疾病。与阿司匹林不同,该药不影响母亲的凝血功能,孕期适用。

2.抗惊厥药

(1)硫酸镁:可用于抗惊厥和治疗早产,风险等级为 B 类,孕期可用。诸多研究发现,硫酸镁与先天性缺陷无关,治疗剂量的硫酸镁副作用小,但长期应用可致胎儿持续性低钙血症导致先天性佝偻病。近分娩期使用此药时,应加强监测新生儿有无呼吸抑制、肌无力和反射消失的中毒症状,尤其在出生后 24~48 小时。

(2)卡马西平:是一种三环类抗癫痫药,可通过胎盘,风险等级为 D 类。动物研究证实,卡马西平具有致畸性。人类资料也表明该药物与先天性缺陷的风险增加有关,包括神经管缺陷。2001 年发表的一项前瞻性研究得出的结论为,从妊娠期暴露于抗癫痫药的婴儿中观察到的结构畸形,是由药物而非癫痫本身引起。但孕期应用卡马西平治疗或预防癫痫,母亲的获益远远大于对胚胎或胎儿带来的风险。

3.镇静药

(1)吗啡:风险等级为 C 类,但若于分娩时大剂量长期使用,则风险等级为 D 类。动物实验证明吗啡没有致畸性,人类资料亦提示其与出生缺陷也无相关性,但成瘾性强,且可迅速通过胎盘,对新生儿的呼吸有抑制作用,因此,在孕期慎用。

(2)哌替啶:目前无致畸性证据,风险等级为 B 类。但正如所有的麻醉药品一样,应用不当如大剂量长时间应用会增加母儿风险,风险等级则为 D 类。若产程中使用该药,则新生儿呼吸可被抑制,甚至致命。故应估计产程结束的时间,若估计4 小时内新生儿即将娩出,则不建议使用该药。

(3)氯丙嗪及异丙嗪:为吩噻嗪类药物,风险等级均为 C 类。常用于加强镇静和镇痛,与哌替啶合用,成为冬眠合剂。多数研究认为,妊娠早期使用氯丙嗪和异丙嗪并不增加先天性畸形的发生。故目前认为小剂量、偶然使用该药是相对安全的,但不建议产时使用,以防对新生儿产生不良影响。

(4)地西泮:风险等级为 D 类。动物实验证明地西泮有致畸性,虽然人类资料的证据不足,尚有很大争议,认为即使引起出生缺陷,发生率也较低,但许多学者仍认为在孕早期和孕晚期使用均有风险。

(四)降糖药

胰岛素是治疗妊娠合并糖尿病的首选药物,风险等级为 B 类,不易通过胎盘。口服降糖药包括常用的二甲双胍、甲苯磺丁脲、阿卡波糖、格列本脲等,虽然这些药物 FDA 风险等级为 B 类和 C 类,并不是孕期禁用的药物,多数研究表明,孕期使用口服降糖药与先天性畸形无关,但胰岛素仍是治疗妊娠期糖尿病的首选。主要由于胰岛素不通过胎盘,而口服降糖药多数通过胎盘,故减少了人们对降糖药的担心。另外,胰岛素能很好地控制单纯依靠饮食而不能控制的血糖,减少母儿并发症。

(五)抑制胃酸分泌剂

西咪替丁是一种 H_2-受体拮抗药,用于治疗消化性溃疡及预防分娩前胃酸吸入。动物研究表明西咪替丁有轻微的抗雄激素作用,会不会对人类也有相同的作用尚不清楚,虽然尚无西咪替丁致畸的相关报道,但人类宫内暴露于西咪替丁的潜在毒性尚没有进行系统研究,无法确定。目前认为孕期可用。奥美拉唑常用于治疗十二指肠和胃溃疡等,风险等级 C 类。动物实验证明奥美拉唑不是一种严重的致畸剂,但人类资料有限,故建议孕早期尽量避免使用该类药物,若一旦使用,则告知对胚胎或胎儿的风险低,但要随访其后代。

(六)抗肿瘤药物

环磷酰胺是一种烷化剂的细胞毒性药物,FDA 将其风险等级归为 D 级。研究已证实,妊娠早期使用可致多种畸形,是一种致畸原。但在妊娠晚期使用环磷酰胺似乎与胎儿发生先天性畸形的风险无关,许多个案报道和小样本的研究结论支持这一观点。故妊娠早期禁用,妊娠中、晚期可用。对于职业接触的药师与护理人员,虽然证据不足,仍建议在准备怀孕前应尽量避免接触,孕前暴露于这些药物可能有致畸、致流产和致突变作用。甲氨蝶呤是一种叶酸对抗药,FDA 风险等级为 X 类。妊娠早期暴露可致甲氨蝶呤综合征,主要表现为生长受限、颅骨不能骨化、颅缝早闭、眼眶发育不全、小的低位耳、智力发育迟缓,危险暴露时间为受孕后 6～8 周。妊娠中晚期使用可致胎儿毒性和死亡。故孕期禁用,妊娠母亲尽量避免职业暴露该药物。

第二章　异常妊娠

第一节　妊娠剧吐

妊娠剧吐是在妊娠早期发生的一种现象,表现为频繁的恶心、呕吐,多于停经6周左右开始出现,轻者可于孕3个月后自行缓解,严重者不能进食,甚至出现体液失衡、酸中毒、电解质紊乱、肝肾衰竭而危及孕妇生命。其发生率一般在0.5%～2%。

一、妊娠剧吐的诊断

1.病史　停经后出现恶心、呕吐等反应,严重时不能进食。

2.临床表现　极度疲乏,皮肤干燥,尿量减少,脉搏加快,体温轻度升高,血压下降。严重者出现视网膜出血、精神迟钝或意识不清。

3.尿常规　尿量少,尿比重增加,尿酮体阳性,有时可出现蛋白尿及管型尿。

4.血液检查　血液浓缩时表现为血常规红细胞计数、血红蛋白含量、血细胞比容的升高。动脉血气分析血液 pH 值、二氧化碳结合力等,可有代谢性酸中毒表现。血清离子测定,注意有无电解质失衡,如低钾、低钠、低氯等。还应测定肝肾功能、凝血功能、甲状腺功能等。

5.心电图检查　受低血钾影响可出现心律失常、T 波改变、U 波出现等情况。

6.其他　必要时行眼底检查及神经系统检查。

二、妊娠剧吐的鉴别诊断

1.葡萄胎　有停经及呕吐的共同点。血人绒毛膜促性腺激素(HCG)明显高于相应孕周,超声检查提示子宫大于相应孕周,无妊娠囊或胎心搏动,宫腔内可见"落雪状"或"蜂窝状"回声。

2.急性病毒性肝炎　妊娠早期病毒性肝炎可使妊娠反应加重。部分患者有皮肤巩膜黄染,肝大,肝区叩击痛,肝酶异常升高,血清病原学肝炎病毒指标呈阳性。

3.急性胃肠炎　患者常有饮食不洁史,除恶心、呕吐外伴有腹痛、腹泻、发热、白细胞异常升高,抗生素治疗后多有好转。

4.急性胰腺炎　常为突发性上腹剧痛,伴有恶心、呕吐、肩背部放射痛,吐后腹痛不减轻,血尿淀粉酶升高,超声、CT 示胰腺增大,胰周渗液等可鉴别。

三、妊娠剧吐的治疗

治疗原则:维持体液及新陈代谢平衡,必要时需终止妊娠。

1.轻症　门诊治疗,缓解精神紧张,流汁饮食,补充液体,补充维生素,定期复查尿常规、肝肾功能。

2.重症　住院治疗,尿酮体强阳性、肝肾功能受损、电解质失衡等可作为住院治疗的指征。①禁食 2～3 天,症状好转后逐渐增加饮食。②每日补液 3000 毫升左右,加入氯化钾、维生素 C、维生素 B_6,肌内注射维生素 B_1 维生素 K,酸中毒者给予 5％碳酸氢钠纠酸治疗。酌情补充氨基酸、脂肪乳等。③观察患者尿量(≥1000毫升),定期复查尿常规、肝肾功能、电解质,应根据化验结果调整用药。

3.终止妊娠指征　①持续黄疸。②持续蛋白尿。③体温升高,持续在 38℃ 以上。④心动过速(≥120 次/分钟)。⑤伴发 Wernicke 综合征(B 族维生素缺乏所致脑部出血坏死性损害)等。

四、临床经验及诊治进展

妊娠剧吐可致两种维生素缺乏症。维生素 B_1 缺乏可致 Wernicke 综合征,主要表现为中枢神经系统症状:眼球震颤、视力障碍、共济失调,有时患者可出现言语增多、记忆障碍、精神迟钝或嗜睡、昏迷等脑功能紊乱状态。维生素 K 缺乏可致凝血功能障碍,孕妇出血倾向增加,可发生鼻出血、骨膜下出血,甚至视网膜出血。

明确诊断前要排除葡萄胎及其他可导致呕吐的消化道疾病和颅内病变。

大部分妊娠剧吐孕妇随着孕周增大症状逐渐缓解,预后好。考虑到长时间的代谢性酸中毒状态下可能出现胎儿发育的异常,因此当极少数患者病情严重,出现 Wernicke 综合征等严重并发症时,应建议立即终止妊娠,避免母亲的不良后果发生。但妊娠剧吐在下次妊娠时有再次发生的可能,故决定终止妊娠前需与家属充分沟通,病历中记录好终止妊娠的指征。

第二节　异位妊娠

正常妊娠时,受精卵着床于子宫体腔内膜。当受精卵于子宫体腔以外着床时,称为异位妊娠。异位妊娠是妇产科常见的急腹症之一,若不及时诊断和积极抢救,可危及生命。异位妊娠包括输卵管妊娠、卵巢妊娠、腹腔妊娠、阔韧带妊娠及宫颈妊娠等。

一、输卵管妊娠

异位妊娠中以输卵管妊娠最为多见,输卵管妊娠的发病部位以壶腹部最多,约占78%;其次为峡部、伞部、间质部妊娠较少见。输卵管管腔狭小,管壁薄且缺乏黏膜下组织,其肌层远不如子宫肌壁厚与坚韧,妊娠时又不能形成完好的蜕膜,不能适应胚胎的生长发育,因此,当输卵管妊娠发展到一定时期时将发生以下结局:输卵管妊娠流产、输卵管妊娠破裂、陈旧性宫外孕、继发性腹腔妊娠、持续性异位妊娠。常见病因有:输卵管炎症、输卵管手术史、输卵管发育不良或功能异常、子宫肌瘤或卵巢肿瘤等。

(一)异位妊娠的诊断

1.临床表现

(1)停经:多有6～8周停经史,但输卵管间质部妊娠停经时间较长。另有部分患者无明显停经史,可能因未仔细询问病史,或将不规则阴道出血误认为末次月经,或由于月经过期仅数日而不认为是停经。

(2)腹痛:是输卵管妊娠患者就诊的主要症状。输卵管妊娠发生流产或破裂之前,由于胚胎在输卵管内逐渐增大,输卵管膨胀而常表现为一侧下腹部隐痛或酸胀感。当发生输卵管流产或破裂时,患者突感一侧下腹部撕裂样疼痛,常伴有恶心、呕吐。若血液局限于病变区,主要表现为下腹部疼痛。当血液积聚于直肠子宫陷凹处时,出现肛门坠胀感。随着血液由下腹部流向全腹,疼痛可由下腹部向全腹部扩散,血液刺激膈肌时,可引起肩胛部放射性疼痛。

(3)阴道出血:胚胎死亡后,常有不规则阴道出血,色暗红或深褐,量少呈点滴状,一般不超过月经量,少数患者阴道出血量较多,类似月经。阴道出血可伴有蜕膜管型或蜕膜碎片排出,系子宫蜕膜剥离所致。阴道出血一般常在病灶除去后,方能停止。

(4)晕厥与休克:由于腹腔急性内出血及剧烈腹痛,轻者出现晕厥,严重者出现失血性休克。出血量越多越快，症状出现也越迅速越严重，但与阴道出血量不成正比。

(5)腹部包块：当输卵管妊娠流产或破裂所形成的血肿时间较久者，因血液凝固与周围组织或器官(如子宫、输卵管、卵巢、肠管或大网膜等)发生粘连形成包块，包块较大或位置较高者，可于腹部扪及。

2.体征

(1)一般情况：腹腔内出血较多时，呈贫血貌。大量出血时，患者可出现面色苍白、脉快而细弱、血压下降等休克表现。体温一般正常，出现休克时体温略低，腹腔内血液吸收时体温略升高，但不超过38℃。

(2)腹部检查：下腹有明显压痛及反跳痛，尤以患侧为著，但腹肌紧张轻微。出血较多时，叩诊有移动性浊音。

(3)盆腔检查：阴道内常有少量血液，来自宫腔。输卵管妊娠未发生流产或破裂者，除子宫略大较软外，仔细检查可能触及胀大的输卵管有轻度压痛。输卵管妊娠流产或破裂者，阴道后穹隆饱满，有触痛。宫颈举痛或摇摆痛明显，将宫颈轻轻上抬或向左右摇动时引起剧烈疼痛，此为输卵管妊娠的主要体征之一，是因加重对腹膜的刺激所致。子宫稍大而软。内出血多时，检查子宫有漂浮感。子宫一侧或其后方可触及肿块，其大小、形状、质地常有变化，边界多不清楚，触痛明显。病变持续较久时，肿块机化变硬，边界亦渐清楚。输卵管间质部妊娠时，子宫大小与停经月份基本符合，但子宫不对称，一侧角部突出，破裂所致的征象与子宫破裂极相似。

3.辅助检查

(1)血 β-HCG 测定：血 β-HCG 检测是早期诊断异位妊娠的重要方法。临床上常用酶联免疫试纸法测定尿 β-HCG，方法简便、快速，适用于急诊患者，但该法系定性试验，灵敏度不高。由于异位妊娠时，患者体内 β-HCG 水平较宫内妊娠为低，因此需要采用灵敏度高的放射免疫分析测定法或酶联免疫吸附试验定量测定血 β-HCG。

(2)超声诊断：B 型超声显像对诊断异位妊娠有帮助。阴道 B 型超声检查较腹部 B 型超声检查准确性高。异位妊娠的声像特点：①子宫虽增大但宫腔内空虚，宫旁出现低回声区。该区若查出胚芽及原始心管搏动，可确诊异位妊娠。②B 型超声显像一般要到停经 7 周时，方能查到胚芽与原始心管搏动，而在停经 5～6 周时宫内妊娠显示的妊娠囊(蜕膜与羊膜囊形成的双囊)可能与异位妊娠时在宫内出现的假妊娠囊(蜕膜管型与血液形成)发生混淆。③输卵管妊娠流产或破裂后，则宫旁回声区缺乏输卵管妊娠的声像特征,但若腹腔内存在无回声暗区或直肠子宫陷凹处积液暗区像,对诊断异位妊娠有价值。诊断早期异位妊娠,单凭B型超声显像有时可能发生误诊。若能结合临床表现及β-HCG测定等,对诊断的帮助很大。

(3)腹腔穿刺:包括阴道后穹隆穿刺和经腹壁穿刺,为简单、可靠的诊断方法。适用于疑有腹腔内出血的患者。已知腹腔内出血最易积聚在直肠子宫陷凹,即使血量不多,也能经阴道后穹隆穿刺抽出血液。抽出暗红色不凝固血液,说明有血腹症存在。陈旧性宫外孕时,可以抽出小血块或不凝固的陈旧血液。若穿刺针头误入静脉,则血液较红,将标本放置10分钟左右,即可凝结。无内出血、内出血量很少、血肿位置较高或直肠子宫陷凹有粘连时,可能抽不出血液,因而后穹隆穿刺阴性不能否定输卵管妊娠存在。当出血多,移动性浊音阳性时,可直接经下腹壁一侧穿刺。

(4)腹腔镜检查:该检查有助于提高异位妊娠的诊断准确性,尤其适用于输卵管妊娠尚未破裂或流产的早期患者,并适用于与原因不明的急腹症鉴别。大量腹腔内出血或伴有休克者,禁止做腹腔镜检查。在早期异位妊娠患者,可见一侧输卵管肿大,表面紫蓝色,腹腔内无出血或有少量出血。

(5)诊断性刮宫:适用于阴道出血较多的患者,目的在于排除宫内妊娠流产。将宫腔排出物或刮出物做病理检查,切片中见到绒毛,可诊断为富内妊娠,仅见蜕膜未见绒毛有助于诊断异位妊娠。由于异位妊娠时子宫内膜的变化多种多样,因此子宫内膜病理检查对异位妊娠的诊断价值有限。但也需谨慎宫内宫外同时妊娠的情况。

(二)异位妊娠的鉴别诊断

1.早期妊娠先兆流产　先兆流产腹痛较轻,阴道出血量少,宫内可见孕囊,无盆腹腔内出血征象。

2.卵巢囊肿蒂扭转或破裂　一般有附件包块病史,患者月经正常,无内出血征象,经妇科检查结合B型超声可明确诊断。亦有妊娠并发卵巢囊肿扭转、破裂可能,需认真鉴别。

3.卵巢黄体破裂出血　黄体破裂多发生在黄体期或月经期,B型超声下可见附件区包块及盆腔积液,后穹隆穿刺抽出不凝血。但关键在于黄体破裂出血血、尿HCG为阴性。

4.外科急腹症　急性阑尾炎,常有明显转移性右下腹疼痛,多伴有发热、恶心、呕吐,血常规血象增高。输尿管结石,下腹一侧疼痛,突发,常呈绞痛,伴同侧腰痛,常有血尿,结合B型超声和X线检查可确诊。

(三)异位妊娠的治疗

以手术治疗为主,其次是非手术治疗。在抢救休克的同时,积极手术。

1.手术治疗　分为保守手术和根治手术。保守手术方式为保留患侧输卵管,根治手术方式为切除患侧输卵管,可开腹手术或腹腔镜下手术。

(1)输卵管切除术:输卵管妊娠一般采用输卵管切除术,尤其适用于内出血并发休克的急症患者。对这种急症患者应在积极纠正休克的同时,迅速打开腹腔,提出有病变的输卵管,用卵圆钳钳夹出血部位,暂时控制出血,并加快输血、输液,待血压上升后继续手术切除输卵管,并酌情处理对侧输卵管。

输卵管间质部妊娠,应争取在破裂前手术,以避免可能威胁生命的出血。手术应做子宫角部楔形切除及患侧输卵管切除,必要时切除子宫。

自体输血是抢救严重内出血伴休克的有效措施之一,尤其在缺乏血源的情况下更重要。回收腹腔内血液应符合以下条件:妊娠<12周、出血时间<24小时、血液未受污染、镜下红细胞破坏率<30%。每100毫升血液加入3.8%枸橼酸钠10毫升抗凝,经8层纱布过滤后方可输回体内。回输自体血400毫升应补充10%葡萄糖酸钙10毫升。

(2)保守性手术:适用于有生育要求的年轻妇女,特别是对侧输卵管已切除或有明显病变者。根据受精卵着床部位及输卵管病变情况选择术式,若为伞部妊娠可行挤压将妊娠产物挤出;壶腹部妊娠行切开输卵管取出胚胎再缝合;峡部妊娠行病变节段切除及断端吻合。手术若采用显微外科技术可提高以后的妊娠率。术后需密切监测血HCG,预防持续性异位妊娠,必要时补充甲氨蝶呤(MTX)治疗。

2.药物治疗　主要适用于早期异位妊娠,要求保存生育能力的年轻患者。符合下列条件可采用此法:①无药物治疗的禁忌证。②输卵管妊娠未破裂或流产。③输卵管妊娠包块直径≤4厘米且未见胎心搏动。④血 β-HCG<2000单位/升。⑤无明显内出血。

化疗方法:甲氨蝶呤全身治疗,亦可局部注射。治疗机制是抑制滋养细胞增生,破坏绒毛,使胚胎组织坏死、脱落、吸收。全身治疗可每日0.4毫克/千克,肌内注射,5日为1个疗程。若单次剂量肌内注射常用每平方米50毫克体表面积计算,在治疗的第四日和第七日测血清 β-HCG,若治疗第4～7日血 β-HCG下降<15%,应重复剂量治疗,然后每周重复测血清 β-HCG,直至正常为止,一般需3～4周。应用化学药物治疗,未必每例均获成功,故应在甲氨蝶呤治疗期间,应用B型超声和 β-HCG进行严密监护,并注意患者的病情变化及药物的不良反应。若用药后14日, β-HCG下降并连续3次阴性,腹痛缓解或消失,阴道出血减少或停止者为显

效。若病情无改善,甚至发生急性腹痛或输卵管破裂症状,应立即进行手术治疗。局部用药为 B 型超声引导下穿刺或在腹腔镜下将甲氨蝶呤直接注入输卵管妊娠孕囊内。

(四)临床经验及诊治进展

宫内外同时妊娠在临床上较少见,由于诱发排卵、体外授精和胚胎移植术在临床的广为应用,使这种情况的发病率上升。在出现下列情况时,应警惕宫内外同时妊娠的可能:采用助孕技术以后的妊娠,自然流产或人工流产后 HCG 仍持续升高,子宫大于正常停经月份,一个以上的黄体囊肿存在,宫外妊娠无阴道出血。

手术治疗时,若发现孕囊比较小或已经发生输卵管妊娠流产,发现双侧输卵管均无明显肿块,无法确定哪一侧时,可以在每侧输卵管上注射 10～20 毫克的甲氨蝶呤,既保留双侧输卵管,又可以将胚胎破坏吸收。

二、其他类型的异位妊娠

(一)卵巢妊娠

卵巢妊娠是指受精卵在卵巢着床和发育,其诊断标准为:①双侧输卵管正常。②胚泡位于卵巢组织内。③卵巢及胚泡以卵巢固有韧带与子宫相连。④胚泡壁上有卵巢组织。

卵巢妊娠的临床表现与输卵管妊娠极相似,主要症状为停经、腹痛及阴道出血。破裂后可引起腹腔内大量出血,甚至休克。因此,术前往往诊断为输卵管妊娠或误诊为卵巢黄体破裂。术中经仔细探查方能明确诊断,因此对切除组织必须常规进行病理检查。

治疗方法为手术治疗,手术应根据病灶范围做卵巢部分切除、卵巢楔形切除、卵巢切除术或患侧附件切除术,手术亦可在腹腔镜下进行。

(二)腹腔妊娠

腹腔妊娠是指位于输卵管、卵巢及阔韧带以外的腹腔内妊娠,其发生率约为1:15000,腹腔妊娠分原发性和继发性两种。

原发性腹腔妊娠指受精卵直接种植于腹膜、肠系膜、大网膜等处,极少见,其诊断标准为:①两侧输卵管和卵巢必须正常,无近期妊娠的证据。②无子宫腹膜瘘形成。③妊娠只存在于腹腔内,无输卵管妊娠等的可能性。促使受精卵原发种植于腹膜的因素可能为腹膜上存在子宫内膜异位灶。继发性腹腔妊娠往往发生于输卵管妊娠流产或破裂后,偶可继发于卵巢妊娠或子宫内妊娠而子宫存在缺陷(如瘢痕子宫裂开或子宫腹膜瘘)破裂后。胚胎落入腹腔,部分绒毛组织仍附着于原着床部位,并继续向外生长,附着于盆腔腹膜及邻近脏器表面。腹腔妊娠由于胎盘附着异常,血液供应不足,胎儿不易存活至足月。

患者有停经及早孕反应,且病史中多有输卵管妊娠流产或破裂症状,即停经后腹痛及阴道出血。随后阴道出血停止,腹部逐渐增大。若胎儿死亡,妊娠征象消失,月经恢复来潮,粘连的脏器和大网膜包裹死胎。胎儿逐渐缩小,日久者干尸化或成为石胎。若继发感染,形成脓肿,可向母体的肠管、阴道、膀胱或腹壁穿通,排出胎儿骨骼。若胎儿存活并继续生长,胎动时,孕妇常感腹部疼痛,腹部检查发现子宫轮廓不清,但胎儿肢体极易触及,胎位异常,肩先露或臀先露,胎先露部高浮,胎心异常清晰,胎盘杂音响亮。盆腔检查发现宫颈位置上移,子宫比妊娠月份小并偏于一侧,但有时不易触及,胎儿位于子宫另一侧。近预产期时可有阵缩样假分娩发动,但宫口不扩张,经宫颈管不能触及胎先露部。B 型超声显像若宫腔空虚,胎儿位于子宫以外,有助于诊断。

腹腔妊娠确诊后,应剖腹取出胎儿,胎盘的处理应特别慎重,因胎盘种植于肠管或肠系膜等处,任意剥离将引起大出血。因此,对胎盘的处理要根据其附着部位、胎儿存活及死亡时间来决定。胎盘附着于子宫、输卵管或阔韧带者,可将胎盘连同附着的器官～并切除。胎盘附着于腹膜或肠系膜等处,胎儿存活或死亡不久(不足 4 周),则不能触动胎盘,在紧靠胎盘处结扎切断脐带取出胎儿,将胎盘留在腹腔内,约需 6 个月逐渐自行吸收,若未吸收而发生感染者,应再度剖腹酌情切除或引流;若胎儿死亡已久,则可试行剥离胎盘,有困难时仍宜将胎盘留于腹腔内,一般不做胎盘部分切除。术前须做好输血准备,术后应用抗生素预防感染。

(三)宫颈妊娠

受精卵着床和发育在宫颈管内者称宫颈妊娠,极罕见。多见于经产妇。有停经及早孕反应,主要症状为阴道出血或血性分泌物,出血量一般是由少到多,也可为间歇性阴道大出血。主要体征为宫颈显著膨大,变软变蓝,宫颈外口扩张边缘很薄,内口紧闭,而宫体大小及硬度正常。宫颈妊娠的诊断标准为:①妇科检查发现在膨大的宫颈上方为正常大小的子宫。②妊娠产物完全在宫颈管内。③分段刮宫,宫腔内未发现任何妊娠产物。

本病易误诊为难免流产,若能提高警惕,发现宫颈特异改变,有可能明确诊断。B 型超声显像对诊断有帮助,显示宫腔空虚,妊娠产物位于膨大的宫颈管内。确诊后可行刮宫术,术前应做好输血准备,术后用纱布条填塞宫颈管创面以止血,若出血不止,可行双侧髂内动脉结扎。若效果不佳,则应及时行全子宫切除术,以挽救患者生命。

为了减少刮宫时出血并避免切除子宫,近年常采用术前给予甲氨蝶呤(MTX)治疗。MTX每日肌内注射20毫克,共5日,或采用MTX单次肌内注射50毫克/米^2,或将MTX 50毫克直接注入妊娠囊内。经MTX治疗后,胚胎死亡,其周围绒毛组织坏死,刮宫时出血量明显减少。

(四)子宫残角妊娠

子宫残角为先天发育畸形,由于一侧副中肾管发育不全所致。残角子宫往往不与另一发育较好的子宫腔沟通。但有纤维束与之相连。子宫残角妊娠是指受精卵着床于子宫残角内生长发育。残角子宫壁发育不良,不能承受胎儿生长发育,常于妊娠中期时发生残角自然破裂,引起严重内出血,症状与输卵管间质部妊娠相似。偶有妊娠达足月者,分娩期亦可出现宫缩,但因不可能经阴道分娩,胎儿往往在临产后死亡。B型超声显像可协助诊断,确诊后应及早手术,切除残角子宫。若为活胎,应先行剖宫产,然后切除残角子宫。

(五)剖宫产瘢痕妊娠

剖宫产瘢痕妊娠虽较少见,但随着剖宫产率的增加,其发生率呈明显增长趋势。其发病机制尚未明了,可能为受精卵通过子宫内膜和剖宫产瘢痕间的微小腔道着床在瘢痕组织中,其后胚囊由瘢痕组织的肌层和纤维组织包绕,完全与子宫腔隔离。目前认为,除剖宫产外,其他子宫手术也可形成子宫内膜和手术瘢痕间的微小腔道,如刮宫术、肌瘤剥除术及宫腔镜手术等。瘢痕组织中胚囊可继续发育、生长,但有自然破裂而引起致命性出血的潜在危险。另外,胚囊滋养细胞也可能出现:①浸润膀胱,引起相应症状和体征。②穿透子宫下段瘢痕组织,胚囊落入腹腔,继续生长,形成腹腔妊娠。剖宫产瘢痕妊娠5~16周间的临床表现多为无痛性少量阴道出血,约16%患者伴有轻度腹痛,约9%患者仅有腹痛。

诊断主要依靠超声检查,B型超声可见:①子宫腔与宫颈管内均未见孕囊。②孕囊位于子宫峡部的前部。③约2/3患者的孕囊和膀胱壁间肌性组织厚度<5毫米、且有缺损。④偶见子宫下段肌性组织断损,孕囊突于其间。必要时也可借助磁共振、宫腔镜及腹腔镜检查协助诊断。剖宫产瘢痕妊娠需与宫颈峡部妊娠相鉴别,后者孕囊与膀胱壁间肌性组织完整、阴道出血量多;B型超声检查可见孕囊位于颈管内。目前,尚无标准的治疗方案,多采用甲氨蝶呤(MTX)保守治疗和子宫动脉栓塞(同时用栓塞剂和MTX),也可行开腹或腹腔镜下瘢痕(包括孕囊)楔形切除术。必要时,可行全子宫切除术。

第三节　流产

妊娠在 28 周以前终止,胎儿体重不足 1000 克称之为流产。根据时间,发生在妊娠 12 周以前的称为早期流产;发生在妊娠 12 周或之后者,称为晚期流产。在早期流产中,约 2/3 为隐性流产,胚胎在着床后很快就停止发育,仅表现为月经过多或月经延期,即早早孕流产(也称生化妊娠)。

根据流产的原因不同分为自然流产及人工流产。自然流产的临床过程及表现又分为先兆流产、难免流产、不完全流产、完全流产及稽留流产。根据自然流产的次数,将连续发生 3 次或 3 次以上的自然流产定义为习惯性流产(或称复发性流产)。在所有临床确认的妊娠中自然流产发生率为 $10\%\sim15\%$,复发性流产发生率为 $0.5\%\sim3\%$。

一、流产的诊断

1.病史　多有停经史,停经时间不等,伴有早孕反应。大部分患者有阴道出血或腹痛,早期流产者临床过程表现为先出现阴道出血,后出现腹痛。晚期流产者表现为先出现腹痛,后出现阴道出血。部分患者有反复流产史。

2.查体　阴道有不同程度的出血,部分患者阴道分泌物无血迹,但分泌物量多伴有异味,有阴道炎症表现可能是流产的诱因。宫颈口可扩张,有时可见妊娠物嵌顿。子宫增大,可与停经周数不相符。

3.实验室检查　尿妊娠试验阳性,对血 HCG 及孕酮的定量测定可协助判断先兆流产的预后。必要时检查血常规、C 反应蛋白(CRP),判断有无流产感染。

4.超声检查　B 型超声下可以监测胚胎是否存活从而明确流产类型,依据妊娠囊形态、位置判断预后。

5.不同类型的流产

(1)先兆流产:孕 28 周前少量阴道出血,部分患者伴有下腹隐痛及腰酸。妇科检查宫颈口未开,胎膜未破,B 型超声下可见胎心存在,胚胎或胎儿存活。

(2)难免流产:在先兆流产的基础上阴道出血增多,腹痛加剧或出现阴道流水,妇科检查有时可见宫口已经扩张或可见妊娠物堵塞于宫颈内口。

(3)不完全流产:在难免流产的基础上妊娠物部分排出,可见阴道出血量多,甚至出现休克,妇科检查可见宫口扩张,妊娠物嵌顿于宫颈口或阴道内,子宫一般小于停经周数。

（4）完全流产：阴道出血少，腹痛消失，妇科检查宫口闭合，B型超声检查妊娠物已完全排出子宫。

（5）稽留流产：胚胎或胎儿已经死亡滞留于宫腔内未能及时排出。患者有少量阴道出血、腹痛或无任何症状。B型超声检查未闻及胎心。

（6）流产合并感染：流产过程中因阴道出血时间长或阴道炎症上行感染，表现为发热、腹痛明显，妇科检查可有阴道内异味、宫体压痛，实验室检查血常规白细胞、CRP异常升高。

二、流产的鉴别诊断

1.异位妊娠　早孕期间的先兆流产引发阴道出血或腹痛易与异位妊娠混淆。实验室检查血、尿HCG阳性可明确妊娠，但B型超声检查异位妊娠宫内未见孕囊，附件区可见异常包块，甚至妊娠囊、心管搏动。在宫内宫外均未见妊娠囊时需特别谨慎，密切随访。

2.葡萄胎　常有妊娠反应严重、阴道出血、子宫大于实际孕周等临床表现，B型超声下可见子宫腔内落雪征或蜂窝征。

3.妊娠并发急腹症或肌瘤变性　妊娠并发急腹症如阑尾炎、胆囊炎、卵巢囊肿蒂扭转等或子宫肌瘤变性也可引发先兆流产，但不能只顾保胎治疗而忽略了流产的诱发因素。

4.妊娠并发宫颈糜烂或息肉出血　妊娠后阴道出血仍需在妇科检查时小心撑开阴道观察宫颈情况，盲目使用保胎药物并不能控制宫颈表面出血，甚至有少数病例出现妊娠并发宫颈癌的漏诊。

三、流产的治疗

根据流产的不同类型，如先兆流产、难免流产、不完全流产、完全流产和稽留流产等进行相对应处理。先兆流产以保胎为原则；难免流产应清除宫腔内胚胎组织；不完全流产应清除宫腔；完全流产，在胚胎组织排出后，流血停止，腹痛消失，除嘱患者休息，无需特殊处理；稽留流产，妊娠3个月内如已确诊为死胎，可立即清除宫腔，如孕期超过3个月，先用大量雌激素，然后再用催产素引产，如不成功，可考虑手术

1.先兆流产

（1）一般处理：卧床休息，忌性生活，缓解紧张、焦虑情绪。

（2）查找病因对症药物或手术治疗：①黄体功能不全。孕前异常的基础体温测

量记录及超声测量子宫内膜厚度、孕期连续监测血清孕激素水平可明确该诊断。给予黄体酮10～20毫克，每日肌内注射。②甲状腺功能低下。实验室检测临床甲状腺功能低下或抗甲状腺过氧化物酶抗体(TPOAb)阳性的亚临床甲状腺功能低下孕妇，可口服小剂量左甲状腺素片。③宫颈功能不全。宫颈软化，无明显腹痛而宫颈内口开大2厘米以上，B型超声下显示宫颈管缩短，宫颈呈漏斗样改变。可于孕12～18周行宫颈内口环扎术。④其他。给予HCG 2000单位，隔日肌内注射；口服维生素E10毫克，每日3次；中成药如保胎灵、安胎丸等。

（3）定期监测：定期复查B型超声注意胎心、羊水变化，监测血常规及CRP有无感染迹象，血HCG值有无不升反降，若孕妇阴道出血症状加重，出现胎膜早破、感染迹象、血HCG下降或胚胎、胎儿死亡时，及时终止妊娠。

2.难免流产　一经确诊，尽快排出妊娠物。早期流产可行吸宫术或刮宫术，晚期流产可予以缩宫素10～20单位加入5％葡萄糖溶液500毫升中，静脉滴注，以促进子宫收缩。术后B型超声检查宫内有无残留，必要时再次清宫，给予广谱抗生素预防感染，益母草等促进子宫复旧，必要时给予维生素B_6每次70毫克，每日3次口服。回奶治疗，配合芒硝乳房外敷。

3.不完全流产　尽快行刮宫术或钳刮术，清除宫腔内残留组织。阴道大量出血伴休克者，给予输液、输血治疗，并给予抗生素预防感染。

4.完全流产　经B型超声检查证实宫腔内无残留物，一般不需特殊处理。存在高危因素时，可给予抗生素预防感染。

5.稽留流产　确诊稽留流产后，应尽快终止妊娠，否则胎盘组织机化，与子宫壁紧密粘连，造成刮宫困难。稽留时间过长，可能发生凝血功能障碍，导致弥散性血管内凝血(DIC)，造成严重出血，且晚期流产较早期流产更易出现此类情况。治疗前应检查血常规、凝血功能，做好配血、输血准备。若凝血功能障碍，应尽早使用肝素、纤维蛋白原及输新鲜血等，待凝血功能好转后，再行引产或清宫。若凝血功能正常，子宫小于妊娠10周，可直接行清宫术，术时注射宫缩药以减少出血，若胎盘组织机化并与宫壁粘连较紧，手术应特别小心，防止穿孔，一次不能刮净，可于5～7日后再次刮宫。子宫大于12孕周者，应静脉滴注缩宫素(5～10单位加入5％葡萄糖液内)，也可给予米非司酮200毫克，顿服，米索前列醇600微克，塞阴道，或利凡诺尔100毫克，羊膜腔内注射药物引产。

6.流产并发感染　治疗原则为积极控制感染，尽快清除宫内残留物。若阴道出血不多，应用抗生素2～3日，待控制感染后再行清宫。若阴道出血量多，静脉滴注抗生素和输血的同时，用卵圆钳将宫腔内残留组织夹出，使出血减少，切不可用刮匙全面搔刮宫腔,以免造成感染扩散。术后继续应用抗生素,待感染控制后再行彻底刮宫。控制感染在抗生素的选择上应考虑对需氧菌、厌氧菌有效的抗生素,若无药物过敏史,可考虑使用头孢类药物配伍甲硝唑。必要时完善血培养,取宫颈管及宫腔内容物做厌氧菌及需氧菌培养,根据药敏试验选择合适的药物。若已并发感染性休克者,应积极纠正休克。若感染严重或腹腔、盆腔有脓肿形成时,应行手术引流。抢救效果不显著时可考虑切除子宫。

四、临床经验及诊治进展

在临床诊疗过程中,早期流产应注意与异位妊娠相鉴别,学会对血 HCG 及 B 型超声进行动态监测,保胎治疗的过程中要加强监测,适时进行再评估,明确保胎适应证及禁忌证。在治疗方案的制定上,应充分与患者和其家属沟通,做好病情的解释,提前告知可能出现的风险及并发症,避免医疗纠纷。流产后要告知患者不要在 3 个月内再次受孕,如果怀孕,流产几率高。

在临床工作中,医生经常被先兆流产患者或是习惯性流产患者及其家属问及流产的病因及预防的相关问题。早期流产多与胎儿染色体异常、内分泌异常等有关,晚期流产多与生殖道感染、子宫解剖缺陷有关。复发性流产夫妇中染色体异常的约占 4%,非流产夫妇中此比例仅为 0.2%。妊娠结局取决于染色体结构异常的类型、大小和位置。目前,针对遗传因素所致复发性流产,主要是通过遗传咨询和产前诊断进行治疗,通过孕期绒毛活检、羊水穿刺、脐动脉穿刺等方法检查胚胎或胎儿的染色体。再次妊娠成功率仅为 20%,必要时需要选择性人工流产。还有一些存在遗传因素患者只能通过供卵、供精进行治疗,甚至领养的方式。

第四节　早产

妊娠满 28 周而不满 37 足周(196～258 日)间分娩者称早产,占分娩总数的 5%～15%。早产儿各器官发育不成熟,易发生脑瘫、视听障碍、呼吸窘迫综合征、湿肺、坏死性小肠炎、动脉导管未闭等,抢救费用大,约有 15% 于新生儿期死亡。除去致死性畸形,75% 以上围生儿死亡与早产有关。

一、早产的诊断

1.早产的病因及高危因素

(1)孕妇方面:①生殖系统炎症或发育畸形。B 族链球菌感染及沙眼衣原体、支原体感染引起的下生殖道感染、绒毛膜羊膜炎等。子宫畸形包括单角子宫、双角子宫及纵隔子宫等。此外,宫颈内口松弛与子宫肌瘤也易发生早产。②孕妇并发急性或慢性疾病,如急性肾盂肾炎、急性阑尾炎、妊娠期肝内胆汁淤积症,慢性肾炎、妊娠期高血压疾病、内外科并发症等引起的医源性早产。③以往有流产、早产史或本次妊娠期有阴道出血史的孕妇容易发生早产。

（2）胎儿、胎盘因素:胎儿畸形、多胎妊娠、羊水过多、胎膜早破、宫内感染、胎盘功能不全、母儿血型不合、前置胎盘及胎盘早剥等。

2.早产的临床表现　　主要是子宫收缩,最初为不规则宫缩,并常伴有少许阴道出血或血性分泌物,以后可发展为规则宫缩,与足月临产相似。若子宫收缩较规则（20 分钟≥4 次,或 60 分钟≥8 次）,伴有宫颈管消退≥80% 及进行性宫口扩张 1 厘米以上时,可诊断为早产临产。

3.早产的预测

（1）宫颈内口形态的变化:在阴道超声下,正常妊娠宫颈长度≥3 厘米,宫颈内口形状为"T"形。宫颈内口形状的变化若逐渐变成"Y、V、U"形,或宫颈管长度<3 厘米,则提示早产发生可能性大。

（2）胎儿纤维连接蛋白（fFN）:fFN 是一种细胞外基质蛋白,由羊膜、蜕膜和绒毛膜合成分泌,正常妊娠 20 周前阴道后穹隆分泌物中可呈阳性改变,但妊娠 22～35 周应为阴性,孕 36 周后可以为阳性。因此妊娠 22～35 周,出现先兆早产症状者,可行 fFN 检测,若为阳性,提示胎膜与蜕膜分离,有早产风险。该检测阴性预测值为 98%,预测价值较大,可以认为有症状但监测阴性的孕妇在 2 日内发生早产的危险性小于 1%。注意在 fFN 检测前不能行阴道检查及阴道 B 型超声检测,24 小时内禁止性交。

二、早产的鉴别诊断

1.生理性子宫收缩　　生理性子宫收缩,一般为不规则、无痛感,且不伴宫颈管消退等改变。

2.胎盘早剥　　患者主诉有腹痛腹胀,查体可扪及宫缩,但子宫持续高涨状态,甚至呈现板样硬,有时阴道出血量偏多,胎心音异常,B 型超声下发现胎盘增厚或胎盘后血肿。

3.妊娠合并外科急腹症　　妊娠合并阑尾炎、胆囊炎、肾绞痛等也表现为下腹痛,但通常伴有血常规血象升高,抗感染治疗后可好转,若不及时诊断治疗,急腹症也可称为早产的诱因。

三、早产的治疗

治疗原则：若胎儿存活，无胎儿窘迫、胎膜未破，应设法抑制宫缩，尽可能使妊娠继续维持。若胎膜已破，早产不可避免时，应尽力设法提高早产儿的存活率。

1.一般处理　卧床休息，左侧卧位，可减少自发性宫缩，提高子宫血流量，改善胎盘功能，增加胎儿氧供与营养。

2.促胎肺成熟　对于孕 34 周前的早产，应用糖皮质激素能促进胎肺成熟，同时也能促进胎儿其他组织发育，明显减少新生儿呼吸窘迫综合征。治疗方案：单胎妊娠，地塞米松 5 毫克，肌内注射'每 12 小时 1 次，共 4 次。双胎妊娠，地塞米松 5 毫克，肌内注射，每 8 小时 1 次，共 6 次。注意糖皮质激素的不良反应：孕妇血糖升高，多疗程反复应用可能对胎儿神经系统发育产生一定的影响。禁忌证：临床已有宫内感染证据者。

3.抑制宫缩药物

(1)β-肾上腺素受体激动剂：这类药物可激动子宫平滑肌中的 β2 受体，抑制子宫平滑肌收缩，减少子宫的活动而延长孕周。但其不良反应较多，特别是心血管不良反应较突出，常使母胎心率增快，孕妇血压下降。此外，尚有恶心、呕吐、头昏、出汗、肺水肿、低血钾及血糖增高等不良反应，应予注意。目前，常用药物有：利托君 100 毫克加入 5％葡萄糖液 500 毫升，开始时以每分钟 0.05 毫克的速度静脉滴注，以后每隔 10～15 分钟增加 0.05 毫克，最大滴速每分钟 0.35 毫克，待宫缩抑制后至少持续静脉滴注 12 小时，再改为口服治疗。注意监测孕妇呼吸、心率、血压，胎心率，总液体量不超过 2000 毫升/升，定期复查血生化指标，谨防低钾血症。如心率≥140 次/分钟应停药。对并发心脏病、重度高血压、未控制的糖尿病患者应慎用。

(2)硫酸镁：镁离子直接作用于子宫肌细胞，拮抗钙离子对子宫收缩的活性，从而抑制子宫收缩。一般采用 25％硫酸镁 16 毫升加入 5％葡萄糖溶液 100～250 毫升中，30～60 分钟内缓慢静脉滴注，然后用 25％硫酸镁 20～40 毫升加入 5％葡萄糖液 500 毫升中，以每小时 1～2 克速度静脉滴注，直至宫缩停止。用药过程中应注意呼吸(每分钟不少于 16 次)、膝反射(存在)及尿量(每小时不少于 17 毫升或 24 小时不少于 400 毫升)等，定期监测血镁浓度。禁忌证：肾功能不良、肌无力、心脏病患者。镁中毒解毒：10％葡萄糖酸钙 10 毫升静脉缓慢推注(5～10 分钟)。

(3)前列腺素合成酶抑制剂：前列腺素有刺激子宫收缩和软化宫颈的作用。前列腺素合成酶抑制剂可抑制前列腺素合成酶，减少前列腺素的合成或抑制前列腺素的释放以抑制宫缩。常用药物有吲哚美辛及阿司匹林等。吲哚美辛 25 毫克，每

8 小时口服一次,24 小时后改为每 6 小时一次。由于该类药物可通过胎盘到达胎儿,可使胎儿动脉导管提前关闭,导致胎儿肺动脉高压、血液循环障碍,而且有使肾血管收缩,抑制胎儿尿形成,使肾功能受损、羊水减少的不良反应。因此,此类药物已较少应用,必要时仅能短期(不超过 1 周)服用。

(4)钙离子拮抗剂:抑制钙离子进入子宫肌细胞膜,抑制缩宫素及前列腺素的释放,达到治疗早产的效果。常用硝苯地平 10 毫克,舌下含服,每 6～8 小时一次。若与硫酸镁合用,应防止血压急剧下降。对充血性心力衰竭、主动脉狭窄者应禁用。

4.控制感染　因感染是早产的重要诱因,所以保胎治疗的同时不要忽略对早产诱发因素的治疗,如下生殖道或泌尿系统炎症、阑尾炎、胆囊炎等,给予抗感染治疗,必要时可选择手术。

5.终止早产的指征　①宫缩进行性增强,经过治疗无法控制者。②有宫内感染。③继续妊娠对母胎危害大。④孕周已达 34 周,如无母胎并发症,停用抗早产药,顺其自然,不必干预,只需密切监测胎儿情况即可。

6.不可避免早产的处理　对难免早产,停用一切抑制宫缩的药物,严密观察产程进展并做好产时处理,设法降低早产儿的发病率与死亡率。大部分早产儿可经阴道分娩,产程中左侧卧位,间断面罩吸氧,肌内注射维生素 K_1,减少新生儿颅内出血的发生。密切监测胎心,临产后慎用可能抑制新生儿呼吸中枢的镇静药(吗啡、哌替啶)。第二产程可行会阴后一侧切开,缩短胎头在盆底的受压时间,从而减少早产儿颅内出血的发生。对于早产胎位异常者,在权衡新生儿存活利弊基础上,可以考虑剖宫产。

四、临床经验及诊治进展

早儿死亡与胎龄密切相关,随着地塞米松促胎肺成熟的应用推广及监护、抢救水平的提高,早产儿存活率有很大的提高,故近年来国外学者将早产定义时间的上限提前到妊娠 20 周。

预防早产是降低围生儿死亡率的重要措施之一。定期产前检查,指导孕期卫生,对可能引起早产的因素应充分重视。切实加强对高危妊娠的管理,积极治疗妊娠并发症,预防胎膜早破,预防亚临床感染。宫颈内口松弛者,应于妊娠 14～16 周做宫颈内口环扎术。

保胎过程需与患者及家属密切沟通病情变化,若存在难免早产,应向患者交代早产儿出生后存在的风险及抢救费用;存在医源性早产需终止妊娠时要告知家属理由,取得患者及家属知情同意并签字。

第五节　胎儿生长受限

胎儿生长受限（FGR）又称胎盘功能不良综合征，是指胎儿受各种不利因素影响，未能达到其潜在的所应有的生长速率，表现为足月胎儿出生体重小于 2500 克，或胎儿体重低于同孕龄平均体重的 2 个标准差，或低于同孕龄正常体重的第 10 百分位数。美国发病率为 3%～10%，我国的发病率平均为 6.39%，是围生期主要并发症之一，死亡率为正常胎儿的 4～6 倍。其不仅影响胎儿的发育，也影响儿童期及青春期的体能与智能发育。

其病因多而复杂，有些尚不明确，主要有如下几种：①孕妇因素。最常见，占 50%～60%。如孕妇缺乏营养，妊娠并发症（如妊娠期高血压疾病、多胎妊娠、前置胎盘、胎盘早剥、过期妊娠、妊娠期肝内胆汁淤积症等）；其他，如孕妇年龄、地区、体重、身高、吸烟、吸毒、酗酒等，以及宫内感染、子宫发育畸形、母体接触放射线或有毒物质等。②胎儿因素。胎儿遗传性疾病或染色体疾病，如 21-三体、18-三体或 13-三体综合征，Turner 综合征（染色体核型为 45, XO），三倍体畸形等。胎儿本身发育缺陷、胎儿代谢功能紊乱、各种生长因子缺乏、胎儿宫内感染、接触放射线等。③胎盘或脐带因素。胎盘梗死、炎症、功能不全，以及脐带过长、过细、扭转、打结等。

一、胎儿生长受限的诊断

孕期准确诊断 FGR 并不容易，常在分娩后才能确诊。密切关注胎儿发育情况是提高 FGR 诊断率及准确率的关键。

1.病史　①准确判断孕龄。②确定有无引起 FGR 的高危因素，如既往有无先天畸形、FGR、死胎的不良分娩史，有无慢性高血压、慢性肾病、严重贫血等疾病，有无吸烟、吸毒与酗酒等不良嗜好，工作生活中是否接触有害、有毒物质。

2.临床指标　测量宫高、腹围、体重，推测胎儿大小。①宫高、腹围值连续 3 周均在第 10 百分位数以下者，为筛选 FGR 指标，预测准确率达 85% 以上。②计算胎儿发育指数。胎儿发育指数＝宫高（厘米）－3×（月份＋1），指数在 －3 和 ＋3 之间为正常，小于 －3 提示有 FGR 的可能。③孕晚期孕妇每周增加体重 0.5 千克，若停滞或增长缓慢时可能为 FGR。

3.辅助检查

(1)B 型超声测量：判断 FGR 较准确，常用指标有：①胎儿双顶径（BPD）。正常孕早期每周平均增长 3.6～4.0 毫米,孕中期 2.4～2.8 毫米,孕晚期 2.0 毫米。若每周增长<2.0 毫米,或每 3 周增长<4.0 毫米,或每 4 周增长<6.0 毫米,于孕晚期每周增长<1.7 毫米,均应考虑 FGR 可能。②头围与腹围比值(HC/AC)。妊娠36 周以前腹围值小于头围值,36 周时两者相等,此后腹围值大于头围值。计算HC/AC,比值小于同孕周平均值的第 10 百分位数,即有 FGR 可能,有助于估算不均称型 FGR。③羊水量与胎盘成熟度。多数 FGR 出现羊水过少、胎盘老化的 B型超声图像。④超声多普勒。孕晚期 S/D 值≤3 为正常值,脐血 S/D 值升高时FGR 的发生率明显升高;胎儿生物物理评分可协助诊断。

(2)监测胎心:定期进行胎儿胎心电子监护。

(3)化验检查:尿 E_3 和 E/C 比值、血甲胎蛋白、胎盘生乳素、妊娠特异性糖蛋白、碱性核糖核酸酶、微量元素锌(Zn)、病原微生物 TORCH 感染的检测及胎儿染色体核型分析等。

二、胎儿生长受限的鉴别诊断

根据胎儿生长特征、发生时间及病因等,将胎儿生长受限分为内因性均称型、外因性不均称型、外因性均称型 FGR。

1.内因性均称型 FGR　属于原发性胎儿生长受限,抑制生长的因素主要作用在受孕时或在妊娠早期,常因某些染色体异常、宫内感染及环境有害物质所致。特点:①体重、身长、头径均相称,但均小于该孕龄正常值,外表无营养不良表现。②脑重量轻,常有脑神经发育障碍。③胎盘组织结构无异常,但体积重量小。④半数有先天畸形。⑤产后新生儿生长发育亦有困难,多伴有智力障碍。

2.外因性不均称型 FGR　属于继发性生长发育不良,不良因素主要作用在妊娠中、晚期。如妊娠期高血压疾病、慢性高血压、糖尿病、过期妊娠等导致胎盘功能不全。特点:①各器官细胞数正常,但细胞体积缩小。②身长、头径与孕龄相符而体重偏低。③新生儿发育不匀称,外观呈营养不良或过熟儿状态。④胎盘体积重量正常,常有梗死、钙化、胎膜黄染等。出生后躯体发育正常,容易发生低血糖。

3.外因性均称型 FGR　为上述两型之混合型,致病因素在整个妊娠期发生作用,常因缺乏重要生长因素,如叶酸、氨基酸、微量元素或受有害药物影响所致。特点:①身长、体重、头径相称,但均较小。②外表有营养不良表现,常伴明显的生长与智力障碍。③胎盘外观正常,但体积小。

三、胎儿生长受限的治疗

1.寻找病因　对临床怀疑 FGR 的孕妇,应尽可能找出致病原因,排除胎儿畸形。对高危孕妇应早期检查、早期发现可能的影响因素。

2.孕期治疗　治疗越早,效果越好。孕 32 周前开始治疗效佳,孕 36 周后治疗效差。

(1)一般治疗:均衡膳食,休息吸氧,左侧卧位改善子宫胎盘血液循环。

(2)补充营养物质:①复合氨基酸 1 片,口服,每日 1～2 次。②脂肪乳注射液 250～500 毫升静脉滴注,3 日 1 次,连用 1～2 周。③10％葡萄糖液 500 毫升加维生素 C 或能量合剂,每日 1 次,连用 10 日。④叶酸 5～10 毫克,每日 3 次,连用 15～30 日,适量补充维生素 E、B 族维生素、钙剂、铁剂、锌剂等。小剂量低分子肝素、阿司匹林的应用可促进子宫胎盘循环,但不能提高出生体重,有增加胎盘早剥的风险。

(3)其他:积极治疗妊娠期并发症。

3.监测胎儿健康状况　B 型超声下动态监测胎儿生长发育情况,评估治疗疗效。每周进行一次胎儿电子监护(NST 监护),如无反应,应做缩宫素激惹实验(OCT)或胎儿生物物理评分。

4.产科处理

(1)继续妊娠指征:①胎儿尚未足月。②宫内监护情况良好。③胎盘功能正常。④孕妇无并发症者。可以在密切监护下妊娠至足月,但不应超过预产期。

(2)终止妊娠指征:①治疗后 FGR 未见好转,胎儿停止生长 3 周以上。②胎盘提前老化,伴有羊水过少等胎盘功能低下表现。③NST、胎儿生物物理评分及脐动脉 S/D 比值测定等,提示胎儿缺氧。④妊娠并发症病情加重,妊娠继续将危害母婴健康或生命者。

(3)分娩方式选择:FGR 的胎儿对缺氧耐受性差,胎儿胎盘储备功能不足,难以耐受分娩过程中子宫收缩时的缺氧状态,应适当放宽剖宫产指征。①阴道产。胎儿情况良好,胎盘功能正常,胎儿成熟,Bishop 宫颈成熟度评分≥7 分,羊水量及胎位正常,无禁忌者,可经阴道分娩;若胎儿难以存活,无剖宫产指征时予以引产。②剖宫产。胎儿病情危重,产道条件欠佳,阴道分娩对胎儿不利,均应行剖宫产结束分娩。

(4)新生儿监护:在胎儿娩出前做好窒息抢救的准备,娩出后仔细清理呼吸道,早断脐预防红细胞增多症,鼻导管吸氧,加强保暖,及早检查血糖,开展新生儿近期及远期保健等。

四、临床经验及诊治进展

胎儿生长受限（FGR）的近期及远期并发症发病率均较高。近期并发症主要有新生儿窒息、低体温、低血糖、红细胞增多症等；远期并发症主要有脑瘫、智力障碍、行为异常、神经系统障碍；成年后高血压、冠心病等心血管疾病及代谢性疾病的发病率较高，约为正常儿的 2 倍。

小剂量低分子肝素越来越多地应用于 FGR 的治疗。FGR 时胎盘螺旋小动脉可表现为血管硬化及纤维蛋白原沉积及血栓形成，造成血管部分或完全阻塞，胎盘绒毛内血管床减少，胎盘绒毛直径变小，胎盘梗死绒毛间质血管间物质转运受阻。肝素不仅可以通过增加体内抗凝血酶（AT）-Ⅲ 的活性来发挥强抗凝作用，还可以保护血管内皮细胞功能，并有局部抗炎作用，同时阻断纤维蛋白原转变为纤维蛋白，防止其在胎盘血管基底膜上沉积，这就可以有效解决胎盘的高凝状态、降低血液黏度和血管阻力，增加胎盘血流灌注，从而改善胎盘功能，从根本上改善宫内微环境，促进胎儿生长发育。

应用方案：低分子肝素 0.2～0.4 毫升皮下注射，每日 1 次。7～10 天为 1 个疗程，每个疗程结束后休息 1 周，继续下 1 个疗程。应用期间密切监测血小板、凝血酶原时间、部分凝血活酶时间。预计分娩前一天停用肝素治疗，必要时可在术前肌内注射维生素 K_1。

第六节　羊水异常

凡妊娠的任何时期内，羊水量超过 2000 毫升称为羊水过多症，大多数羊水的增加是缓慢的，称为慢性羊水过多症；极少数羊水量在数天内急剧增多，称为急性羊水过多症。羊水量少于 300 毫升称为羊水过少症。羊水过多占分娩总数的 0.5%～1%，其中有 25%～30% 并发胎儿畸形。羊水过少除因妊娠过期所致的羊水过少外常被忽视，发生率占分娩数的 0.4%～4%。但两者均可引起妊娠和分娩的异常。

一、羊水过多

妊娠期间羊水量超过 2000 毫升者，称为羊水过多，发病率为 0.5%～1%。羊水量在数日内急剧增多，称为急性羊水过多；羊水量在较长时期内缓慢增多，称为慢性羊水过多。羊水过多时羊水的外观、性状与正常者并无差异。

约 1/3 羊水过多的原因不明,称为特发性羊水过多,不并发任何孕妇、胎儿或胎盘异常,其原因至今不明。2/3 羊水过多可能与胎儿畸形、多胎妊娠、胎盘脐带病变及妊娠并发症有关,如糖尿病、母儿血型不合、重症胎儿水肿、妊娠期高血压疾病、急性病毒性肝炎、重度贫血等。

(一)羊水过多的诊断

1.临床表现

(1)急性羊水过多:较少见,多发生在妊娠 20～24 周,羊水快速增多,子宫于数日内急剧增大,似妊娠足月或双胎妊娠大小,产生一系列压迫症状。孕妇腹部张力过大感到疼痛,行动不便,表情痛苦,横膈上抬,出现呼吸困难,甚至发绀,不能平卧。检查见腹壁皮肤紧绷发亮,严重者皮肤变薄,皮下静脉清晰可见。巨大子宫压迫下腔静脉,影响下肢回流,引起下肢及外阴部水肿及静脉曲张。子宫明显大于停经月份,胎位不清,胎心遥远或不清。

(2)慢性羊水过多:较多见,常发生在妊娠 28～32 周,数周内羊水缓慢增多,多数孕妇能适应,仅感腹部增大较快,临床上无明显不适或仅出现轻微压迫症状,能忍受。产检示宫高、腹围均大于同期孕妇。腹壁皮肤发亮、变薄,触诊时感到皮肤张力大,有液体震颤感,胎位不清,胎心遥远或不清。

2.辅助检查

(1)B 型超声检查:是羊水过多的重要检查方法,能了解羊水量和胎儿情况,如无脑儿、脊柱裂、胎儿水肿及双胎等。B 型超声诊断羊水过多的标准有 2 个:①测量羊水最大暗区垂直深度(AFV)。≥8 厘米诊断为羊水过多,其中 AFV 8～11 厘米为轻度羊水过多,12～15 厘米为中度羊水过多,>15 厘米为重度羊水过多。②计算羊水指数(AFI)。即孕妇平卧,以经脐横线与腹白线作为标志线,分为 4 个区,各象限最大羊水暗区垂直深度之和。羊水指数≥25 厘米为羊水过多,其中 AFI 25～35 厘米为轻度羊水过多,36～45 厘米为中度羊水过多,>45 厘米为重度羊水过多。经比较 AFI 显著优于 AFV。

(2)甲胎蛋白(AFP)测定:母血、羊水中 AFP 明显增高提示胎儿畸形。胎儿神经管畸形(无脑儿、脊柱裂)、上消化道闭锁等羊水 AFP 呈进行性增加。羊水 AFP 平均值超过同期正常妊娠平均值 3 个标准差以上;孕妇血清 AFP 平均值超过同期妊娠平均值 2 个标准差以上,有助于临床诊断。

(3)孕妇血糖检查:尤其慢性羊水过多者,必要时行口服葡萄糖耐量(OGTT)试验,以排除妊娠期糖尿病。

(4)血型检查:胎儿水肿应检查孕妇 Rh、ABO 血型,排除母儿血型不合溶血引起的胎儿水肿。

(5)胎儿染色体检查:羊水细胞培养或采集胎儿血培养做染色体核型分析,或应用染色体探针对羊水或胎儿血间期细胞真核直接原位杂交,了解染色体数目、结构异常。

(二)羊水过多的鉴别诊断

诊断羊水过多时应与多胎妊娠、葡萄胎巨大儿等相鉴别,B 型超声下可鉴别诊断。

(三)羊水过多对母儿的影响

1.对母体的影响　　羊水过多引起明显的压迫症状,孕妇易并发妊娠期高血压疾病,是正常妊娠的 3 倍;胎膜早破、早产发生率增加。突然破膜可使宫腔内压力骤然降低,易发生胎盘早剥。子宫肌纤维伸展过度可致子宫收缩乏力,产程延长及产后出血发生率明显增多。

2.对胎儿的影响　　胎位异常增多,破膜时脐带可随羊水滑出造成脐带脱垂、胎儿窘迫及早产。围生儿死亡率为正常妊娠的 7 倍。

(四)羊水过多的治疗

羊水过多的围生儿死亡率为 28%,其处理主要取决于胎儿有无畸形、孕周和孕妇自觉症状的严重程度。

1.羊水过多并发胎儿畸形　　一旦确诊胎儿畸形、染色体异常,应及时终止妊娠。通常采用人工破膜引产。破膜时需注意:①采用高位破膜器高位破膜,自宫口沿胎膜向上送入 15～16 厘米刺破胎膜,使羊水缓慢流出,以免宫腔内压力骤减引起胎盘早剥。②放羊水后腹部放置沙袋或加腹带包扎以防休克。③严格无菌操作,羊水流出过程中注意血压、心率变化。④注意阴道出血及宫高变化,及早发现胎盘早剥。⑤破膜后多能自然临产,12 小时后仍未临产,需用抗生素,同时静脉滴注缩宫素引产。也可先经腹羊膜腔穿刺放出适量羊水,后行人工破膜或依沙吖啶 50～100 毫克引产。

2.羊水过多并发正常胎儿　　对孕周<37 周、胎肺不成熟者,应尽量延长孕周。

(1)一般治疗:低盐饮食,减少饮水量,卧床休息,取左侧卧位,改善子宫胎盘循环,每周复查羊水指数及胎儿生长情况。

(2)羊膜穿刺减压:压迫症状严重者可经羊膜腔穿刺放羊水,以缓解症状并延长孕周。在 B 型超声监测下避开胎盘部位,以 15～18 号腰椎穿刺针,经腹羊膜腔穿刺,以每小时约 500 毫升速度放出羊水,一次放羊水量不超过 1500 毫升。操作过程中应严格消毒预防感染,密切观察胎心及孕妇血压、心率、呼吸变化,酌情给予镇静药预防早产。必要时 3～4 周后再次放羊水,以降低宫腔内压力。

(3)前列腺素合成酶抑制剂:常用吲哚美辛,有抗利尿作用,以期抑制胎儿排尿从而减少羊水量。用量为每日 2.2～2.4 毫克/千克,分 3 次,口服。用药期间每周做一次 B 型超声监测羊水量。鉴于吲哚美辛有引起动脉导管闭合的不良反应,故不宜长期应用。

(4)病因治疗:积极治疗糖尿病、妊娠期高血压等并发症,母儿血型不合可以行宫内输血。

(5)分娩期处理:妊娠足月或自然临产,可行人工破膜,终止妊娠。应警惕脐带脱垂和胎盘早剥、羊水栓塞发生。若破膜后子宫收缩乏力,可给予低浓度缩宫素加强宫缩,密切观察产程进展。胎儿娩出后及时应用缩宫素,预防产后出血发生。

(五)临床经验及诊治进展

对于羊水过多患者,应重视症状及体格检查,不能过于依赖辅助检查。注意了解孕妇自身感觉,对观察病情有重要帮助。治疗上先行无创的治疗方法,无效后可行有创的治疗。

二、羊水过少

妊娠晚期羊水量少于 300 毫升者,称为羊水过少,发生率为 0.4％～4％,若羊水量少于 50 毫升,胎儿窘迫发生率达 50％以上,围生儿死亡率达 88％。因羊水过少严重影响围生儿预后,应高度重视。

羊水过少主要与羊水产生减少或羊水吸收、外漏增加有关。部分羊水过少原因不明,临床多见下列情况:胎儿畸形、胎盘功能减退、羊膜病变、胎膜早破及母体因素如孕妇脱水、服用某些药物(如利尿药、吲哚美辛),也能引起羊水过少。

(一)羊水过少的诊断

1.临床表现　孕妇于胎动时常感腹痛,检查发现腹围、宫高均较同期妊娠者小,并发胎儿生长受限更明显,有子宫紧裹胎儿感。子宫敏感性高,轻微刺激即可引起富缩,临产后阵痛剧烈,宫缩多不协调,宫口扩张缓慢,产程延长。阴道检查时,发现前羊膜囊不明显,胎膜紧贴胎儿先露部,人工破膜时羊水极少。

2.B 型超声检查　妊娠晚期羊水最大暗区垂直深度(AFV)≤2 厘米为羊水过少,≤1 厘米为严重羊水过少。羊水指数(AFI)≤8 厘米为羊水偏少,≤5 厘米诊断为羊水过少。B 型超声检查能较早发现胎儿生长受限,以及胎儿肾缺如、肾发育不全、输尿管或尿道梗阻等畸形。B 型超声检查已成为确诊羊水过少不可缺少的辅助检查方法。

3.羊水直接测量　破膜后，直接测量羊水量，缺点是不能早期诊断。

4.其他检查　妊娠晚期发现羊水过少，应结合胎儿生物物理评分、胎儿电子监护仪、血尿雌三醇、胎盘生乳素检测等，了解胎盘功能及评价胎儿宫内安危，及早发现胎儿宫内缺氧。

（二）羊水过少对母儿的影响

1.对胎儿影响　羊水过少是胎儿危险的重要信号，围生儿发病率和死亡率会因此而明显增高。与正常妊娠相比，轻度羊水过少可使围生儿死亡率增高 13 倍，重度羊水过少的围生儿死亡率可增高 47 倍，死因主要是胎儿缺氧及胎儿畸形。羊水过少发生在妊娠早期，胎膜可与胎体粘连，造成胎儿畸形，甚至肢体短缺；若发生在妊娠中、晚期，子宫外压力直接作用于胎儿，易引起胎儿肌肉骨骼畸形，如斜颈、曲背、手足畸形或胎儿皮肤干燥呈羊皮纸状等。现已证实，妊娠期胎儿吸入少量羊水有助于胎肺膨胀和发育，羊水过少可致胎儿肺发育不全。

2.对孕妇影响　手术产率和引产率均增加。

（三）羊水过少的治疗

1.终止妊娠　对确诊胎儿畸形或胎儿已成熟但胎盘功能严重不良者，应立即终止妊娠。对胎儿畸形者，常采用依沙吖啶羊膜腔内注射的方法引产，而妊娠足月并发胎盘功能不良或胎儿窘迫，估计短时间内不能结束分娩，在排除胎儿畸形后，应选择剖宫产结束分娩。对胎儿储备力尚好，宫颈成熟者，可在密切监护下破膜后行缩宫索引产。产程中要连续监测胎心变化，观察羊水性状。

2.补充羊水期待治疗

（1）胎肺不成熟，无明显胎儿畸形者：可行羊膜腔输液补充羊水，尽量延长孕周，此法常在中期妊娠羊水过少时采用。经羊膜腔灌注液体解除脐带受压，能使胎心变异减速发生率、羊水胎粪污染率及剖宫产率下降，提高围生儿存活率。具体方法：常规消毒腹部皮肤，在 B 型超声引导下行羊膜腔穿刺，以每分钟 10～15 毫升的速度向羊膜腔内输入 37℃ 的 0.9％氯化钠注射液 200～300 毫升。同时应选用宫缩抑制剂预防流产或早产。若 AFI 达 8 厘米，并解除了胎心变异减速，则停止输液，否则再输 250 毫升。若输液后 AFI≥8 厘米，但胎心减速不能改善也应停止输液，按胎儿窘迫处理。羊膜腔灌注是一种安全、经济、有效的方法，但多次羊膜腔输液有发生绒毛膜羊膜炎等并发症的可能。

（2）母体水化：分为饮水疗法及静脉补液。孕妇大量饮水或经静脉补液是一种简单、安全的治疗方法。但此方法增长速度缓慢，作用机制不明，可能与子宫胎盘灌注量增加有关，是否对所有羊水过少的病例有效尚需要进一步观察。

(四)临床经验及诊治进展

早发羊水过少多由于胎儿因素,首先应通过超声检查排除胎儿畸形,必要时行羊水细胞或胎儿血染色体核型分析。一经确诊胎儿畸形、染色体异常,应及时终止妊娠。

中、晚期羊水过少保守治疗期间需加强监护,缩短产检间隔时间,密切监测胎盘及胎儿情况。

第七节　胎儿窘迫

胎儿窘迫是指胎儿在宫内因急性或慢性缺氧危及其健康和生命的综合症状。胎儿窘迫是当前剖宫产的主要适应证之一,发病率为 $2.7\%\sim38.5\%$ 。急性胎儿窘迫多发生在分娩期;慢性胎儿窘迫常发生在妊娠晚期,慢性胎儿窘迫在临产后往往表现为急性胎儿窘迫。其病因涉及多方面,可归纳如下三大类。

1.母体因素　母体血液含氧量不足是重要原因,轻度缺氧时母体多无明显症状,但对胎儿则会有影响。导致胎儿缺氧的母体因素有:①微小动脉供血不足,如妊娠高血压综合征等。②红细胞携氧量不足,如重度贫血、一氧化碳中毒等。③急性失血,如前置胎盘、胎盘早剥等。④各种原因引起的休克与急性感染发热。⑤子宫胎盘血运受阻,急产或不协调性子宫收缩乏力等,缩宫素使用不当引起过强宫缩;产程延长,特别是第二产程延长;子宫过度膨胀,如羊水过多和多胎妊娠;胎膜早破等。

2.胎盘、脐带因素　脐带和胎盘是母体与胎儿间氧及营养物质的输送传递通道,其功能障碍必然影响胎儿获得所需氧及营养物质。常见有:①脐带血运受阻。②胎盘功能低下,如过期妊娠、胎盘发育障碍(过小或过大)、胎盘形状异常(膜状胎盘、轮廓胎盘等)和胎盘感染、胎盘早剥、严重的前置胎盘。

3.胎儿因素　胎儿心血管系统功能障碍,如严重的先天性心血管疾病和颅内出血等,胎儿畸形,母儿血型不合,胎儿宫内感染等。

一、胎儿窘迫的临床分型及诊断

根据胎儿窘迫发生速度,分为急性及慢性胎儿窘迫两类。

1.急性胎儿窘迫　通常所称的胎儿窘迫均指急性胎儿窘迫。主要发生于分娩期。多因脐带因素(如脐带脱垂、绕颈、打结等)、胎盘早剥、宫缩过强且持续时间过长及产妇处于低血压、休克、中毒等而引起。

(1)胎心率变化:胎心率是了解胎儿是否正常的一个重要标志,胎心率的改变是急性胎儿窘迫最明显的临床征象。正常胎心率为 110～160 次/分钟,规律。胎心率＞160 次/分钟,尤其是＞180 次/分钟,为胎儿缺氧的初期表现。随后胎心率减慢,胎心率＜110 次/分钟,尤其是＜100 次/分钟,基线变异小≤5bpm(每分钟节拍数)为胎儿危险征。胎心监护仪图像出现以下变化,应诊断为胎儿窘迫:①出现频繁的晚期减速,多为胎盘功能不良。②重度可变减速的出现,多为脐带血运受阻表现,若同时伴有晚期减速,表示胎儿缺氧严重,情况紧急。

(2)羊水胎粪污染:胎儿缺氧,肠蠕动亢进,肛门括约肌松弛,使胎粪排入羊水中,羊水呈浅绿色、黄绿色、进而呈混浊棕黄色,即羊水Ⅰ度、Ⅱ度、Ⅲ度污染。破膜后羊水流出,可直接观察羊水的性状。若未破膜可经羊膜镜窥视,透过胎膜了解羊水的性状。若胎先露部分已固定,前羊水囊所反映的可以不同于胎先露部以上的后羊水性状。前羊水囊清而胎心率不正常时,在无菌条件下破膜后稍向上推移胎先露部,其上方的羊水流出即可了解后羊水性状。

羊水中胎粪污染,胎心始终良好者,可继续密切监护胎心,不一定是胎儿窘迫。羊水污染伴有胎心监护异常,应及早结束分娩,即使娩出的新生儿阿普加评分可能≥7 分也应警惕,因新生儿窒息几率很大。

(3)胎动:急性胎儿窘迫初期,最初表现为胎动频繁,继而转弱及次数减少,进而消失。

(4)酸中毒:破膜后,检查胎儿头皮血进行血气分析。诊断胎儿窘迫的指标有血 $pH<7.20$(正常值 7.25～7.35),$PO_2<10$ 毫米汞柱(正常值 15～30 毫米汞柱),$PCO_2>60$ 毫米汞柱(正常值 35～55 毫米汞柱),目前该方法阳性预测值仅为 3%,故较少应用。

2.慢性胎儿窘迫　多发生在妊娠末期,往往延续至临产并加重。其原因多因孕妇全身疾病或妊娠疾病(如重度妊娠高血压综合征,重型胎盘早剥)引起胎盘功能不全或胎儿因素所致。临床上除可发现母体存在引起胎盘供血不足的疾病外,随着胎儿慢性缺氧时间延长可发生胎儿宫内发育迟缓。应做如下检查以助确诊。

(1)胎盘功能检查:测定 24 小时尿 E3 值并动态连续观察,若急骤减少 30%～40%,或于妊娠末期多次测定 24 小时尿 E3 值在 10 毫克以下;E/C 比值＜10;妊娠特异性 β_1 糖蛋白(SP1)＜100 毫克/升;胎盘生乳素＜4 毫克/升,均提示胎盘功能不良。

(2)胎心监测:连续描记孕妇胎心率 20～40 分钟,正常胎心率基线为 110～160 次/分钟。若胎动时胎心率加速不明显,基线变异频率＜5 次/分钟,持续 20 分钟,提示胎儿窘迫。

(3)B 型超声监测:检测胎儿呼吸运动、胎动、肌张力及羊水量。胎儿生物物理评分:≤4 分提示胎儿窘迫,6 分为胎儿可疑缺氧。

(4)胎动计数:妊娠近足月时,胎动≥6 次/2 小时,<6 次/2 小时或减少 50%者,提示胎儿缺氧可能。胎动减少是胎儿窘迫的一个重要指标,每日监测胎动可预知胎儿的安危,胎动过频往往是胎动消失的前驱症状。胎动消失后胎心在 24 小时内也会消失,应予注意以免延误抢救时机。

(5)羊膜镜检查:见羊水混浊呈浅绿色至棕黄色,有助于胎儿窘迫的诊断。

二、胎儿窘迫的鉴别诊断

胎心率的快慢可能受到母亲心率、体温及用药、疾病等情况影响,并不只意味着胎儿缺氧,如有甲状腺功能亢进,用利托君、阿托品等药物引起胎心率过快,也可能因用拉贝洛尔、地西泮(安定)、麻醉药等药物引起胎心率过慢。

三、胎儿窘迫的治疗

1.急性胎儿窘迫

(1)积极寻找原因并排除:如心力衰竭、呼吸困难、贫血、脐带脱垂等。

(2)及早纠正酸中毒:产妇有呕吐、肠胀气、进食少时,可引起脱水、酸中毒、电解质紊乱,故应静脉补液加 5%碳酸氢钠 250 毫升。

(3)尽快终止妊娠:若宫内窘迫达严重阶段必须尽快结束分娩,其指征是:①胎心率低于 110 次/分钟或高于 180 次/分钟,伴羊水Ⅱ～Ⅲ度污染。②羊水Ⅲ度污染,伴羊水过少。③持续胎心缓慢达 100 次/分钟以下。④胎心监护反复出现晚期减速或出现重度可变减速,胎心率 60 次/分钟以下持续 60 秒钟以上。⑤胎心图基线变异消失伴晚期减速。⑥胎儿头皮血 pH<7.20 者。

(4)宫颈尚未完全扩张:胎儿窘迫情况不严重,可吸氧(10 升/分钟,面罩供氧)20～30 分钟停 5～10 分钟,进入到第二产程时可持续吸氧。通过提高母体血氧含量以改善胎儿血氧供应,同时嘱产妇左侧卧位,观察 10 分钟,若胎心率变为正常,可继续观察。若因使用缩宫素宫缩过强造成胎心率异常减缓者,应立即停止静脉滴注或用抑制宫缩的药物,继续观察是否能转为正常。若无显效,应行剖宫产术。施术前做好新生儿窒息的抢救准备。

(5)宫口开全:胎先露部已达坐骨棘平面以下 3 厘米者,吸氧同时应尽快助产,经阴道娩出胎儿。

2.慢性胎儿窘迫　应针对病因,视孕周、胎儿成熟度和窘迫的严重程度决定处理。

(1)能定期做产前检查者,估计胎儿情况尚可,应嘱孕妇取左侧卧位休息,定时吸氧,积极治疗孕妇并发症,争取胎盘供血改善,延长妊娠周数。

(2)若情况难以改善,已接近足月妊娠,估计胎儿娩出后生存机会极大者,应考虑剖宫产。

(3)距离足月妊娠越远,胎儿娩出后生存可能性越小,应将情况向家属说明,尽量保守治疗以期延长孕周数。胎儿胎盘功能不佳者,胎儿发育必然受到影响,所以预后较差。

四、临床经验及诊治进展

2013年开始对于胎儿窘迫的诊断,胎心率范围从120～160次/分钟更改为110～160次/分钟,羊水污染不再是胎儿窘迫诊断依据。10%～20%的分娩中会出现羊水胎粪污染,羊水中的胎粪污染不是胎儿窘迫的征象。出现羊水胎粪污染时,如果胎心监护正常,不需要进行特殊处理;如果胎心监护异常,存在宫内缺氧情况,会引起胎粪吸入综合征,造成不良胎儿结局。

20世纪80年代开始胎儿心电图(FECG)应用于临床,可用于诊断胎儿心律失常、初筛胎儿心脏病,近年来对FECG诊断胎儿窘迫方面有不少研究报道。许多研究表明,FECG是比电子胎心率(NsT)监护更敏感的胎儿监护措施,在NST出现异常前,FECG的形态已经发生变化,主张在高危妊娠中应用FECG以早期发现胎儿异常。资料研究表明,联合FECG及胎心监护曲线可对胎儿窘迫的诊断更准确,改善了围生儿结局,减少了不必要的干预。

第八节　胎膜早破

在临产前胎膜破裂,称为胎膜早破。其发生率各家报道不一,占分娩总数的2.7%～7%。发生在早产者为足月产的2.5～3倍。对妊娠、分娩不利的影响是早产率升高,围生儿死亡率增加,宫内感染率及产褥感染率均升高。

其病因可概括为以下几点:①生殖道病原微生物上行性感染。②羊膜腔压力增高。③胎膜受力不均。④胎膜抗张能力下降。⑤宫颈内口松弛。⑥细胞因子白细胞介素(IL)-6、IL-8、肿瘤坏死因子(TNF)-α升高,破坏羊膜组织导致胎膜早破。

一、胎膜早破的诊断

孕妇突感有较多液体自阴道流出,继而少量间断性排出。腹压增力Ⅱ女日咳嗽、打喷嚏、负重时羊水即流出,肛诊将胎先露部上推见到流液量增多,则可明确诊断。

1.阴道液酸碱度检查　平时阴道液 pH 值为 4.5～5.5,羊水 pH 值为 7.0～7.5,以石蕊试纸或硝嗪试纸测试阴道液,pH 值≥6.5 时视为阳性,胎膜早破的可能性极大。注意血液、宫颈黏液、尿液、精液、滑石粉、污染均可使测试出现假阳性。破膜时间长可使假阴性率增高。

2.阴道液涂片检查　阴道液干燥片检查见羊齿植物叶状结晶为羊水。涂片用0.5％亚甲蓝染色可见淡蓝色或不着色胎儿皮肤上皮及毳毛;用苏丹Ⅲ染色见橘黄色脂肪小粒,用 0.5％硫酸尼罗蓝染色可见橘黄色胎儿上皮细胞,结果比用试纸测定 pH 值可靠,可确定为羊水。精液与玻片上指纹污染可使检查出现假阳性。

3.羊膜镜检查　可以直视胎先露部,看不到前羊膜囊,即可诊断胎膜早破。

4.胎儿纤维结合蛋白(fFN)测定　fFN 是胎膜分泌的细胞外基质蛋白。当宫颈及阴道分泌物内 fFN 含量＞0.05 毫克/升时,胎膜抗张能力下降,易发生胎膜早破。

5.羊膜腔感染检测　①羊水细菌培养。②羊水涂片革兰染色检查细菌。③羊水白细胞 IL-6≥7.9 纳克/毫升,提示羊膜腔感染。④血 C 反应蛋白＞8 毫克/升,提示羊膜腔感染。⑤降钙素原结果分为 3 级(正常:＜0.5 纳克/毫升,轻度升高:≥0.5～2纳克/毫升;明显升高:≥10 纳克/毫升),轻度升高表示感染存在。

6.超声检查　羊水量减少可协助诊断。

二、胎膜早破对母儿的影响

1.对母体影响　破膜后,阴道内的病原微生物易上行感染,感染程度与破膜时间有关,若破膜超过 24 小时,感染率增加 5～10 倍。若突然破膜,有时可引起胎盘早剥。羊膜腔感染易发生产后出血。

2.对胎儿影响　胎膜早破时常诱发早产,早产儿易发生呼吸窘迫综合征。并发绒毛膜羊膜炎时,易引起新生儿吸入性肺炎,严重者可发生败血症、颅内感染等而危及新生儿生命。脐带受压、脐带脱垂可致胎儿窘迫。破膜时孕周越小,胎肺发育不良发生率越高。

三、胎膜早破的鉴别诊断

1.尿失禁　慢性起病,病程较长,虽然 pH 试纸也会变色,但阴道液涂片检查见不到羊齿状结晶,羊膜镜检查时可以看到前羊膜囊。

2.阴道炎溢出液　平时有外阴瘙痒等症状,阴道液 pH 试纸往往不变色,羊膜镜检查时可以看到前羊膜囊,阴道液涂片检查见不到羊齿状结晶。

四、胎膜早破的治疗

1.期待疗法　适用于孕 28～35 周不伴感染、羊水池深度≥3 厘米的胎膜早破孕妇,具体措施如下。

(1)一般处理:住院、绝对卧床,避免不必要的肛诊与阴道检查,为了解宫颈情况可行阴道窥器检查,保持外阴清洁,注意宫缩与羊水性状、气味,测量体温与血常规。

(2)预防性使用抗生素:破膜 12 小时以上者应预防性使用抗生素,因多数医疗单位对亚临床感染难以及时诊断。

(3)子宫收缩抑制药的应用:常选用硫酸镁、沙丁胺醇、利托君等药物。

(4)促胎肺成熟:妊娠 35 周前,应给予地塞米松 10 毫克,静脉滴注,每日 1 次,共 2 次。

(5)B 型超声监测残余羊水量:若羊水池深度≤2 厘米时应考虑终止妊娠。

(6)早期诊断绒毛膜羊膜炎:行胎心率监护,查血中 C 反应蛋白可早期诊断。

2.终止妊娠

(1)经阴道分娩:妊娠 35 周后,胎肺成熟,宫颈成熟,无禁忌证可引产。

(2)剖宫产:胎头高浮,胎位异常,宫颈不成熟,胎肺成熟,明显羊膜腔感染,伴有胎儿窘迫,抗感染同时行剖宫产术终止妊娠,做好新生儿复苏准备。

五、临床经验及诊治进展

据报道,门诊孕妇感染沙眼衣原体为 2.9%,临床中应积极预防和治疗下生殖道感染,重视孕期卫生指导;妊娠后期禁止性交;避免负重及腹部撞击;宫颈内口松弛者,应卧床休息,并于妊娠 14 周左右施行环扎术,环扎部位应尽量靠近宫颈内口水平。对破膜后是否预防性给予抗生素有一定争议,应选择对胎儿无害的抗生素。

绒毛膜羊膜炎是胎膜早破的一个重要并发症,它对母体和胎儿均有很大的危害,特别是在并发早产时危害更大,其诊断依据:母体心动过速≥100 次/分钟、胎儿心动过速≥160 次/分钟、母体发热≥38℃、子宫激惹、羊水恶臭、母体白细胞计数≥15×10^9/升、中性粒细胞≥90%。出现上述任何一项表现应考虑有绒毛膜羊膜炎。胎膜早破保守治疗期间需严密监测孕妇血常规、C 反应蛋白,查体时需查看有无子宫压痛,有无羊水异味,早期诊断绒毛膜羊膜炎。

第三章　异常分娩

影响分娩的主要因素为产力、产道、胎儿及精神心理因素,这些因素在分娩过程中相互影响。任何一个或一个以上的因素发生异常及因素间相互不能适应,而使分娩进展受到阻碍,称为异常分娩,又称难产。

第一节　产力异常

产力是分娩的动力,但受胎儿、产道和产妇精神心理因素的制约。分娩是个动态变化的过程,只有有效的产力,才能使宫颈扩张及胎先露部下降。子宫收缩力异常临床上分为子宫收缩乏力(简称宫缩乏力)和子宫收缩过强(简称宫缩过强)两类,每类又有协调性和不协调性之分,子宫收缩乏力又分为协调性(低张性)和不协调性(高张性)。

一、子宫收缩乏力

正常宫缩具有节律性、极性和对称性,每次宫缩时羊膜腔内压力为 15～60 毫米汞柱,不及时下限者一般不能使宫口正常扩张,称为宫缩乏力。

宫缩乏力的常见原因有:头盆不称或胎位异常,子宫解剖异常,子宫肌瘤等,孕妇精神过度紧张,孕妇内分泌失调,临产后使用大剂量镇静药与镇痛药,第一产程后期过早使用腹压,或膀胱充盈影响胎先露部下降,均可导致继发性宫缩乏力。

(一)子宫收缩乏力的诊断

根据发生时期分为原发性和继发性两种。原发性宫缩乏力是指产程开始就出现宫缩乏力,宫口不能如期扩张,胎先露部不能如期下降,导致产程延长;继发性宫缩乏力是指产程开始子宫收缩正常,只是在产程较晚阶段(多在活跃期后期或第二产程),子宫收缩转弱,产程进展缓慢甚至停滞。宫缩乏力有协调性宫缩乏力和不协调性宫缩乏力两种类型,临床表现也不同。

1.协调性宫缩乏力(低张性宫缩乏力)　子宫收缩具有正常的节律性、对称性和极性,仅收缩力弱,持续时间短,间歇期长且不规律,当宫缩高峰时,宫体隆起不明显,用手指压宫底部肌壁仍可出现凹陷。临产早期宫缩正常,但至宫口扩张进入活跃期后期或第二产程时宫缩减弱,常见于中骨盆与骨盆出口平面狭窄、持续性枕横位或枕后位等头盆不称时。协调性宫缩乏力时由于宫腔内压力低,对胎儿影响不大。

2.不协调性宫缩乏力(高张性宫缩乏力)　子宫收缩的极性倒置,宫缩时宫底部不强,而是子宫下段强,宫缩间歇期子宫壁也不完全松弛,表现为子宫收缩不协调,这种宫缩不能使宫口扩张,不能使胎先露部下降,属无效宫缩。产科检查:下腹部有压痛,胎位触不清,胎心不规律,宫口扩张早期缓慢或停止扩张,胎先露部下降延缓或停止,潜伏期延长。这些产妇往往有头盆不称和胎位异常,使胎头无法衔接,不能紧贴子宫下段及宫颈内口,不能引起反射性子宫收缩,产妇自觉下腹部持续疼痛、拒按、烦躁不安,严重者出现脱水、电解质紊乱、肠胀气、尿潴留;胎儿、胎盘循环障碍,出现胎儿宫内窘迫。

(二)子宫收缩乏力的鉴别诊断

假临产:需与不协调性宫缩乏力鉴别。假临产用哌替啶调整后宫缩可消失,如仍有宫缩则为原发性宫缩乏力。

(三)子宫收缩乏力的治疗

1.协调性宫缩乏力　一旦出现协调性宫缩乏力,不论是原发性还是继发性,首先应寻找原因,检查有无头盆不称与胎位异常,阴道检查了解宫颈扩张和胎先露部下降情况。若发现有头盆不称,估计不能经阴道分娩者,应及时行剖宫产术;若判断无头盆不称和胎位异常,估计能经阴道分娩者,应采取加强宫缩的措施。

(1)第一产程

①一般处理:消除精神紧张,多休息,鼓励多进食,注意营养与水分的补充。不能进食者静脉补充营养,静脉滴注 10％葡萄糖液 500～1000 毫升,内加维生素 C 2 克;如伴有酸中毒时应补充 5％碳酸氢钠;低钾血症时应给予氯化钾缓慢静脉滴注。产妇过度疲劳,缓慢静脉推注地西泮 10 毫克或哌替啶 100 毫克肌内注射,经过一段时间充分休息,可使子宫收缩力转强。排尿困难者,先行诱导法,无效时及时导尿,因排空膀胱能增宽产道,且有促进宫缩的作用。破膜 12 小时以上应给予抗生素预防感染。

②加强子宫收缩:经上述一般处理,子宫收缩力仍弱,确诊为协调性宫缩乏力,产程无明显进展,可选用下列方法加强宫缩。

首先,人工破膜。宫口扩张 3 厘米或 3 厘米以上、无头盆不称、胎头已衔接者,可行人工破膜。破膜后,胎头直接紧贴子宫下段及宫颈内口,引起反射性子宫收缩,加速产程进展。现有学者主张胎头未衔接、无明显头盆不称者也可行人工破膜,认为破膜后可促进胎头下降入盆。破膜时必须检查有无脐带先露,破膜应在宫缩间歇期,下次宫缩将要开始前进行。破膜后术者手指应停留在阴道内,经过1～2次宫缩待胎头入盆后,术者再将手指撤出。

其次,地西泮静脉推注。地西泮能使宫颈平滑肌松弛,软化宫颈,促进宫口扩张,适用于宫口扩张缓慢及宫颈水肿时。常用剂量为10毫克,间隔2～6小时可重复应用,与缩宫素联合应用效果更佳。

再者,缩宫素静脉滴注。适用于协调性宫缩乏力、宫口扩张≥3厘米、胎心好、胎位正常、头盆相称者。将缩宫素2.5单位加入5％葡萄糖液500毫升内,使每滴葡萄糖液含缩宫素0.33单位,从4～5滴/分钟开始,根据宫缩强弱进行调整,通常不超过60滴/分钟,维持宫缩时宫腔内压力达6.7～8.0千帕(50～60毫米汞柱),宫缩间隔2～3分钟,持续40～60秒钟。对于不敏感者,可酌情增加缩宫素剂量。

缩宫素静脉滴注过程中,应有专人观察宫缩、听胎心率及测量血压。若出现宫缩持续1分钟以上或胎心率有变化,应立即停止静脉滴注。外源性缩宫素在母体血中的半衰期为1～6分钟,故停药后能迅速好转,必要时加用镇静药。若发现血压升高,应减慢滴注速度。由于缩宫素有抗利尿作用,水的重吸收增加,可出现尿少,需警惕水中毒的发生。经上述处理,若产程仍无进展或出现胎儿窘迫征象时,应及时行剖宫产术。

(2)第二产程:若无头盆不称,于第二产程期间出现宫缩乏力时,也应加强宫缩,给予缩宫素静脉滴注以促进产程进展。若胎头双顶径已通过坐骨棘平面,等待自然分娩,或行会阴后一斜切开以胎头吸引术或产钳术助产;若胎头仍未衔接或伴有胎儿窘迫征象,应行剖宫产术。

(3)第三产程:为预防产后出血,当胎儿前肩娩出时,可静脉推注缩宫素10单位,并同时给予缩宫素10～20单位静脉滴注,使宫缩增强,促使胎盘剥离与娩出及子宫血窦关闭。若产程长、破膜时间长,应给予抗生素预防感染。

2.不协调性宫缩乏力　处理原则是调节子宫收缩,恢复其极性。给予强镇静药,使产妇充分休息,醒后不协调性宫缩多能恢复为协调性宫缩。在宫缩恢复为协调性之前,严禁应用缩宫素。若经上述处理,不协调性宫缩未能得到纠正,或伴有胎儿窘迫征象,或伴有头盆不称,均应行剖宫产术。若不协调性宫缩已被控制,但宫缩仍弱时,可用协调性宫缩乏力时加强宫缩的各种方法处理。

二、子宫收缩过强

宫缩时羊膜腔内压力超过60毫米汞柱时称为宫缩过强，分为协调性和不协调性两类。协调性宫缩过强子宫收缩的节律性、对称性和极性均正常，仅收缩力过强、过频。不协调性子宫收缩过强常表现为强直性子宫收缩、子宫痉挛性狭窄环等。强直性子宫收缩通常不是子宫肌组织功能异常，几乎均是外界因素异常造成，如临产后由于分娩发生梗阻，或不适当地应用缩宫素，或胎盘早剥血液浸润子宫肌层，均可引起宫颈内口以上部分的子宫肌层出现强直性痉挛性收缩，宫缩间歇期短或无间歇。子宫痉挛性狭窄环指子宫局部平滑肌呈痉挛性不协调性收缩形成的环状狭窄，持续不放松。狭窄环可发生在宫底、宫体的任何部分。多在子宫上下段交界处，也可在胎体某一狭窄部，以胎颈、胎腰处常见。

（一）子宫收缩过强对母儿的影响

1.对产妇的影响　宫缩过强过频，产程过快，可致初产妇宫颈、阴道及会阴撕裂伤。接产时来不及消毒可致产褥感染。胎儿娩出后子宫肌纤维缩复不良，易发生胎盘滞留或产后出血。

2.对胎儿及新生儿的影响　宫缩过强、过频影响子宫胎盘血液循环，胎儿在宫内缺氧，易发生胎儿窘迫、新生儿窒息，甚至死亡。胎儿娩出过快，胎头在产道内受到的压力突然解除，可致新生儿颅内出血。接产时来不及消毒，新生儿易发生感染。若坠地可致骨折、外伤。

（二）子宫收缩过强的诊断

1.协调性宫缩过强　子宫收缩的节律性、对称性和极性均正常，仅收缩力过强、过频，10分钟内可有≥5次宫缩，宫腔压力＞50毫米汞柱、，若产道无阻力，宫口迅速开全，分娩在短时间内结束，总产程不足3小时，称为急产，经产妇多见。

2.强直性子宫收缩　产妇烦躁不安，持续性腹痛、拒按。胎位触不清，胎心听不清，有时可出现病理性缩复环、血尿等先兆子宫破裂征象。

3.子宫痉挛性狭窄环　多因精神紧张、过度疲劳及不适当地应用宫缩药或粗暴地进行阴道内操作所致。产妇出现持续性腹痛，烦躁不安，宫颈扩张缓慢，胎先露部下降停滞，胎心时快时慢。阴道检查时在宫腔内触及较硬而无弹性的狭窄环，此环与病理缩复环不同。特点是不随宫缩上升。

（三）子宫收缩过强的鉴别诊断

1.病理性缩复环　需与子宫痉挛性狭窄环鉴别，前者随宫缩上升，子宫呈"葫芦状"，下腹压痛，可出现血尿。

2.胎盘早剥　可出现强直性宫缩,多数发生在未临产时,发生在临产后少见,宫口未开。B型超声可鉴别诊断,胎盘早剥可见胎盘后血肿。

(四)子宫收缩过强的治疗

1.协调性宫缩过强　有急产史的孕妇,在预产期前 $1\sim2$ 周不应外出远走,以免发生意外,有条件应提前住院待产。临产后不应灌肠,提前做好接产及抢救新生儿窒息的准备。胎儿娩出时,勿使产妇向下屏气,若急产来不及消毒及新生儿坠地者,新生儿应肌内注射维生素 K_1 10 毫克以预防颅内出血,并尽早肌内注射精制破伤风抗毒素 1500 单位。产后仔细检查宫颈、阴道、外阴,若有撕裂应及时缝合。若属未消毒的接产,应给予抗生素预防感染。

2.强直性子宫收缩　一旦确诊为强直性宫缩,应及时给予宫缩抑制药,如 25% 硫酸镁 20 毫升加入 5% 葡萄糖 20 毫升内缓慢静脉推注(不少于 5 分钟),或肾上腺素 1 毫克加入 5% 葡萄糖液 250 毫升内,静脉滴注。若属梗阻性原因,应立即行剖宫产术。若胎死宫内可用乙醚吸入麻醉,若仍不能缓解强直性宫缩,应行剖宫产术。

3.子宫痉挛性狭窄环　应认真寻找导致子宫痉挛性狭窄环的原因,及时纠正。停止一切刺激,如禁止阴道内操作、停用缩宫素等。若无胎儿窘迫征象,给予镇静药如哌替啶 100 毫克或吗啡 10 毫克肌内注射,也可给予 25% 硫酸镁 20 毫升加入 25% 葡萄糖液 20 毫升内,缓慢静脉注射,一般可消除异常宫缩。当宫缩恢复正常时,可行阴道助产或等待自然分娩。若经上述处理,子宫痉挛性狭窄环不能缓解,宫口未开全,胎先露部高,或伴有胎儿窘迫征象,均应立即行剖宫产术。若胎死宫内,宫口已开全,可行乙醚吸入麻醉,经阴道分娩。

第二节　产道异常

产道包括骨产道(骨盆腔)及软产道(子宫下段、宫颈、阴道、外阴),是胎儿经阴道娩出的通道。产道异常可使胎儿娩出受阻,临床上以骨产道异常多见,骨产道异常又包括骨盆形态异常及骨盆径线过短。

一、骨产道异常

骨盆径线过短或形态异常,致使骨盆腔小于胎先露部可通过的限度,阻碍胎先露部下降,影响产程顺利进展,称为狭窄骨盆。狭窄骨盆可以为一个径线过短或多个径线同时过短,也可以为一个平面狭窄或多个平面同时狭窄。当一个径线狭窄时,要观察同一个平面其他径线的大小,再结合整个骨盆腔大小与形态进行综合分析,做出正确判断。

(一)骨产道的分类

1.骨盆入口平面狭窄分3级　Ⅰ级,临界性狭窄,对角径11.5厘米(入口前后径10厘米),绝大多数可以自然分娩;Ⅱ级,相对性狭窄,对角径10.0～11.0厘米(入口前后径8.5～9.5厘米),需经试产后才能决定是否可以经阴道分娩,难度增加;Ⅲ级,绝对性狭窄,对角径≤9.5厘米(入口前后径≤8.0厘米),必须以剖宫产结束分娩。

2.中骨盆平面狭窄分3级　Ⅰ级,临界性狭窄,坐骨棘间径10.0厘米,坐骨棘间径加后矢状径13.5厘米;Ⅱ级,相对性狭窄,坐骨棘间径8.5～9.5厘米,坐骨棘间径加后矢状径12.0～13.0厘米;Ⅲ级,绝对性狭窄,坐骨棘间径≤8.0厘米,坐骨棘间径加后矢状径≤11.5厘米。

3.骨盆出口平面狭窄分3级　Ⅰ级,临界性狭窄,坐骨结节间径7.5厘米,坐骨结节间径加出口后矢状径15.0厘米;Ⅱ级,相对性狭窄,坐骨结节间径6.0～7.0厘米,坐骨结节间径加出口后矢状径12.0～14.0厘米;Ⅲ级,绝对性狭窄,坐骨结节间径≤5.5厘米,坐骨结节间径加出口后矢状径≤11.0厘米。

4.骨盆3个平面狭窄　骨盆外形属女型骨盆,但骨盆入口、中骨盆及骨盆出口平面均狭窄,每个平面径线均小于正常值2厘米或更多,称为均小骨盆,多见于身材矮小、体型匀称的妇女。

5.偏斜骨盆　系一侧髂骨棘与髋骨发育不良所致骶髂关节固定,以及下肢和髋关节疾病,引起骨盆出口前后径缩短的偏斜骨盆。

(二)骨产道的临床表现

1.骨盆入口平面狭窄的临床表现

(1)胎头衔接受阻:一般情况下,初产妇在妊娠末期,即预产期前1～2周或临产前胎头已衔接,即胎头双顶径进入骨盆入口平面,颅骨最低点达坐骨棘水平。若入口狭窄时,即使已经临产而胎头仍未入盆,经检查胎头跨耻征阳性。胎位异常如臀先露、颜面位或肩先露的发生率是正常骨盆的3倍。

(2)临产:若已临产,根据骨盆狭窄程度、产力强弱、胎儿大小及胎位情况不同,临床表现也不尽相同。骨盆临界性狭窄,若胎位、胎儿大小及产力正常,胎头常以矢状缝在骨盆入口横径衔接,多取后不均倾势,即后顶骨先入盆,后顶骨逐渐进入骶凹处,再使前顶骨入盆,则矢状缝位于骨盆入口横径上成头盆均倾势。临床表现为潜伏期及活跃期早期延长,活跃期后期产程进展顺利。若胎头迟迟不入盆,此时常出现胎膜早破,胎头又不能紧贴宫颈内口诱发反射性宫缩,常出现继发性宫缩乏力。若产力、胎儿大小及胎位均正常,但偏斜骨盆绝对性狭窄,胎头仍不能入盆,常发生梗阻性难产。

2.中骨盆平面狭窄的临床表现

(1)胎头能正常衔接:潜伏期及活跃期早期进展顺利。当胎头下降达中骨盆时,由于内旋转受阻,胎头双顶径被阻于中骨盆狭窄部位之上,常出现持续性枕横位或枕后位,同时出现继发性宫缩乏力,活跃期后期及第二产程延长,甚至第二产程停滞。

(2)胎头受阻:当胎头受阻于中骨盆时,有一定可塑性的胎头开始变形,颅骨重叠,胎头受压,使软组织水肿,产瘤较大,严重时可发生脑组织损伤、颅内出血及胎儿宫内窘迫。若中骨盆狭窄程度严重,宫缩又较强,可发生先兆子宫破裂及子宫破裂。强行阴道助产,可导致严重软产道裂伤及新生儿产伤。

3.骨盆出口平面狭窄的临床表现 骨盆出口平面狭窄与中骨盆平面狭窄常同时存在。若单纯骨盆出口平面狭窄者,第一产程进展顺利,胎头达盆底受阻,第二产程停滞,继发性宫缩乏力,胎头双顶径不能通过出口横径,强行阴道助产,可导致软产道、骨盆底肌肉及会阴严重损伤。

(三)骨产道的诊断

在分娩过程中,骨盆是个不变因素。狭窄骨盆影响胎位和胎先露部在分娩机制中的下降及内旋转,也影响宫缩。在估计分娩难或易时,骨盆是考虑的一个重要因素。在妊娠期间应查清骨盆有无异常,有无头盆不称,及早做出诊断,以决定适当的分娩方式。

1.病史 询问孕妇幼年有无佝偻病、脊髓灰质炎、脊柱和髋关节结核及外伤史。若为经产妇,应了解既往有无难产史及其发生原因,新生儿有无产伤等。

2.一般检查 测量身高,孕妇身高<145厘米应警惕均小骨盆。观察孕妇体型,步态有无跛足,有无脊柱及髋关节畸形,米氏菱形窝是否对称,有无尖腹及悬垂腹等。

3.腹部检查

(1)腹部形态:观察腹型,尺测子宫长度及腹围,B型超声观察胎先露部与骨盆关系,还应测量胎头双顶径、胸径、腹径、股骨长,预测胎儿体重,判断能否通过骨产道。

(2)胎位异常:骨盆入口狭窄往往因头盆不称、胎头不易入盆导致胎位异常,如臀先露、肩先露。中骨盆狭窄影响已入盆的胎头内旋转,导致持续性枕横位、枕后位等。

(3)估计头盆关系:正常情况下,部分初孕妇在预产期前 2 周,经产妇于临产后,胎头应入盆。若已临产,胎头仍未入盆,则应充分估计头盆关系。检查头盆是否相称的具体方法:孕妇排空膀胱,仰卧,两腿伸直。检查者将手放在耻骨联合上方,将浮动的胎头向骨盆腔方向推压,若胎头低于耻骨联合前表面,表示胎头可以入盆,头盆相称,称胎头跨耻征阴性;若胎头与耻骨联合前表面在同一平面,表示可疑头盆不称,称为胎头跨耻征可疑阳性;若胎头高于耻骨联合前表面,表示头盆明显不称,称为胎头跨耻征阳性。对出现跨耻征阳性的孕妇,应让其取两腿屈曲半卧位,再次检查胎头跨耻征,若转为阴性,提示为骨盆倾斜度异常,而不是头盆不称。

4.骨盆测量　骨盆各平面径线＜正常值 2 厘米或以上为均小骨盆。对角径＜11.5厘米,骶岬突出为骨盆入口平面狭窄,属扁平骨盆;坐骨切迹宽度间接反映中骨盆后矢状径大小、中骨盆平面狭窄及骨盆出口平面狭窄常同时存在,通过测量坐骨结节间径、坐骨切迹宽度及坐骨棘内突程度,间接判断中骨盆狭窄程度;坐骨结节间径＜8 厘米,耻骨弓角度＜90°,坐骨结节间径与出口后矢状径之和＜15 厘米,坐骨切迹宽度＜2 横指时,诊断为漏斗型骨盆。

(四)骨产道的治疗

治疗原则:明确狭窄骨盆类别和程度,了解胎位、胎儿大小、胎心率、宫缩强弱、宫口扩张程度、破膜与否,结合年龄、产次、既往分娩史进行综合判断,决定分娩方式。

1.一般治疗　在分娩过程中,应安慰产妇,使其心情舒畅,信心倍增,保证营养及水分的摄入,必要时补液,还需注意产妇休息,要监测宫缩强弱,勤听胎心,检查胎先露部下降及宫口扩张程度。

2.骨盆入口平面狭窄的处理

(1)明显头盆不称(绝对性骨盆狭窄):骨盆入口前后径≤8 厘米,对角径≤9.5厘米,胎头跨耻征阳性者,足月活胎不能入盆,不能经阴道分娩,应在临产后行剖宫产术结束分娩。

(2)轻度头盆不称(相对性骨盆狭窄):骨盆入口前后径 8.5～9.5 厘米,对角径10.0～11.0 厘米,胎头跨耻征可疑阳性,足月活胎体重＜3000 克,胎心率正常,应在严密监护下试产,试产时间以 2～4 小时为宜。骨盆入口平面狭窄的试产,必须以宫口开大 3～4 厘米,胎膜已破为试产开始。胎膜未破者可在宫口扩张 3 厘米行人工破膜;若破膜后宫缩较强,产程进展顺利,多数能经阴道分娩;试产过程中若出现宫缩乏力,可用缩宫素静脉滴注加强宫缩,试产 2～4 小时,胎头仍迟迟不能入盆,宫口扩张缓慢,或伴有胎儿窘迫征象,应及时行剖宫产术结束分娩;若胎膜已破,为了减少感染,应适当缩短试产时间。

3.中骨盆及骨盆出口平面狭窄的处理　在分娩过程中,胎儿在中骨盆平面完成俯屈及内旋转动作。若中骨盆平面狭窄,则胎头俯屈及内旋转受阻,易发生持续性枕横位或枕后位,产妇多表现活跃期或第二产程延长及停滞、继发性宫缩乏力等。若宫口开全,胎儿双顶径达坐骨棘水平或更低,可经阴道助产;若胎头双顶径未达坐骨棘水平,或出现胎儿窘迫征象,应行剖宫产术结束分娩。

骨盆出口平面是产道的最低部位,应于临产前对胎儿大小、头盆关系做出充分估计,决定能否经阴道分娩,诊断为骨盆出口狭窄,不应进行试产。当坐骨结节间径与出口后矢状径之和>15厘米时,胎头可后移利用出口后三角间隙娩出。若两者之和<15厘米时,足月胎儿不易经阴道分娩,应行剖宫产术结束分娩。

4.骨盆3个平面狭窄的处理　主要是均小骨盆,若估计胎儿不大,胎位正常,头盆相称,宫缩好,可以试产,通常可通过胎头变形和极度俯屈,以胎头最小径线通过骨盆腔,可能经阴道分娩;若胎儿较大,有明显头盆不称,胎儿不能通过产道,应尽早行剖宫产术。

5.畸形骨盆的处理　根据畸形骨盆种类、狭窄程度、胎儿大小、产力等情况具体分析,若畸形严重、明显头盆不称者,应及时行剖宫产术。

二、软产道异常

软产道包括子宫下段、宫颈、阴道及盆底软组织。软产道异常所致的难产少见,容易被忽视,应于妊娠早期常规行双合诊检查,了解软产道有无异常。

(一)外阴异常及处理

1.会阴坚韧　多见于初产妇,尤其35岁以上高龄初产妇更多见。由于组织坚韧,缺乏弹性,会阴伸展性差,使阴道口狭小,在第二产程常出现胎先露部下降受阻,且可于胎头娩出时造成会阴严重裂伤,分娩时,应做预防性会阴后一斜切开。

2.外阴水肿　重度妊娠高血压疾病、重症贫血、心脏病及慢性肾炎孕妇,在有全身水肿的同时,可有重度外阴水肿,分娩时妨碍胎先露部下降,造成组织损伤、感染和愈合不良等情况。在临产前,可局部应用50%硫酸镁湿热敷;分娩时,可行会阴后一斜切开;产后加强局部护理,预防感染。

3.外阴外伤或炎症后遗症　瘢痕挛缩,可使外阴及阴道口狭小,影响胎先露部下降;若瘢痕范围不大,分娩时可做会阴后一斜切开;若瘢痕过大,应行剖宫产术。

(二)阴道异常及处理

1.阴道横膈　横膈较坚韧,多位于阴道上段。在横膈中央或稍偏一侧常有一小孔,易被误认为宫颈外口,若仔细检查,在小孔上方可触及逐渐开大的宫口边缘,而该小孔的直径并不变大,阴道横膈影响胎先露部下降,当横膈被撑薄,此时可在直视下自小孔处将膈做 X 形切开,膈被切开后,因胎先露部下降压迫,通常无明显出血,待分娩结束再切除剩余的膈,用肠线间断或连续锁边缝合残端;若横膈高且坚厚,阻碍胎先露部下降,则需行剖宫产术结束分娩。

2.阴道纵膈 阴道纵膈若伴有双子宫、双宫颈,位于一侧子宫内的胎儿下降,通过该侧阴道分娩时,纵膈被推向对侧,分娩多无阻碍;当阴道纵膈发生于单宫颈时,有时纵膈位于胎先露部的前方,胎先露部继续下降,若纵膈薄可自行断裂,分娩无阻碍;若纵膈厚阻碍胎先露部下降时,须在纵膈中间剪断,待分娩结束后,再剪除剩余的膈,用肠线间断或连续锁边缝合残端。

3.阴道狭窄 由产伤、药物腐蚀、手术感染致使阴道瘢痕挛缩形成阴道狭窄者,若位置低、狭窄轻,可做较大的会阴后一斜切开,经阴道分娩;若位置高、狭窄重、范围广,应行剖宫产术结束分娩。

4.阴道尖锐湿疣 妊娠期尖锐湿疣生长迅速,早期可治疗,体积大、范围广泛的疣可阻碍分娩,易发生裂伤、血肿及感染。为预防新生儿患喉乳头瘤,应行剖宫产术。

5.阴道囊肿和肿瘤 阴道壁囊肿较大时,阻碍胎先露部下降,此时可行囊肿穿刺抽出其内容物,待产后再选择时机进行处理;阴道内肿瘤阻碍胎先露部下降而又不能经阴道切除者,均应行剖宫产术,原有病变待产后再行处理。

(三)宫颈异常及处理

1.宫颈水肿 多见于持续性枕后位或滞产,宫口未开全而过早使用腹压,致使宫颈前唇长时间受压于胎头与耻骨联合之间,血液回流受阻引起水肿,影响宫颈扩张。轻者可抬高产妇臀部,减轻胎头对宫颈压力,也可于宫颈两侧各注入 0.5％利多卡因 5～10 毫升,或地西泮 10 毫克静脉推注,待宫口接近开全,用手将水肿的宫颈前唇上推,使其逐渐越过胎头,即可经阴道分娩。若经上述处理无明显效果,宫口不继续扩张,可行剖宫产术。

2.宫颈坚韧 常见于高龄初产妇,宫颈缺乏弹性或精神过度紧张使宫颈挛缩,宫颈不易扩张,此时可静脉推注地西泮 10 毫克,也可于宫颈两侧各注入 0.5％利多卡因 5～10 毫升,若不见缓解,应行剖宫产术。

3.宫颈瘢痕 宫颈锥形切除术后、宫颈裂伤修补术后、宫颈深部电烙术后等所致的宫颈瘢痕,虽可于妊娠后软化,但若宫缩很强,宫口仍不扩张,不宜久等,应行剖宫产术。

4.宫颈癌 此时宫颈硬而脆,缺乏伸展性,临产后影响宫口扩张,若经阴道分娩,有发生大出血、裂伤、感染及癌扩散等危险,不应经阴道分娩,应行剖宫产术,术后放疗。若为早期浸润癌,可先行剖宫产术,随即行广泛性子宫切除术及盆腔淋巴结清扫术。

5.宫颈肌瘤 生长在子宫下段及宫颈部位的较大肌瘤,占据盆腔或阻塞于骨盆入口时,影响胎先露部进入骨盆入口,应行剖宫产术;若肌瘤在骨盆入口以上而胎头已入盆,肌瘤不阻塞产道则可经阴道分娩,肌瘤待产后再行处理。

第三节 胎位异常

分娩时枕前位(正常胎位)约占 90%,而胎位异常约占 10%,其中胎头位置异常居多,占 6%~7%,有胎头在骨盆腔内旋转受阻的持续性枕横(后)位,有胎头俯屈不良呈不同程度仰伸的面先露,还有胎头高直位、前不均倾位等。胎产式异常的臀先露占 3%~4%,肩先露已极少见。此外,还有复合先露。

一、持续性枕后位、枕横位

在分娩过程中,当胎头双顶径抵达中骨盆平面时完成内旋转动作,胎头得以最小径线通过骨盆最窄平面顺利经阴道分娩。临产后凡胎头以枕后位或枕横位衔接,经充分试产,胎头枕部仍位于母体骨盆后方或侧方,不能转向前方致使分娩发生困难者,称为持续性枕后位或持续性枕横位。国外报道发病率均为 5% 左右。

(一)持续性枕后位、枕横位的诊断

1.临床表现 临产后胎头衔接较晚及俯屈不良,由于枕后位的胎先露部不易紧贴子宫下段及宫颈内口,常导致协调性宫缩乏力及宫口扩张缓慢,因枕骨持续位于骨盆后方压迫直肠,产妇自觉肛门坠胀及排便感,致使宫口尚未开全时过早使用腹压,容易导致宫颈前后唇水肿和产妇疲劳,影响产程进展;持续性枕后位常致活跃期晚期及第二产程延长,若在阴道口虽已见到胎发,历经多次宫缩时屏气却不见胎头继续顺利下降时,应想到可能是持续性枕后位。

2.腹部检查 在宫底部触及胎臀,胎背偏向母体后方或侧方,在对侧明显触及胎儿肢体,若胎头已衔接,有时可在胎儿肢体侧耻骨联合上方扪到胎儿颏部,胎心在脐下一侧偏外方听得最响亮,枕后位时因胎背伸直,前胸贴近母体腹壁,胎心在胎儿肢体侧的胎胸部位也能听到。

3.肛门检查或阴道检查 当肛查宫口部分扩张或开全时,若为枕后位,感到盆

腔后部空虚,查明胎头矢状缝位于骨盆斜径上,前囟在骨盆右前方,后囟(枕部)在骨盆左后方则为枕左后位;反之为枕右后位;查明胎头矢状缝位于骨盆横径上,后囟在骨盆左侧方,则为枕左横位,反之为枕右横位。当出现胎头水肿、颅骨重叠、囟门触不清时,需行阴道检查借助胎儿耳郭及耳屏位置及方向判定胎位;若耳郭朝向骨盆后方,诊断为枕后位;若耳郭朝向骨盆侧方,诊断为枕横位。

4.B 型超声检查　根据胎头颜面及枕部位置,能准确探清胎头位置以明确诊断。

(二)持续性枕后位、枕横位的治疗

持续性枕后位、枕横位在骨盆无异常、胎儿不大时,可以试产,试产时应严密观察产程,注意胎头下降、宫口扩张程度、宫缩强弱及胎心有无改变。

1.第一产程

(1)潜伏期:需保证产妇充分营养与休息,若有情绪紧张,睡眠不好可给予哌替啶或地西泮,让产妇朝向胎背的对侧方向侧卧,以利胎头枕部转向前方,若宫缩欠佳,应尽早静脉滴注缩宫素。

(2)活跃期:宫口开大 3~4 厘米产程停滞,除外头盆不称可行人工破膜,若产力欠佳,静脉滴注缩宫素;若宫口开大每小时 1 厘米以上,伴胎先露部下降,多能经阴道分娩;在试产过程中,出现胎儿窘迫征象,应行剖宫产术结束分娩。若经过上述处理效果不佳,每小时宫口开大<1 厘米或无进展时,则应剖宫产结束分娩;宫口开全之前,嘱产妇不要过早屏气用力,以免引起宫颈前唇水肿,影响产程进展。

2.第二产程　若第二产程进展缓慢,初产妇已近 2 小时,经产妇已近 1 小时,应行阴道检查,当胎头双顶径已达坐骨棘平面或更低时,可先行徒手将胎头枕部转向前方,使矢状缝与骨盆出口前后径一致或自然分娩,或阴道助产(低位产钳术或胎头吸引术);若转成枕前位有困难时,也可向后转成正枕后位,再以产钳助产;若以枕后位娩出时,需做较大的会阴后一斜切开,以免造成会阴裂伤;若胎头位置较高,疑有头盆不称,需行剖宫产术,中位产钳禁止使用。

3.第三产程　因产程延长,容易发生产后宫缩乏力,胎盘娩出后应立即静脉注射或肌内注射子宫收缩药,以防发生产后出血;有软产道裂伤者,应及时修补。新生儿应重点监护,凡行手术助产及有软产道裂伤者,产后应给予抗生素预防感染。

二、胎头高直位

胎头以不屈不仰姿势衔接于骨盆入口,其矢状缝与骨盆入口前后径相一致,称为胎头高直位。发病率国内文献报道为 1.08%,国外资料报道为 0.06%~1.6%。

胎头枕骨向前靠近耻骨联合者称为胎头高直前位,又称枕耻位;胎头枕骨向后靠近骶岬者称为胎头高直后位,又称枕骶位。胎头高直位对母儿危害较大,应妥善处理。

(一)胎头高直位的诊断

1.临床表现　由于临产后胎头不俯屈,进入骨盆入口的胎头径线增大,胎头迟迟不衔接,使胎头不下降或下降缓慢,宫口扩张也缓慢,致使产程延长,常感耻骨联合部位疼痛。

2.腹部检查　胎头高直前位时,胎背靠近腹前壁,不易触及胎儿肢体,胎心位置稍高在近腹中线听得最清楚;胎头高直后位时,胎儿肢体靠近腹前壁,有时在耻骨联合上方可清楚触及胎儿下颏。

3.阴道检查　因胎头位置高,肛查不易查清,此时应做阴道检查,发现胎头矢状缝与骨盆入口前后径一致,后囟在耻骨联合后,前囟在骶骨前,为胎头高直前位,反之为胎头高直后位。

4.B型超声检查　可探清胎头双顶径与骨盆入口横径一致,胎头矢状缝与骨盆入口前后径一致。

(二)胎头高直位的治疗

胎头高直前位时,若骨盆正常、胎儿不大、产力强,应给予充分试产机会,加强宫缩促使胎头俯屈,胎头转为枕前位可经阴道分娩或阴道助产,若试产失败再行剖宫产术结束分娩。胎头高直后位因很难经阴道分娩,一经确诊应行剖宫产术。

三、前不均倾位

枕横位的胎头(胎头矢状缝与骨盆入口横径一致)以前顶骨先入盆称为前不均倾位,其发病率约为 0.68%。常发生在骨盆倾斜度过大,腹壁松弛,悬垂腹时,因胎儿身体向前倾斜,使胎头前顶骨先入盆,此时若并发头盆不称因素更易发生。

(一)前不均倾位的诊断

1.临床表现　产程延长,胎头迟迟不衔接,即使衔接也难以顺利下降,多在宫口扩张至3～5厘米时即停滞不前,因前顶骨紧嵌于耻骨联合后方压迫尿道及宫颈前唇,导致尿潴留、宫颈前唇水肿及胎膜早破,胎头受压过久,可出现胎头水肿。

2.腹部检查　前不均倾位的胎头不易入盆。在临产早期,于耻骨联合上方可扪到胎头前顶部,随产程进展,胎头继续侧屈使胎头与胎肩折叠于骨盆入口处,因胎头折叠于胎肩之后使胎肩高于耻骨联合平面,于耻骨联合上方只能触到一侧胎肩而触不到胎头,易误认为胎头已入盆。

3.阴道检查　胎头矢状缝在骨盆入口横径上,向后移靠近骶岬,同时前后囟一起后移,前顶骨紧嵌于耻骨联合后方,产瘤大部分位于前顶骨,因后顶骨的大部分尚在骶岬之上,致使盆腔后半部空虚。

(二)前不均倾位的治疗

当确诊为前不均倾位,除极个别胎儿小、宫缩强、骨盆宽大可给予短时间试产外,均应尽快以剖宫产术结束分娩。

四、面先露

面先露多于临产后发现。系因胎头极度仰伸,使胎儿枕部与胎背接触,面先露以颏骨为指示点,有颏左前、颏左横、颏左后、颏右前、颏右横、颏右后 6 种胎位,以颏左前及颏右后位较多见。我国 15 所医院统计发病率为 0.8‰～2.7‰,国外资料为 1.7‰～2.0‰。经产妇多于初产妇。

(一)面先露的病因

1.骨盆狭窄　有可能阻碍胎头俯屈的因素均可能导致面先露,胎头衔接受阻,阻碍胎头俯屈,导致胎头极度仰伸。

2.头盆不称　临产后胎头衔接受阻,造成胎头极度仰伸。

3.腹壁松弛　经产妇悬垂腹时胎背向前反曲,胎儿颈椎及胸椎仰伸形成面先露。

4.脐带过短或脐带绕颈　使胎头俯屈困难。

5.畸形无脑儿　因无顶骨,可自然形成面先露;先天性甲状腺肿,胎头俯屈困难,也可导致面先露。

(二)面先露的诊断

1.腹部检查　因胎头极度仰伸,入盆受阻,胎体伸直,宫底位置较高;颏前位时,在孕妇腹前壁容易扪及胎儿肢体,胎心由胸部传出,故在胎儿肢体侧的下腹部听得清楚;颏后位时,于耻骨联合上方可触及胎儿枕骨隆突与胎背之间有明显凹沟,胎心较遥远而弱。

2.肛门检查及阴道检查　可触到高低不平、软硬不均的颜面部,若宫口开大时可触及胎儿口、鼻、颧骨及眼眶,并依据颏部所在位置确定其胎位。

3.B 型超声检查　可以明确面先露并能探清胎位。

(三)面先露的治疗

颏前位时,若无头盆不称,产力良好,有可能自然分娩;若出现继发性宫缩乏力,第二产程延长,可用产钳助娩,但会阴后一斜切开要足够大;若有头盆不称或出现胎儿窘迫征象,应行剖宫产术。持续性颏后位时,难以经阴道分娩,应行剖宫产术结束分娩;若胎儿畸形,无论额前位或颏后位,均应在宫口开全后行穿颅术结束分娩。

五、臀先露

臀先露是最常见的异常胎位,占妊娠足月分娩总数的 3% ～4% ,多见于经产妇。因胎头比胎臀大,分娩时胎头无明显变形,往往娩出困难,加之脐带脱垂较多见,使围生儿死亡率增高,是枕先露的 3～8 倍。臀先露以骶骨为指示点,有骶左前、骶左横、骶左后、骶右前、骶右横、骶右后 6 种胎位。

(一)臀先露的分类

1.单臀先露或腿直臀先露　胎儿双髋关节屈曲,双膝关节直伸,以臀部为先露,最多见。

2.完全臀先露或混合臀先露　胎儿双髋关节及双膝关节均屈曲,有如盘膝坐,以臀部和双足为先露,较多见。

3.不完全臀先露　以一足或双足、一膝或双膝,或一足一膝为先露,膝先露是暂时的,产程开始后转为足先露,较少见。

(二)臀先露的诊断

1.临床表现　妊娠晚期胎动时孕妇常有季肋部胀痛感,临产后因胎足及胎臀不能充分扩张宫颈及刺激宫旁、盆底神经丛,容易导致宫缩乏力及产程延长。足先露时容易发生胎膜早破及脐带脱垂。

2.腹部检查　四步触诊在宫底部可触及圆而硬、按压时有浮球感的胎头。在腹部一侧可触及宽而平坦的胎背、腹部对侧可触及小肢体。若未衔接,在耻骨联合上方可触及上下可移动的不规则、宽而软的胎臀;若胎儿粗隆间径已入盆则胎臀相对固定不动。通常在脐左(或右)上方胎背侧胎心听诊响亮。

3.阴道检查　阴道检查时,了解宫口扩张程度及有无脐带脱垂,若胎膜已破且宫口扩张 2 厘米以上,能直接触到胎臀、外生殖器及肛门,此时应注意与颜面相鉴别;若为胎臀,可触及肛门与两坐骨结节连在一条直线上,手指放入肛门内有环状括约肌收缩感,撤出手指可见有胎粪;若为颜面,口与两颧骨突出点呈三角形,手指放入口内可触及牙龈和弓状的下颌骨;若触及胎足时,应与胎手相鉴别。

4.B 型超声检查　能准确探清臀先露类型,以及胎儿大小、胎头姿势等。

(三)臀先露的治疗

1.妊娠期　于妊娠 30 周前,臀先露多能自行转为头先露;若妊娠 30 周后仍为臀先露应予矫正,常用的矫正方法有以下几种。

(1)胸膝卧位:让孕妇排空膀胱,松解裤带,做胸膝卧位姿势,每日2次,每次15分钟,连做1周后复查,这种姿势可使胎臀退出盆腔,借助胎儿重心改变自然完成头先露的转位。

(2)外转胎位术:应用上述矫正方法无效者,于妊娠32~34周时,可行外转胎位术,因有发生胎盘早剥、脐带缠绕等严重并发症的可能,应用时要慎重。术前半小时口服利托君10毫克。行外转胎位术时,最好在B型超声监测下进行,孕妇平卧,两下肢屈曲稍外展,露出腹壁,查清胎位,听胎心率,操作步骤包括松动胎先露部(两手插入胎先露部下方向上提拉,使之松动)、转胎(两手把握胎儿两端,一手将胎头沿胎儿腹侧,保持胎头俯屈,轻轻向骨盆入口推移,另手将胎臀上推,与推胎头动作配合,直至转为头先露)。动作应轻柔,间断进行;若术中或术后发现胎动频繁而剧烈或胎心率异常,应停止转动并退回原胎位观察半小时。

2.分娩期　应根据产妇年龄、胎产次、骨盆类型、胎儿大小、胎儿是否存活、臀先露类型及有无并发症,于临产初期做出正确判断,决定分娩方式。

(1)择期剖宫产的指征:狭窄骨盆、软产道异常、胎儿体重大于3500克、胎儿窘迫、高龄初产、有难产史、不完全臀先露等,均应行剖宫产术结束分娩。

(2)决定经阴道分娩的处理

①第一产程。产妇应侧卧,不宜站立走动,少做肛查,不灌肠,尽量避免胎膜破裂,一旦破膜,应立即听胎心;若胎心变慢或变快,应行肛查,必要时行阴道检查,了解有无脐带脱垂;若有脐带脱垂,胎心尚好,宫口未开全,为抢救胎儿,需立即行剖宫产术。若无脐带脱垂,可严密观察胎心及产程进展,若出现协调性宫缩乏力,应设法加强宫缩,当宫口开大4~5厘米时,胎足即可经宫口脱出至阴道,为了使宫颈和阴道充分扩张,消毒外阴之后,使用"堵"外阴方法。当宫缩时用无菌巾以手掌堵住阴道口,让胎臀下降,避免胎足先下降,待宫口及阴道充分扩张后才让胎臀娩出,此法有利于后出胎头的顺利娩出。在"堵"的过程中,应每隔10~15分钟听胎心一次,并注意宫口是否开全,宫口已开全再堵易引起胎儿窘迫或子宫破裂,宫口近开全时,要做好接产和抢救新生儿窒息的准备。

②第二产程。接产前,应导尿排空膀胱,初产妇应做会阴后一斜切开术,有3种分娩方式:首先,自然分娩:胎儿自然娩出,不做任何牵拉,极少见,仅见于经产妇、胎儿小、宫缩强、骨盆腔宽大者。其次,臀助产术:当胎臀自然娩出至脐部后,胎肩及后出胎头由接产者协助娩出;脐部娩出后,一般应在2~3分钟娩出胎头,最长不能超过8分钟,后出胎头娩出有主张用单叶产钳,效果佳。最后,臀牵引术:胎儿

全部由接产者牵拉娩出,此种手术对胎儿损伤大,一般情况下应禁止使用。

③第三产程。产程延长易并发子宫收缩乏力性出血,胎盘娩出后,应肌内注射缩宫素或前列腺素制剂,防止产后出血,行手术操作及有软产道损伤者,应及时检查并缝合,给予抗生素预防感染。

六、肩先露

先露部为肩,称为肩先露,占妊娠足月分娩总数的 0.25%,此时胎体纵轴与母体纵轴相垂直,是对母儿最不利的胎位,除死胎及早产儿胎体可折叠娩出外,足月活胎不可能经阴道娩出。若不及时处理,容易造成子宫破裂,威胁母儿生命。根据胎头在母体左或右侧和胎儿肩胛朝向母体前或后方,有肩左前、肩左后、肩右前、肩右后 4 种胎位。发生原因与臀先露类同。

(一)肩先露的诊断

1.临床表现　胎先露部胎肩不能紧贴子宫下段及宫颈内口,缺乏直接刺激,容易发生宫缩乏力;胎肩对宫颈压力不均,容易发生胎膜早破。破膜后羊水迅速外流,胎儿上肢或脐带容易脱出,导致胎儿窘迫甚至死亡。随着宫缩不断加强,胎肩及胸廓一部分被挤入盆腔内,胎体折叠弯曲,胎颈被拉长,上肢脱出于阴道口外,胎头和胎臀仍被阻于骨盆入口上方,形成忽略性(嵌顿性)肩先露。子宫收缩继续增强,子宫上段越来越厚,子宫下段被动扩张越来越薄,由于子宫上下段肌壁厚薄相差悬殊,形成环状凹陷,并随宫缩逐渐升高,甚至可以高达脐上,形成病理缩复环,这是子宫破裂的先兆,若不及时处理,将发生子宫破裂。

2.腹部检查　子宫呈横椭圆形,子宫长度低于妊娠周数,子宫横径宽,宫底部及耻骨联合上方较空虚,在母体腹部一侧触到胎头,另侧触到胎臀;肩前位时,胎背朝向母体腹壁,触之宽大平坦;肩后位时,胎儿肢体朝向母体腹壁,触及不规则的小肢体,胎心在脐周两侧最清楚,根据腹部检查多能确定胎位。

3.肛门检查或阴道检查　胎膜未破者,因胎先露部浮动于骨盆入口上方,肛查不易触及胎先露部;若胎膜已破、宫口已扩张者,阴道检查可触到肩胛骨、肋骨及腋窝等,腋窝尖端指向胎儿头端,据此可决定胎头在母体左或右侧,肩胛骨朝向母体前或后方,可决定肩前位或肩后位。例如,胎头在母体右侧,肩胛骨朝向后方,则为肩右后位。胎手若已脱出于阴道口外,可用握手法鉴别是胎儿左手或右手,因检查者只能与胎儿同侧的手相握。例如,肩右前位时左手脱出,检查者用左手与胎儿左手相握,余类推。

4.B 型超声检查　能准确探清肩先露,并能确定具体胎位。

（二）肩先露的治疗

1.妊娠期　妊娠后期发现肩先露应及时矫正,可采用胸膝卧位、激光照射(或艾灸)至阴穴,上述矫正方法无效,应试行外转胎位术转成头先露,并包扎腹部以固定胎头,若行外转胎位术失败,应提前住院决定分娩方式。

2.分娩期　根据胎产次、胎儿大小、胎儿是否存活、宫口扩张程度、胎膜是否破裂、有无并发症等,决定分娩方式。

（1）足月活胎,伴有产科指征(如狭窄骨盆、前置胎盘、有难产史等),应于临产前行择期剖宫产术结束分娩。

（2）初产妇、足月活胎,临产后应行剖宫产术。

（3）经产妇、足月活胎,也可行剖宫产。若宫口开大5厘米以上,破膜不久,羊水未流尽,可在乙醚深麻醉下行内转胎位术,转成臀先露,待宫口开全助产娩出;若双胎妊娠,第二胎儿为肩先露,可行内转胎位术。

（4）出现先兆子宫破裂或子宫破裂征象,无论胎儿死活,均应立即行剖宫产术,术中若发现宫腔感染严重,应将子宫一并切除。

（5）胎儿已死,无先兆子宫破裂征象,若宫口近开全,在全麻下行断头术或碎胎术,术后应常规检查子宫下段、宫颈及阴道有无裂伤;若有裂伤应及时缝合;注意产后出血,给予抗生素预防感染。

七、复合先露

胎先露部(胎头或胎臀)伴有肢体(上肢或下肢)同时进入骨盆入口,称为复合先露。临床以一手或一前臂与胎头脱出最常见,多发生于早产者,发病率为0.8‰～1.6‰。仅胎手露于胎头旁,或胎足露于胎臀旁者,多能顺利经阴道分娩。只有在破膜后,上臂完全脱出则能阻碍分娩,下肢和胎头同时入盆,直伸的下肢也能阻碍胎头下降,若不及时处理可致梗阻性难产,威胁母儿生命。胎儿可因脐带脱垂死亡,也可因产程延长、缺氧造成胎儿窘迫,甚至死亡等。

（一）复合先露的诊断

当产程进展缓慢时,行阴道检查发现胎先露部旁有肢体即可明确诊断,常见胎头与胎手同时入盆,诊断时应注意和臀先露及肩先露相鉴别。

（二）复合先露的治疗

发现复合先露,首先应查清有无头盆不称;若无头盆不称,让产妇向脱出肢体的对侧侧卧,肢体常可自然缩回;脱出肢体与胎头已入盆,待宫口近开全或开全后上推肢体,将其回纳,然后经腹部下压胎头,使胎头下降,以产钳助娩;若头盆不称明显或伴有胎儿窘迫征象,应尽早行剖宫产术。

第四章　妊娠并发症

第一节　妊娠期肝内胆汁淤积症

妊娠期肝内胆汁淤积症(ICP)是妊娠期特有的肝疾病之一,是仅次于病毒性肝炎的妊娠期黄疸的常见原因。其发生率有明显的地域和种族差异,我国目前尚无确切的流行病学资料。本病病因未明,遗传、环境和内分泌等因素均起一定作用。可发生于任何孕周和胎次,常发生于妊娠中晚期,以皮肤瘙痒和胆汁酸等生化指标异常为主要临床特征。主要危及胎儿,使围生儿患病率和死亡率增高,母体产后出血的风险也增加,故将其列为高危妊娠。

一、诊断与鉴别诊断

(一)妊娠期筛查

由于 ICP 发病率较高,临床无特征性表现,一旦疾病进展,已对胎儿造成严重后果,因此,在 ICP 高发区有筛查的必要。

1.产前检查应常规询问有无瘙痒,有瘙痒者即测定并跟踪血甘胆酸或胆汁酸水平变化。

2.发现妊娠合并黄疸、肝酶和胆红素水平升高者,即测定血甘胆酸和总胆汁酸水平。

3.有 ICP 高危因素者,孕 28 周时测定血甘胆酸,测定结果正常者 3～4 周重复。

4.一般孕妇孕 32～34 周常规测定血甘胆酸或胆汁酸水平。

(二)检查项目及意义

1.胆汁酸测定　胆汁酸改变是 ICP 最主要的实验室证据。目前血清胆汁酸的测定主要包括总胆汁酸和甘胆酸,综述近年文献对胆汁酸系列比较一致的评价是胆汁酸可用于评估 ICP 病情严重程度,而甘胆酸敏感性强,更倾向于作为筛查和随访 ICP 的指标。

2.肝功能检查

(1)谷丙转氨酶和谷草转氨酶:谷丙转氨酶和谷草转氨酶可正常或轻度升高,升高波动在正常值2～10倍,与胆汁酸升高无明显先后顺序,其变化与血清胆汁酸、胆红素变化不平行。

(2)胆红素:一般而言,血清总胆红素正常或轻度升高,最高不超过200μmol/L,以直接胆红素升高为主。

(3)其他项目:有研究报道认为,α-谷胱甘肽转移酶水平在ICP诊断中的敏感性及特异性可能优于胆汁酸和转氨酶。此外研究发现,ICP患者血清α-羟丁酸脱氢酶水平较正常妊娠有显著性升高,但能否作为评估ICP严重程度的指标未见支持研究。

3.肝炎病毒学检查　单纯ICP者,其肝炎病毒学系列检查结果为阴性。

4.肝胆B超检查　ICP肝无特征性改变,因此肝B超对于ICP诊断意义不大,仅对排除孕妇有无肝胆系统基础疾病有一定意义。

5.肝病理学检查　肝活检是有创性操作,临床少用,仅在诊断不明而病情严重时进行。

6.胎盘病理学检查　ICP胎盘绒毛板及羊膜均有胆盐沉积,合体滋养细胞肿胀、增生、合体芽增多,血管合体膜减少,绒毛间质水肿、绒毛间隙狭窄、新生绒毛较多,绒毛小叶间新绒毛互相粘连,占据了绒毛间腔的有限空间,使绒毛间腔更加狭窄,也是ICP胎儿不良预后的病理基础。但尚无证据显示胎盘重量、容积及厚度与正常妊娠胎盘存在差异。

7.胎儿宫内状况监测　由于ICP的特点,强调在检测孕妇其他指标的同时更要发现胎儿宫内缺氧情况并采取措施。

(1)胎动:评估胎儿宫内状态最简便、客观、即时的方法。胎动减少、消失、频繁或无间歇的躁动是胎儿宫内缺氧的危险信号,应立即就诊。

(2)胎儿电子监护:无应激试验(NST)在ICP中的价值研究结果不一致,鉴于NST的特点,仍可将其作为ICP胎儿的监护方法,推荐孕33～34周,每周1次,34周后每周2次。但更应认识到胎心监护的局限性,并强调ICP具有无任何预兆胎死宫内的可能,而产程初期缩宫素激惹试验(OCT)异常者对围生儿预后不良的发生有良好的预测价值,因此,ICP阴道分娩者必须在产程初期常规做宫缩负荷试验。

(3)脐动脉血流分析:胎儿脐动脉收缩期与舒张期比值(S/D)对预测围生儿预后可能有意义,建议孕34周后每周1次。

（4）产科 B 超：在胎心监护出现不可靠图形,临床又难于做出确切判断时选用 B 超生物物理评分,但只能作为了解胎儿宫内情况的瞬间指标,其对 ICP 胎儿在宫内安危的敏感性、特异性有待进一步研究。

（5）羊膜腔穿刺和羊膜镜检查:不建议将羊膜腔穿刺和羊膜镜检查作为 ICP 孕妇常规检查,仅建议在了解羊水性状、胎儿成熟度甚至宫内注药时应用。

（三）诊断基本要点

1.起病大多数在妊娠晚期,少数在妊娠中期。

2.以皮肤瘙痒为主要症状,以手掌、脚掌及四肢为主,程度轻重不等,无皮疹,少数孕妇可出现轻度黄疸。

3.患者全身情况良好,无明显消化道症状。

4.可伴肝功能异常,主要是血清 ALT 或 AST 的轻、中度升高。

5.可伴血清胆红素升高,以直接胆红素为主。

6.分娩后瘙痒及黄疸迅速消退,肝功能亦迅速恢复正常。

7.有瘙痒但无局部皮疹,瘙痒严重者可见皮肤抓痕。

（四）确诊要点

鉴于甘胆酸敏感性强而特异性弱,总胆汁酸特异性强而敏感性弱,因此确诊可根据临床表现结合上述两指标综合评估。一般空腹检测血甘胆酸升高 $\geq 10.75\mu mol/L$（正常值 $5.61\mu mol/L$）或总胆汁酸升高 $\geq 10\mu mol/L$ 可诊断为 ICP。

（五）诊断思路和原则

结合病史、临床症状及体征及辅助检查,一般可做出 ICP 诊断,同时详细了解下列情况,有助于病情判断及制定处理计划。

1.ICP 家族史、既往 ICP 病史、口服避孕药和使用保胎药后瘙痒有助于诊断。

2.鉴于部分 ICP 患者无瘙痒症状,因此瘙痒不作为诊断金标准,但临床对该症状要足够重视。

3.ICP 不存在原发性皮疹,但合并一些妊娠期皮肤病也会有皮疹,需根据皮肤表现及皮肤组织学等检查加以鉴别诊断,注意两者合并存在的可能。

4.有其他胆汁淤积表现如尿色变深、大便颜色变浅有助于诊断。

5.尚无一项生化指标对于 ICP 的诊断起决定作用,但生化指标对了解病变程度,伴随症状的发生有积极意义。

6.少数 ICP 患者可仅有甘胆酸升高,其余肝功能项目正常,但总胆汁酸正常不能排除 ICP。

7.一旦出现瘙痒、黄疸或生化指标异常的任何一项,即使临床诊断不够条件,也应该密切随访,以便尽早作出诊断和及早治疗。

二、治疗方案及选择

ICP 治疗目标是缓解瘙痒症状,改善肝功能,降低血胆酸水平,延长孕周,改善妊娠结局。强调胎儿宫内安危监护,及时发现胎儿宫内缺氧并采取措施与治疗同样重要。在通过恰当治疗帮助病人顺利过渡到妊娠晚期后,选择恰当的分娩时机和方式最终获得良好的围生结局对 ICP 的整个孕期管理至关重要。

(一)门诊管理

1.门诊治疗指针 无症状或症状较轻、血甘胆酸<21.5μmol/L 或总胆汁酸 <20μmol/L、谷丙转氨酶<100U/L,且无规律宫缩者。

2.方法 口服降胆酸药物,7～10d 为一个疗程。

3.评估 口服治疗后根据症状是否缓解及实验室检查结果综合评估,如治疗有效,则继续服药治疗至血甘胆酸或总胆汁酸接近正常。

4.随访 适当缩短产前检查间隔,重点监测血甘胆酸及总胆汁酸指标,加强胎儿监护,如病情无好转,则需住院治疗。

(二)住院治疗标准

1.血甘胆酸≥21.5μmol/L 或总胆汁酸≥20μmol/L,谷丙转氨酶>100U/L 和(或)出现黄疸。

2.ICP 患者出现规律宫缩。

3.ICP 患者瘙痒严重者。

4.门诊治疗无效者。

5.伴其他情况需立即终止妊娠者。

(三)一般处理

1.低脂饮食。

2.适当休息,左侧卧位为主,增加胎盘血流量,计数胎动。

3.每日吸氧 3 次,每次半小时,改善胎儿胎盘氧供。

4.局部皮肤涂抹:涂抹含有薄荷醇的润肤霜、炉甘石制剂,能缓解瘙痒症状,无副作用。

5.重视其他不良产科因素治疗:如妊娠期高血压疾病、妊娠期糖尿病的治疗。

(四)药物治疗

基本原则为尽可能遵循安全、有效、经济和简便原则。目前尚无一种药物能治愈 ICP,临床医生应恰当掌握用药的风险与效益比。鉴于对 ICP 病理生理过程认识的局限性和环境、遗传等所导致的研究对象的异质性,急切需要大规模多中心临床试验指导循证用药。无论选用何种治疗方案,治疗前必须检查胆酸系列、肝功能、胆红素及凝血功能,治疗中及治疗后需及时监测治疗效果、观察药物不良反应,及时调整用药。

1.降胆酸基本药物

(1)熊去氧胆酸(UDCA):建议按照 15mg/(kg.d)的剂量,分 3 次口服,常规剂量疗效不佳,而又未出现明显不良反应时,可加大剂量为 1.5～2g/d。

疗效评价:UDCA 缺乏大样本随机对照试验,在 Cochrane 系统综述数据库中只有数篇相关的系统评价,认为 UDCA 在治疗 ICP 中的疗效仍不确切,属于 A 级证据。但与其他药物治疗相比,在缓解瘙痒、降低血清学指标、延长孕周、改善母儿预后方面具有优势,推荐作为 ICP 治疗的一线药物。停药后可出现反跳。

胎儿安全性:目前尚未发现 UDCA 造成人类胎儿毒副作用和围生儿远期不良影响的报道。

(2)S-腺苷蛋氨酸(SAM):常用剂量为每日 1g 静脉滴注,疗程 12～14d,口服500mg 每日 2 次;对总胆汁酸和甘胆酸水平较高的患者,推荐使用静脉滴注 2g/d。

疗效评价:没有良好的循证医学证据证明其确切疗效和改良围生结局方面的有效性,国内就其治疗 ICP 疗效的 Meta 分析显示,该药可以改善某些妊娠结局,如降低剖宫产率、延长孕周等,停药后也存在反跳。建议作为 ICP 临床二线用药或联合治疗。

胎儿安全性:尚未发现 SAM 有对胎儿的毒副作用和对新生儿远期不良影响。

(3)地塞米松(DX):推荐用量为地塞米松 6mg,肌内注射,每 12 小时 1 次,共4 次。

疗效评价:地塞米松在改善症状和生化指标、改良母儿结局方面疗效不确切。目前主要应用于妊娠 34 周之前估计在 7d 之内可能发生早产的 ICP 患者或疾病严重需计划终止妊娠者孕妇的促胎肺成熟。

胎儿安全性:孕期单疗程地塞米松促进胎肺成熟是安全有效的,多疗程对新生儿近远期有不良影响。

2.降胆酸联合治疗联合治疗　报道的文章样本量小或组合复杂,因此目前尚无统一的联合治疗方案。比较集中的联合方案是:UDCA 250mg 每日 3 次,口服联合 SAM 500mg 每日 2 次静脉滴注,能改善瘙痒症状、生化指标,认为可能存在协同作用。建议对于重症、进展性、难治性 ICP 患者可考虑两者联合治疗。

3.辅助治疗

(1)护肝治疗:不宜同时应用多种抗炎护肝药物,以免加重肝脏负担及因药物间相互作用而引起不良效应。

（2）改善瘙痒症状：薄荷类、抗组胺药物、苯二氮䓬类药物对瘙痒有缓解作用。

（3）血浆：有报道血浆置换用于治疗 ICP 和其他妊娠合并胆汁淤积性疾病并取得良好疗效，但存在医疗资源昂贵及血制品不良反应问题，不列入诊疗常规。

（4）维生素 K：产前使用维生素 K 减少出血风险。

（五）产科处理

ICP 最令临床医生惊惧的是胎心突然消失，但又不能因此而过早终止妊娠，造成医源性早产儿，因此通过恰当治疗顺利过渡到妊娠晚期后，选择最佳的分娩方式和时机，最终获得良好的围生结局是对 ICP 的整个孕期管理的最终目的。关于 ICP 终止妊娠时机，至今没有很好的评价体系，无良好的循证医学证据，一般认为终止妊娠的时机及方法需结合孕周、病情严重程度及治疗后变化趋势等综合因数，遵循个体化评估的原则。

1.ICP 产科处理的建议

（1）继续妊娠，严密观察

①血甘胆酸<43μmol/L 或总胆汁酸<30mmol/L，肝酶水平正常或轻度升高，无黄疸，孕周<40 周，可等待自然临产经阴道分娩。

②孕周<34 周时，即使血甘胆酸或总胆汁酸高于上述指标，无正规宫缩时尽可能延长孕周。

（2）需尽早终止妊娠

①孕周>37 周：血甘胆酸≥43μmol/L 或总胆汁酸>30μmol/L，伴有黄疸，胆红素>20μmol/L。

②孕周 34～37 周：血甘胆酸≥64.5μmol/L 或总胆汁酸>40μmol/L；伴有黄疸，胆红素>20μmol/L；或既往因 ICP 致围生儿死亡者，此次妊娠已达 34 周，又诊断为重症 ICP。

③孕 32～34 周：重症 ICP，宫缩>4 次/h 或强度>30mmHg（1mmHg＝0.133kPa），保胎药物治疗无效者。

④重症 ICP：孕周>28 周，高度怀疑胎儿宫内窘迫。

（3）权衡后综合考虑

①孕周 34～37 周：血甘胆酸 43～64.5μmol/L 或总胆汁酸 30～40μmol/L。

②孕周<34 周：血甘胆酸≥64.5μmol/L 或总胆汁酸>40μmol/L。

③ICP 合并其他产科合并症：如双胎妊娠、子痫前期等。

2.阴道分娩

(1)阴道分娩指征:对于孕周<40周,轻型 ICP,且无其他剖宫产指征者,可予以阴道试产。

(2)引产和产程中管理

①引产:有观点认为引产可能减少胎死宫内风险,但证据水平极低。在引产过程中注意避免宫缩过强加重胎儿缺氧。

②产程管理:产程初期常规做 OCT 或 CST 检查,产程中密切监测孕妇宫缩、胎心变化,避免产程过长,做好新生儿窒息复苏准备,若存在胎儿窘迫状态,放宽剖宫产指征。

3.剖宫产指征

(1)重症 ICP。

(2)既往死胎死产、新生儿窒息或死亡史。

(3)胎盘功能严重下降或高度怀疑胎儿窘迫。

(4)合并双胎或多胎、重度子痫前期等。

(5)存在其他阴道分娩禁忌证。

三、病情疗效评价

纵观国内外文献报道,常用的分型参考指标包括瘙痒程度和持续时间、血清甘胆酸、总胆汁酸、转氨酶、胆红素水平,比较一致的观点认为总胆汁酸水平与疾病程度的关系最为相关。因此在 ICP 临床分度时以总胆汁酸及胆红素作为主要指标,而甘胆酸仅为次要指标,更不能作为单独指标。较为集中的观点是血清总胆汁酸 $>40\mu mol/L$,可定义为重症 ICP。

(一)病情判定

1.轻型　①生化指标:血清总胆汁酸 $10\sim39\mu mol/L$,甘胆酸 $10.75\sim43\mu mol/L$,总胆红素 $<21\mu mol/L$,直接胆红素 $<6\mu mol/L$,丙氨酸转氨酶 $<200U/L$,天冬氨酸转氨酶 $<200U/L$。②临床症状:瘙痒为主,无明显其他症状。

2.重型　①生化指标:血清总胆汁酸 $\geqslant40\mu mol/L$,血清甘胆酸 $\geqslant43\mu mol/L$,总胆红素 $\geqslant21\mu mol/L$,直接胆红素 $\geqslant6\mu mol/L$,丙氨酸转氨酶 $\geqslant200U/L$,天冬氨酸转氨酶 $\geqslant20U/L$。②临床症状:瘙痒严重,伴有其他症状;<34 孕周发生 ICP、合并多胎妊娠、妊娠期高血压疾病、复发性 ICP、曾因 ICP 致围生儿死亡者。

(二)疗效评价

包括治疗后孕妇的自觉症状如瘙痒、生化指标(特别是血甘胆酸、总胆汁酸、肝酶)的变化,此外,尚需评估胎儿宫内生长发育情况。

第二节　妊娠期高血压疾病

妊娠期高血压疾病是妊娠期特有的疾病，是孕产妇和围生儿病死率的主要原因。包括妊娠期高血压、子痫前期、子痫、慢性高血压并发子痫前期及妊娠合并慢性高血压。其中，子痫前期——子痫常常累及心、脑、肝、肾和胎盘等重要器官，引起终末靶器官损害。

一、诊断与鉴别诊断

（一）临床依据

1.妊娠期高血压　血压≥140/90mmHg，妊娠期首次出现，并于产后 12 周恢复正常；尿蛋白（－）；患者可伴有上腹部不适或血小板减少，产后方可确诊。

2.子痫前期

（1）轻度：血压≥140/90mmHg，尿蛋白≥300mg/24h 或（＋）和（或）水肿，可伴有上腹部疼痛、头痛等症状。

（2）重度：血压≥160/110mmHg，蛋白尿≥2.0g/24h 或（＋＋）；血肌酐＞106μmol/L；血小板＜100×10⁹/L；微血管病性溶血（血 LDH 升高）；血清 ALT 或 AST 升高；持续性头痛或其他脑神经或视觉障碍；持续上腹部不适。

3.子痫　子痫前期孕妇抽搐不能用其他原因解释。

4.慢性高血压并发子痫前期　高血压孕妇妊娠 20 周以前无尿蛋白，若出现尿蛋白≥300mg/24h；高血压孕妇孕 20 周前突然尿蛋白增加，血压进一步升高或血小板＜100×10⁹/L。

5.妊娠合并慢性高血压　血压≥140/90mmHg，孕前或孕 20 周以前或孕 20 周后首次诊断高血压并持续到产后 12 周后。

6.检查项目及意义

（1）针对高血压的检查：眼底检查、血压、脉搏监护、24h 动态血压。

（2）针对器官受损的检查：血常规、血型、DIC、肝肾功能（包括乳酸脱氢酶和尿酸）、电解质、血黏度、血胆酸、血气分析、肝炎抗体全套、STD、24h 尿蛋白定量。

（3）胎儿的检查：NST、胎儿心电图、胎儿脐动脉血流 S/D、B 超等。

（二）诊断思路和原则

及早发现、及早诊治，加强监测疾病发展及并发症的发生，制定正确的临床策略，以对母儿影响最小的分娩方式终止妊娠，努力在保证母亲安全的同时获得健康存活的婴儿，降低孕产妇及围生儿发病率、死亡率及严重后遗症。

二、治疗方案及选择

（一）门诊监测

定期监测血压,复查尿常规、血常规及肝肾功能,加强胎儿监护。如门诊随访病情控制不理想［如收缩压≥160～180mmHg,或舒张压≥110mmHg；尿常规提示尿蛋白（＋＋）；血常规提示血小板减少；肝肾功能提示血清转氨酶、血清肌酐升高；胎儿监测提示胎儿生长受限或羊水过少；患者自述尿量减少、头痛、视觉障碍、上腹部或右上腹部痛等］,及时收住入院。

（二）住院治疗

镇静、解痉、降压、适时终止妊娠,有指征者扩容和利尿；监测及促进胎儿生长发育。

1.一般治疗

（1）休息。

（2）左侧卧位。

（3）平衡膳食,补充铁、钙及多种维生素,控制钠的过度摄入。

（4）间歇吸氧。

（5）自数胎动。

2.镇静 用于紧张、焦虑、入睡困难、子痫或临床表现即将发生抽搐者。

（1）地西泮（安定）：10mg 肌内注射或静脉注射（必须在 2min 以上）,必要时间隔 15min 后可重复一次。

（2）冬眠合剂：使用一般镇静药物无效者。

①度非合剂半量：哌替啶（度冷丁）50mg＋异丙嗪（非那根）25mg 肌内注射,间隔 12h 可重复,6h 内分娩者禁用。

②冬眠合剂 1 号（氯丙嗪、异丙嗪各 50mg,哌替啶 100mg）加入 10％ GS 静脉滴注；紧急时 1/3～1/2 量肌内注射或加入 50％ GS 20ml 静脉注射（＞5min）,余静脉滴注。

③其他：异戊巴比妥钠：已发生抽搐,用硫酸镁未能控制者。0.2～0.5g＋50％ GS 20ml,静脉推注 5～10min 推完。注意呼吸抑制。

（3）吗啡：子痫抽搐时皮下注射 10～15mg 可较快见效。注意呼吸抑制、排尿量、颅内压。多用于剖宫产后镇痛,防止产后子痫。

（4）苯巴比妥：0.03～0.06g,每日 3 次,催眠作用较长。注意呼吸抑制。

3.解痉 用于子痫及重度子痫前期患者解除血管痉挛、预防抽搐已很明确。

用于妊娠期高血压及轻度子痫前期患者预防抽搐存在争议。硫酸镁常作为首选药,抗胆碱药物、硫酸汀丁胺醇不常规使用。

(1)根据病情选择下述任一方案。

方案Ⅰ:硫酸镁 15g 溶于 1000ml 液体静脉滴注,1.0～2.0g/h(根据体重及用药反应调整用量),停止滴注 6h 后,肌内注射硫酸镁 5g。

方案Ⅱ:硫酸镁 5g 肌内注射＋方案Ⅰ。

方案Ⅲ:硫酸镁 2.5～5.0g 缓慢静脉注射＋方案Ⅰ。

方案Ⅳ:硫酸镁 2.5～5.0g 缓慢静脉注射,5g 肌内注射＋方案Ⅰ。

24h 硫酸镁总量 25～30g。用药前及用药过程中监测:膝反射,呼吸(≥16 次/min),尿量(≥25ml/h)。一旦出现中毒反应:10％葡萄糖酸钙 10ml 静脉推注。

(2)抗胆碱药物

山莨菪碱(654-2):10～20mg 日服 3 次,或 10mg 肌内注射,每日 2 次,也可用 10～20mg 溶于 5％葡萄糖液 500ml 中静脉滴注,根据血压、心率调整滴速,青光眼者忌用。

(3)硫酸沙丁胺醇(β受体兴奋药):2.4～4.8mg q6h 或 q8h。注意心率增加,达 110 次/分以上,注意胎心率。

4.降血压 以不影响心排血量、肾血流量与胎盘灌注量为原则。适用于重度子痫前期血压≥160/100～110mmHg(1mmHg＝0.133kPa),凡舒张压血压≥110mmHg者当予以静脉滴注。血压宜控制在 140～150/90～100mmHg。孕期禁用血管紧张素转化酶(ACE)抑制药、血管紧张素Ⅱ受体拮抗药。

(1)钙离子通道阻滞药

①短效硝苯地平(心痛定):主要扩张外周血管。10mg 口服每 8 小时 1 次。不主张舌下含化,24h 总量在 60mg 以内。

②长效硝苯地平:20mg 口服,每 12 小时 1 次。

③施慧达:每天 2.5mg。

④尼莫地平(尼莫通):40mg 日服 3 次,24h 最大用量为 240mg。选择性扩张脑血管。

(2)肾上腺素能受体阻滞药:降低血压但不影响肾及胎盘血流量,对抗血小板凝集,促胎肺成熟。

①拉贝洛尔(柳氨苄心定)(α、β受体阻滞药):100mg,日服 2 次。

②美托洛尔(β受体阻滞药):口服 12.5mg,每 8 小时 1 次或 25mg,每 12 小时 1 次。

③利喜定针(乌拉地尔)(α受体阻滞药):50mg+0.9％ NS 40ml,静脉推注先推5ml,以后3ml/h,根据血压调整。

④酚妥拉明(立其丁)(α受体阻滞药):50mg日服4次,逐渐增加剂量达75～100mg,日服4次仍无效,应停用或10～20mg溶于5％葡萄糖液250ml中静脉滴注,严密监测血压变化,血容量不足时应纠正后使用。

(3)血管运动中枢的α受体兴奋药:甲基多巴,250mg口服,每日3次。

(4)其他

①硝酸甘油:0.5mg/次,舌下含化;或伴有心功能不良时10mg+0.9％ NS 49ml,静脉推注3ml/h,根据血压调整。青光眼及颅内压增高者禁用。

②硝普钠:50mg加入5％葡萄糖液500ml中,静脉滴注,从6滴/分钟开始,严密监测血压,每5分钟增加2滴,至出现效果后维持,24h总量不超过100mg,产前不提倡,注意配制后即刻使用,滴注时要避光。仅适用于快速、短期降压。产后可应用。

③卡托普利(开博通)(ACE抑制药):12.5～25mg,口服,每日2次。产后可应用。

5.扩容　适用于:血细胞比容＞0.35;尿少且尿比重＞1.020;血容量不足时。有以下情况者禁用:心率＞100次/分钟;肺水肿、心功能衰竭;肾功能不全。

(1)低分子右旋醣酐500ml加5％葡萄糖液500ml,为1个扩容单位。

(2)静脉应用胶体溶液:白蛋白、血浆、全血。使用于贫血、低蛋白血症者。

6.利尿　适用于:肺水肿;全身性水肿者;血容量过高,重度贫血者;24h出量明显少于进量者;心力衰竭。

(1)呋塞米(速尿):20～40mg肌内注射或溶于5％葡萄糖液20～40ml中缓慢静脉注射(5min以上),必要时可用200mg加入5％葡萄糖500ml静脉滴注。适用于肺水肿、心功能衰竭。

(2)甘露醇:20％甘露醇250ml,静脉滴注,30min滴完,每4～6小时可以重复。仅适用于脑水肿。注意无心力衰竭者方可用。

三、病情疗效评价

(一)判断依据

根据血压、症状、体征及实验室检查判定病情及疗效。

1.血压监测规定　用合适的袖带测血压,每4小时一次(除夜间高血压外,入夜到晨起不必测)。

2.血液及脏器功能　病情稳定者可每周检测 1 次,病情不稳定者 1~3d 检测,甚至 1d 检测数次。根据可能受损器官,选择下列项目。

(1)血液:常规、网织红细胞、出凝血时间、纤维蛋白原、凝血酶原时间及活动度、抗凝血酶Ⅲ、外周血涂片有无异常红细胞。

(2)肾:尿常规、24h 尿蛋白定量、尿量、尿酸、肌酐、尿素氮。

(3)心脏:心电图、超声心动图。

(4)肝:转氨酶、乳酸脱氢酶、白/球蛋白、胆红素等,B 型超声波。

(5)脑:脑电图、脑血流图、脑计算机断层扫描。

(6)眼底:行眼底检查。

(7)其他:血气分析,必要时行肺功能检查。

3.胎儿宫内状况检测

(1)妊娠图。

(2)胎动监测。

(3)电子胎心监护:发病即做,间隔时间酌情。

(4)胎盘功能监测:雌激素/肌酐(E/C)比值,雌三醇(E_3),胎盘催乳素,妊娠特异性 β_1 糖蛋白。

(5)胎肺成熟度。

(6)B 超:检查羊水量、胎儿生长发育、胎盘成熟度、胎盘后血肿、脐血流及胎儿大脑中动脉血流频谱、生物物理 5 项评分等。

(二)终止妊娠

1.终止妊娠的时间

(1)妊娠期高血压:不超过预产期。

(2)轻度子痫前期:妊娠 37 周左右。

(3)重度子痫前期:妊娠 34 周左右、有条件者还可适当提早。病情重,出现母、胎并发症,控制病情后及时终止妊娠(注意促胎肺成熟)。

(4)极危重子痫前期:出现下列症状中之一者考虑终止妊娠。24h 尿蛋白>5g;血清肌酐升高;少尿,24h 尿<500ml;肺水肿;微血管病性溶血;血小板进行性减少;肝细胞功能障碍(血清转氨酶 AST、ALT 升高);胎儿生长受限或羊水过少;症状提示显著的末梢器官受累(头痛、视觉障碍、上腹部或右上腹部痛);子痫控制后 2h 终止妊娠。

2.分娩方式

(1)阴道分娩:病情稳定,宫颈成熟估计引产能够成功或已临产,又不存在产科指征者可以阴道分娩。产程中严密监测母胎情况,继续控制病情,缩短第二产程,第三产程注意预防产后出血,24h 内预防子痫及产后循环衰竭。

(2)剖宫产:病情重、不具备阴道分娩条件者。

剖宫产指征:①病情严重,特别是平均动脉压≥18.7kPa(140mmHg)者。②重症患者且子宫颈条件不成熟,不能在短期内经阴道分娩者。③人工破膜引产失败者。④胎儿、胎盘功能明显低下或 B 超检查生物物理指标评分在 6 分以下者。⑤子痫反复发作,给足量的解痉、降压、镇静药仍不能控制者。⑥初产妇子痫前期心脏病、肺水肿心衰控制后。

剖宫产注意事项:①以持续硬膜外麻醉为安全,注意体位及麻醉平面,以防子宫胎盘血流量降低。②术后 24h 内可继续用硫酸镁静脉滴注,对防止产后子痫有利。③术后 24h 内哌替啶 50mg,每 6 小时 1 次,防止伤口疼痛。在应用硫酸镁的情况下,应用缩宫素加强宫缩。④患者处于高凝状态,宫口未开者剖宫产产后注意宫腔积血。

(三)特殊类型妊娠高血压疾病

1.早发型重度子痫前期

(1)诊断标准:<34 周的重度子痫前期。

(2)临床特点:发病早,病情重,严重影响母儿预后,常致多个脏器功能受损。

(3)处理原则:<23 周建议终止妊娠;23～32 周促胎肺成熟,抗高血压治疗,每天评估母儿情况,尽量至 34 周分娩;33～34 周促胎肺成熟后终止妊娠。

2.HELLP 综合征

(1)诊断标准:妊娠期高血压疾病患者并发溶血、肝酶升高、血小板减少。

(2)临床特点:典型的临床表现为乏力、右上腹疼痛不适。近期出现黄疸、视物模糊。实验室检查网织红细胞增多;外周血涂片可见红细胞变形、破碎。

(3)处理原则:重型 HELLP 立即终止妊娠。≥32 周或胎肺已成熟、胎儿宫内窘迫、先兆肝破裂及病情恶化者也须及时终止妊娠。短期观察的适应证:病情稳定,<32 周、胎肺不成熟及胎儿宫内情况良好,对症处理后终止妊娠。

第三节　妊娠期糖代谢异常

妊娠期间的糖代谢异常包括两种情况:一种妊娠前就已有糖尿病的患者妊娠,称为糖尿病合并妊娠;另一种为妊娠期间发生或首次诊断的任何程度的糖代谢受损,又称妊娠期糖尿病(GDM)。妊娠期糖代谢异常是妊娠期最常见的内科合并症之一。GDM 约占妊娠期糖代谢异常的 80%。随着国内学者对妊娠期糖代谢异常认识的提高,重视孕期糖尿病的筛查,使得该病检出率明显提高。目前,通过严格控制妊娠糖代谢异常孕妇的血糖、加强胎儿监测,孕妇的合并症明显降低,围生儿死亡率明显下降。

一、诊断与鉴别诊断

(一)妊娠合并糖尿病

1.孕前患有糖尿病。

2.或妊娠前从未进行过血糖检查,早孕期出现多饮、多食、多尿、体重不升或下降,甚至出现酮中毒,伴血糖升高。

3.妊娠 20 周前,空腹血糖≥7.0mmol/L。

4.本次孕期往往需要胰岛素治疗。

(二)妊娠期糖尿病

妊娠期首次诊断的糖代谢异常往往无典型的临床症状,孕期存在下列高危因素的孕妇需要做葡萄糖筛查试验:多囊卵巢综合征史;糖尿病家族史;原因不明的异常分娩史,如流产、早产、死产、死胎、畸胎与巨大儿史,以及足月新生儿呼吸窘迫综合征分娩史;既往有妊娠期糖尿病史;本次妊娠羊水过多和巨大儿;有多饮、多尿与多食等"三多"症状;反复发作的外阴阴道假丝酵母菌病;过度肥胖(BMI>25kg/m²);连续 2 次或以上空腹尿糖阳性。

1.妊娠期糖尿病 50g 葡萄糖筛查(GCT)

(1)筛查时机:24~28 周。

(2)筛查方法:空腹将 50g 葡萄糖加 150~200ml 开水 5min 之内服完,服糖后 1h 抽静脉血测定血糖。

2.糖耐量试验(NDDG 法)　测定应于禁食 8~14h 进行,75g 葡萄糖加 250~300ml 开水 5min 内口服完。分别测定空腹、餐后 1h、餐后 2h、餐后 3h。受试者应静坐,不准进食或饮水。

(1)标准值:空腹 5.8mmol/L、餐后 1h10.6mmol/L、餐后 2h9.2mmol/L、餐后 3h8.1mmol/L。

(2)注意事项:试验前 3d 未进行饮食控制;吸烟者在试验前要求禁烟;75g 葡萄糖溶于 250~300ml,5min 喝完;试验期间,孕妇一直坐着,处于静息状态;试验期间,孕妇情绪稳定,情绪波动可导致血糖升高;试验期间,不能进食其他食品。

3.诊断标准　符合下列标准之一即可诊断。

(1)OGTT 中只要有 2 项或以上大于标准值就可以诊断为妊娠期糖尿病（GDM）。

(2)2 次或以上空腹血糖≥5.8mmol/L。

(3)50g GOT 血糖≥11.1mmol/L，以及空腹血糖≥5.8mmol/L。

(4)一项大于标准值为妊娠期糖耐量受损（IGT）。

二、治疗方案及选择

初诊为 GDM 患者一般不需要住院治疗。给予合理的饮食指导和适当运动，定期监测空腹和三餐后 2h 血糖，并做膳食日记和记录血糖。至少观察 1 周后复诊，根据血糖监测情况和体重变化决定是否应用胰岛素控制血糖。约 80% 的妊娠期糖代谢异常患者可以通过合理饮食指导控制血糖在正常范围，妊娠合并糖代谢异常孕妇的饮食控制要求符合以下几方面的原则：

1.每天需要的热量要根据孕妇的肥胖程度决定；一般体型的孕妇的能量在30～35kcal/kg。

2.低糖饮食是否对妊娠期糖尿病有利目前尚未有充分的证据。建议的饮食结构为糖分 50%～60%，蛋白质 15%～20%，脂肪≤30%。

3.饮食结构不是固定的，当空腹血糖正常，但餐后血糖升高，降低饮食中的糖分比例，可以降低餐后血糖的浓度。

4.由于饮食中的糖分有快速升高血糖的作用，因此妊娠期糖尿病患者不宜进食纯糖。

5.进食足量的纤维素有利于降低血糖。

6.少量多次进食；糖尿病孕妇的 1d 饮食均匀分配到三餐和 1～2 次的点心中，其中夜间临睡前的点心非常重要。

7.有条件者建议毛细血管血糖监测，单纯饮食控制者要求 4 次以上（三餐后 2h、睡觉前）。

8.妊娠合并糖尿病控制血糖治疗的孕妇及家族要了解低血糖的症状以及处理方法，以防止低血糖的出现并能及时治疗。

有规律、定量的活动对于妊娠期糖尿病控制血糖是十分安全、有效的方法，但运动量要根据个体的具体情况而定。

整个孕期严密监测血糖，加强孕期检查，妊娠期糖代谢异常非剖宫产指征。

三、病情疗效评价

1.监测血糖值空腹＜5.3mmol/L,餐后 2h＜6.7mmol/L。

2.尿酮体阴性,妊娠晚期体重增加约 0.4kg/周。

3.产科检查无异常发现。

第五章 分娩期并发症

第一节 子宫破裂

子宫破裂是指在妊娠晚期或分娩过程中子宫体部或子宫下段发生的破裂。本病易发生于经产妇。系产科严重并发症,子宫破裂如未能及时诊断、处理,常导致胎儿及产妇死亡。过去子宫破裂发生率较高,近年来由于我国产前检查及新法接生从城市到农村的逐步推广,计划生育的大力推行,加之孕期保健及产科质量的不断提高,其发生率已有显著下降,为分娩总数的1/16000~1/1000。Eden等(1986)曾复习Duke大学53年的子宫破裂的材料,1931~1950年其发生率为0.078%,1973~1981年降至0.044%,降低几近一半。而Parkland医院1990~1994年的74000次分娩中仅发生子宫破裂4例(0.0054%)。这和对前次剖宫产者不用缩宫索引产或在产程中用缩宫素以加速产程有关。

【病因】

目前发达国家子宫破裂最常见的原因为剖宫产术后瘢痕破裂,我国最常见的原因是梗阻性难产和宫缩剂应用不当。

1.瘢痕子宫 较常见的原因。既往有子宫肌瘤剔除、剖宫产(特别是古典式剖宫产)等手术史的孕产妇,在妊娠晚期或临产后,由于子宫腔内压力增大或子宫收缩,可使原有切口瘢痕破裂,甚至于自发性破裂。近年由于国内剖宫产率增高,瘢痕子宫破裂发生率有上升趋势,特别是剖宫产术后2年之内妊娠或剖宫产术后子宫切口感染导致术后瘢痕愈合不良者,或前次剖宫产术式为古典式剖宫产,再次妊娠及分娩时子宫破裂的危险性更大。

2.梗阻性难产 胎儿与骨盆不相称若产妇骨盆较小或狭窄而胎儿较大,有头盆不称,妨碍胎头下降,造成梗阻性难产,而子宫收缩较强,可使子宫下段过度牵引、延伸而变得菲薄,终于破裂。特别是接生员不认识胎头被搁浅的原因,滥用缩宫素,常是妇女保健组织薄弱地区子宫破裂的主要原因。

胎位异常经产妇不作产前检查,由于腹壁松弛以致发生横位,临产后胎肩搁置于骨盆入口不能入盆,为克服阻力,子宫体部肌层强烈收缩并不断缩短增厚,子宫下段肌层被过度牵拉变薄,从而发生子宫破裂。此亦为妇女保健组织薄弱地区容易发生子宫破裂的重要原因。此外,额先露、胎儿有脑积水、联体畸形亦为导致子宫破裂的原因。

3.宫缩剂使用不当　由于缩宫素使用指征、用药途径及剂量掌握不当,或子宫对缩宫素异常敏感,或滥用前列腺素、蓖麻油等引产,均可导致子宫收缩过强,造成子宫破裂。高龄、多产妇、子宫发育不良、子宫畸形、多次宫腔操作或有严重宫腔感染史者更易发生子宫破裂。

4.创伤　妊娠时下腹部严重外伤晚期妊娠时行动不灵活,如有汽车或快速行驶的自行车撞击腹部,均有可能造成子宫裂伤,甚至子宫破裂。其他如刀伤、枪伤均可造成子宫的穿通伤,但此类情况在我国极为罕见。值得一提的是我国不少地区的接生员在产妇分娩时强行加压于腹部企图使胎儿尽早娩出,有时可发生子宫破裂。

分娩时手术损伤在宫颈口未开全作困难的产钳术或臀位牵引术以娩出胎头,其暴力均可使宫颈撕裂直至子宫下段,如横位,无麻醉而强行内倒转术或作断头、穿颅、毁胎术,因手术不慎,可因器械或胎儿的骨片损伤而使子宫或膀胱损伤,剖宫产术时强挖胎头,或植入性胎盘勉强作胎盘人工剥离术均可穿通子宫壁而发生子宫破裂。

5.子宫肌壁原有病理改变　如子宫畸形、子宫发育不良,妊娠后因子宫肌层菲薄,偶有可能发生自发性破裂。有多次刮宫史、严重宫腔感染史、人工剥离胎盘史、子宫穿孔史因子宫肌层受损而在妊娠晚期发生子宫破裂,但甚为少见。

【分类】

子宫破裂按发生时间分为妊娠期破裂和分娩期破裂,按原因分为自发性破裂和损伤性破裂,按发生部位分为子宫体部破裂和子宫下段破裂,按破裂程度分为完全性破裂和不完全性破裂。

【临床表现】

子宫破裂可发生在妊娠晚期和分娩期,多见于分娩过程中。通常子宫破裂是一个渐进的过程,多数可分为先兆子宫破裂和子宫破裂两个阶段。

1.先兆子宫破裂　常见于产程长、有梗阻性难产因素的产妇,病理性缩复环形成、下腹部压痛、胎心率改变及血尿是先兆子宫破裂的4个征象。

(1)腹痛:患者多有持续性下腹疼痛,拒按,烦躁不安,心率和呼吸加快。

(2)病理性缩复环:临产后,当胎先露下降受阻时,强有力的阵缩使子宫下段被过度牵拉变薄,而子宫体部增厚变短,两者之间形成明显的环状凹陷,称病理性缩复环。子宫收缩频繁,呈强直性或痉挛性,子宫下段膨隆,压痛明显,胎先露部被固定于骨盆入口处。病理性缩复环随产程进展,逐渐上升达脐水平甚至脐上,这一点有别于生理性缩复环及子宫痉挛狭窄环。若不及时处理,子宫将在病理性缩复环处或其下方破裂。

(3)排尿困难及血尿:由于先露部压迫,膀胱壁充血,可出现排尿困难和血尿。

(4)胎心率改变:由于宫缩过强、过频,胎儿血供受阻,胎心率可增快、减慢或听不清,电子胎心监护图形可见重度变异减速、晚期减速或延长减速,提示胎儿窘迫。

2.子宫破裂　根据破裂程度,子宫破裂可分为不完全性及完全性两种。

(1)不完全性子宫破裂:子宫肌层部分或全部断裂,但浆膜层完整,宫腔与腹腔未相通,胎儿及其附属物仍在宫腔内,称为不完全性子宫破裂。多见于子宫下段剖宫产切口瘢痕裂开。不完全破裂时腹痛等症状和体征不明显,仅在不全破裂处有明显压痛。若破裂累及子宫两侧血管可发生急性大出血或形成阔韧带内血肿,在宫体一侧扪及逐渐增大且有压痛的包块,伴胎心率改变,可出现频发胎心率减速。

(2)完全性子宫破裂:子宫肌壁全层破裂,宫腔与腹腔相通,称完全性子宫破裂。子宫破裂常发生于瞬间,产妇突感腹部撕裂样剧烈疼痛,子宫收缩骤然停止,腹痛可暂时缓解。随后由于血液、羊水进入腹腔,腹痛又呈持续性加重。同时产妇可出现面色苍白、呼吸急迫、脉搏细快、血压下降等休克征象。腹部检查:全腹有压痛和反跳痛,在腹壁下可清楚扪及胎体,在胎儿侧方可扪及缩小的宫体,胎动和胎心消失。阴道检查:可见鲜血流出,扩张的宫颈口较前缩小,胎先露较前有所上升。若破裂口位置较低,可自阴道扪及子宫下段裂口。

子宫瘢痕破裂多发生于分娩期,妊娠晚期少见。常缺乏先兆子宫破裂的征象,开始时腹部轻微疼痛,子宫瘢痕部位有压痛,此时瘢痕已有部分裂开,但胎膜未破。若不立即行剖宫产,瘢痕裂口会逐渐扩大,出现典型子宫破裂的症状和体征。

【诊断和鉴别诊断】

1.诊断　根据病史、症状、体征,子宫破裂诊断比较容易。关键是及早发现和处理子宫破裂的高危因素,及时识别先兆子宫破裂。对于不完全性子宫破裂、子宫后壁破裂或子宫切口瘢痕破裂,由于症状、体征不明显,诊断有一定困难。根据前次剖宫产手术史、子宫下段压痛、胎心改变、阴道流血,检查发现已下降的胎先露部又上升,宫口较前缩小,有时可触及子宫下段破裂口可诊断。B型超声和腹腔穿刺可协助诊断。

2.鉴别诊断

（1）重型胎盘早剥：重型胎盘早剥可引起剧烈腹痛、胎心率改变及内出血休克征象，易与子宫破裂相混淆。但重型胎盘早剥多伴有重度子痫前期-子痫病史或外伤史，腹部检查子宫呈板样硬，宫底升高，胎位不清，无病理性缩复环，B型超声检查可见胎盘后血肿，胎儿在宫腔内。

（2）羊膜腔感染：有产程延长和多次阴道检查史，可出现腹痛和子宫压痛等症状及体征，容易与子宫破裂相混淆。羊膜腔感染可出现体温升高，血白细胞和中性粒细胞升高。腹部触诊及B型超声检查提示胎儿仍在宫腔内。

【预后】

在发达国家，子宫破裂已罕见，孕产妇因此而死亡者更罕见。但在发展中国家情况全然不同，死亡率可高达40％～60％。如 Nhafa(1996)报道赞比亚某地32名子宫破裂中母亲死亡率高达44％，胎儿死亡率在50％～75％。胎儿的存活取决于子宫破裂的及时发现及果断处理，故在某些十分贫穷的发展中国家，胎儿死亡率可高达100％。

【处理】

1.先兆子宫破裂　立即采取措施抑制子宫收缩，可采用吸入麻醉或静脉全身麻醉，肌内注射哌替啶100mg 等，并尽快行剖宫产术，防止子宫破裂。

2.子宫破裂　一旦确诊，无论胎儿是否存活，均应在积极抢救休克的同时，尽快手术治疗。根据产妇的全身情况、子宫破裂的部位与程度、感染程度及产妇有无生育要求决定手术方式。若破裂边缘整齐，无明显感染征象，需保留生育功能者，可行裂口修补术；对破口较大且边缘不整齐或感染明显者，应行次全子宫切除术；若破裂口累及宫颈，应作子宫全切除术。术后给予抗生素预防感染。

子宫破裂应尽可能就地抢救，必须转院者，应在输血、输液、抗休克条件下并包扎腹部后转送。

【预防】

子宫破裂严重危及孕产妇及胎儿生命，应积极预防。认真进行产前检查，正确处理产程，提高产科质量，绝大多数子宫破裂是可以避免的。

1.建立完善的孕产妇系统保健手册，加强围生期保健。

2.正确处理产程，严密观察产程进展，警惕并尽早发现先兆子宫破裂征象并及时处理。

3.严格掌握宫缩剂的应用指征，合理使用缩宫素，遵循低浓度、慢速度、专人守护的原则，以免子宫收缩过强。凡有头盆不称，胎位异常或曾行子宫手术者均禁用。前列腺素、蓖麻油等引产更应严密观察。

4.有子宫破裂高危因素者,应在预产期前1～2周入院待产。

5.正确掌握产科手术助产的指征及技术,按操作常规进行阴道助产术,避免粗暴操作,阴道助产术后应仔细检查宫颈及宫腔,发现损伤及时修补。

6.正确掌握剖宫产指,对前次剖宫产指征为骨盆狭窄、术式为子宫体部切口、子宫下段切口有撕伤或术后感染愈合不良者,均需行剖宫产终止妊娠。

第二节　下生殖道损伤

胎儿经阴道分娩时可发生阴道、宫颈、会阴及其深部的裂伤和血肿,多发生在协助胎儿娩出所采用的各种阴道助产手术过程如产钳术、胎头吸引术、臀位牵引术及助产术及内倒转术、会阴切开术等。实施者未能正确的掌握各种手术的指征及操作方法是根本原因。

【分类及临床表现】

1.会阴撕裂　除浅表的Ⅰ度撕裂外,往往发生累及盆底组织的深Ⅱ度撕裂,有时还发生肛门括约肌断裂的会阴Ⅲ度撕裂,最严重的是肛门括约肌撕裂后,撕裂继续向上延伸使直肠亦发生裂伤,此种裂伤也有人称为会阴Ⅳ度裂伤。会阴部裂伤常与阴道撕裂共存。会阴裂伤的发生与接生时保护会阴的技术有关,除此也和阴道助产时会阴切开过小,或错误地选择会阴正中切开有关。当然也和助产技术例如产钳牵引时未按产道轴的方向而行暴力牵引、产钳牵引速度过快等有关。

2.阴道撕裂　阴道撕裂包括表浅的黏膜裂伤至深而累及大面积的阴道壁或盆底组织裂伤。常见的会阴侧切部位的顶点向上纵形裂伤,甚至可以延伸至阴道顶端,其深度亦各有不同,个别深度裂伤可达耻骨下支,有时可有数个裂口直到穹隆。阴道裂伤亦可以向外阴延伸,甚至累及小阴唇或尿道旁组织。形成阴道裂伤的主要原因与前者相仿,胎儿过大,急产,但产钳使用不当是重要原因。胎头旋转不完全而产钳勉强交合,牵引时又未按产道轴方向,以致未以最小的径线通过产道;中、高位的产钳则可能造成更大伤害。

3.宫颈撕裂　一般是纵形裂伤,撕裂常在顺时针方向三点或九点,撕裂有时可深达穹隆部。子宫颈环形撕裂较少见,环形撕裂是指子宫颈的上唇或下唇的内面因暴力而发生环形撕裂和翻出。宫颈撕裂常发生在胎儿过大、急产、宫口未开全而强行作产钳或对臀位牵引术的后出头处理用暴力牵拉所致。如撕裂过大、过深或累及血管均可导致大量出血。

4.血肿　当胎儿整个身体中径线最大而可变性较小的胎头通过阴道时,阴道的周径明显增加,尽管妊娠期产妇阴道充血、柔软,但在难产而需助产时产程的延长,手术的干扰,有时产妇还伴有妊娠高血压综合征,以致阴道黏膜下组织过分牵引而撕裂、出血而形成外阴及阴道血肿。有时因阴道或会阴撕裂的缝合不当,当有无效腔并尚有腔内出血而形成血肿,其范围可不断扩大,当在阴道深部形成大的血肿,在处理上是十分棘手的。另外需要注意的是在妊娠高血压疾病的情况下,外阴、阴道甚至阔韧带内可以有自发性血肿有时血肿巨大,除腹部可隐约扪及血肿外,子宫可被推向一侧;产后的自发性腹膜后血肿较为罕见,患者在产后出血不多的情况下,红细胞及血红蛋白下降明显,下腹部有深压痛而无反跳痛。患者可以有发热可以高达 39℃,而常是在 38℃上下徘徊,B超可见腹膜后有液性暗区。

5.膀胱破裂　阴道壁以及相邻的膀胱弹性均较大,如在术前常规导尿,则在阴道的一般助产术时不易发生破裂,但如因横位行断头术,胎儿颈部锐利的骨片或术者手持的器械位置不当均可刺破阴道前壁及膀胱而发生破裂。

以上各种损伤都可导致出血,特别是妊娠期盆底组织血供丰富,静脉丛众多,如损伤严重,可发生大量出血。

【预防】

1.熟悉阴道分娩及各种阴道助产术的适应证及禁忌证　这是防止各种下生殖道裂伤及血肿的首要条件。例如宫颈口未开全,禁止用产钳术;又例如使用目前产钳术中已摒弃不用的高位产钳术,如胎头位置明显高于坐骨棘而产程延长仍使用高位产钳助产则是一种冒险行为,是错误的。

2.在手术前熟悉并了解产妇的全身及产科情况

(1)产妇有无妊娠合并症及并发症以及严重程度,以便作出分娩方式的选择及术前准备。

(2)应了解产妇的骨盆外测量、宫底高度、胎儿大小(估计)等项有关数据,并了解阴道检查、胎位、胎先露高低等项的有关情况,对巨大胎儿应估计到发生肩难产的可能性。如有明显的头盆不称,则应以剖宫产终止妊娠。

(3)对产妇阴道助产的麻醉作出最佳选择。

(4)根据产妇情况,作好输血、输液准备。

(5)阴道助产在术前均应导尿使膀胱排空,避免术时损伤膀胱。

(6)阴道分娩特别是手术助产后常规检查宫颈、阴道、外阴、及会阴部情况,有无撕裂、血肿等,检查应仔细、完全,因阴道损伤常是复合性的,如阴道裂伤可和会阴Ⅲ度裂伤同时存在,故不应遗漏。

【治疗】

阴道、宫颈、会阴及其深部的损伤部往往较深，当行手术修补时，首先要有良好的照明；其次，应根据手术范围，采用恰当的麻醉，在达到满意的镇痛后才能有良好的暴露；第三，是有经验的助手协助暴露损伤部位。修补时应注意周围解剖结构，术时尽量恢复其原有的结构解剖，不留无效腔，但缝合不可过紧，以免组织坏死。

1.会阴裂伤处理　会阴裂伤按其裂伤程度分为三度已如前述。新鲜的裂伤如注意消毒、止血，正确辨认其解剖组织并及时、正确修补缝合，即使会阴Ⅲ度裂伤的修补成功率亦达99％。修补前凡是有明显出血点先予以缝扎止血，然后局部以生理盐水冲洗干净后，浅表裂伤可以用丝线对合缝合，以后拆线；亦可用肠线皮内缝合。对Ⅱ度裂伤，特别是深Ⅱ度裂伤对损伤的组织按其解剖关系对端缝合，因会阴裂伤有时与阴道裂伤并存，在缝合时注意不留无效腔。

对会阴Ⅲ度裂伤的缝合，最好先用含甲硝唑的溶液将会阴部冲洗干净，如伴有阴道撕裂，先分离直肠阴道壁，用鼠齿钳提拉撕裂顶端上缘0.5cm处，用有齿钳提起阴道壁.以剪刀分离阴道壁及直肠其下端应至肛门处，侧缘以能暴露两侧的直肠壁0.5～0.8cm为度，以肠线间断缝合直肠壁，缝合时最好不穿过直肠黏膜，缝合至肛门，然后以两把鼠齿钳分别在肛门括约肌断裂处夹住括约肌断端，并向中间牵引，如可以合并并呈环形，令产妇作缩肛时，可见到或感到其收缩，即证实肛门括约肌无误，然后以粗丝线对两侧括约肌断端作8字缝合两针，再将会阴后联合下两侧撕裂组织对端缝合，最后以0号肠线间断缝合阴道壁，并缝合会阴部皮肤。

术后给予无渣半流质饮食三天，并服鸦片酊以抑制排便，外阴部每天用1：1000苯扎溴铵溶液轻轻拭洗，术后第四天开始每天口服30ml麻油，以利其排便。

2.阴道裂伤的处理　浅层的阴道撕裂伤处理较容易，即对损伤处予以止血修补。但严重的阴道撕裂伤处理比较复杂。如裂伤部位较深、出血多，往往难以辨认动脉或静脉的出血，故一般在恰当的暴露下迅速作大的8字缝合结扎以达到迅速止血的目的。止血后仔细寻找并辨明阴道撕裂部的顶端，对裂伤缝合的高度应超过裂伤顶端的0.5cm左右，以免漏缝较高部位的血管而发生血肿；对裂伤阴道表层缝合以间断法较好，对裂伤面积大、出血多的部位缝合后应留置橡皮片以利引流，避免再次发生血肿。对此类较大的裂伤在缝合后局部衬以纱布再用手指加压10～20分钟亦有助于避免再次发生出血或血肿。

对裂伤范围大而且有较多的弥漫性出血难以缝合者，则局部以大纱布填塞加压止血为好，在裂伤部位相对应的一侧可令助手向下加压，在两个合力作用下，可达到止血效果,纱条则可在 24～48 小时内取出。这种方法虽然少用,但在紧急状况下还是行之有效的方法;纱条取出后一般不再出血,如无感染,裂伤部生长迅速,一般 2～3 周内即可愈合。

3.宫颈裂伤的处理　纵形宫颈裂伤一般采用缝合方法修补。在阴道充分暴露后,对撕裂整齐的两侧撕裂面的下端用卵圆钳夹住,轻轻向下并列牵引,缝合自最下端开始,缝合第一针后,以缝合线轻轻向下牵引并撤去卵圆钳,每隔 0.8cm 左右向下缝合数针直至完全缝合为止并剪去多余缝线。

横行宫颈裂伤少见,但处理比较困难,因裂伤的组织外翻,裂伤部的上端无法窥见,所以无法缝合,必须用纱条填塞法,即将翻出的裂伤的组织回纳后,迅速将纱条填塞阴道顶端及中端,同时用手在阴道内加压。助手则在腹部将产后的子宫向下推压,在两者的合力下达到止血的目的,术时注意应用子宫收缩剂,并及时排空膀胱,腹部及阴道压迫 20 分钟后,可以用沙袋加压于子宫底部并以腹带固定以代替手加压,纱条可在 48 小时轻轻抽出,如无感染,一般止血可以成功,裂伤部可以迅速愈合,但需注意在短期内不可作阴道检查。

4.产科血肿的处理　外阴小血肿可以局部加压,如血肿不长大,会逐渐被吸收,对迅速增大的血肿应切开血肿,取出血块及积血,如能找到出血点,予以结扎止血,可将血肿腔缝合,短时间内不出血亦无渗血,可不置皮片引流,然后缝合外阴皮肤。但仍用纱布加压于术部以防止再出血,但切开血肿找不到明确出血点者缝合后留置皮片引流为宜。

一般而言,阴道血肿处理比较困难,因阴道侧壁组织松弛,血肿不长到一定体积而发生压迫症状是难以发现的,特别是位于阴道中、上端的血肿。有些血肿可以继发于阴道裂伤的顶端因修补关闭的阴道顶端有小的血管未被缝扎而致。因此处理阴道血肿,特别是深部阴道血肿时应冷静考虑对策。对大的血肿显然不可能用压迫止血的方法来解决,而必须在满意的麻醉下(如硬膜外)下切开血肿,取出血块及积血,以良好的照明看清出血部位,大针 8 字缝合,余同阴道深裂伤缝合法,但必须自血肿腔向外置引流片,以免再次发生血肿。引流皮片一般在 48 小时内取出。对巨大的血肿,清除血肿和积血后,无法找到出血点,试行缝合后仍有出血、渗血者,不得已时亦可用纱条填塞,如盲目缝合,发生继发性血肿可能性很大,自发性阔韧带血肿,虽然少见,但较为危险,因患者有时可因子痫前期而伴发凝血功能障碍,而阔韧带血肿不断扩大,可以手术探查,可以从血肿侧根据血肿位置作平行于腹股沟斜行切口,自腹膜进入血肿区,取出血块,寻找出血点止血,但往往难于找到出血部位,而常为渗血,故可以用纱布压迫止血,并留置引流,于术后 24 小时至 48 小时取出,一般均能达到止血的目的。如在产后发现自发性腹膜后血肿,往往已在产后一两日,如无进行性贫血并发继发性感染可以保守治疗,如输血以抗生素预防感染,待血肿自行吸收,不必手术,其体温可逐渐下降至正常,一般情况亦日益改善。

5.膀胱破裂的处理　在横位断头术时,胎体、胎头及胎盘娩出后应检查阴道壁有无损伤,如有阴道前壁损伤,直通膀胱,一般为骨片划伤,此种穿透伤其切缘整齐,故立即修补后预后良好,但需留置导尿管10天,导尿管应保持通畅。

以上的阴道助产术并发症均可伴发多量出血,应根据产妇具体情况予以补液、输血,术后常规予以抗生素。

第三节　产后出血

一、产后出血

产后出血是指胎儿娩出后24小时内阴道流血量超过500ml。产后出血是分娩期严重的并发症,是产妇四大死亡原因之首。产后出血的发病数占分娩总数的2%～3%,如果先前有产后出血的病史,再发风险增加2～3倍。

每年全世界孕产妇死亡51.5万,99%在发展中国家。因产科出血致死者13万,2/3没有明确的危险因素。产后出血是全球孕产妇死亡的主要原因,更是导致我国孕产妇死亡的首位原因,占死亡原因的54%。

我国产后出血防治组的调查显示,阴道分娩和剖宫产后24小时内平均出血量分别为400ml和600ml。当前国外许多学者建议,剖宫产后的失血量超过1000ml才定义为产后出血。但在临床上如何测量或估计出血量存在困难,有产科学者提出临床上估计出血量只是实际出血量的1/2或1/3。因此Combs等主张以测定分娩前后血细胞比容来评估产后出血量,若产后血细胞比容减少10%以上,或出血后需输血治疗者,定为产后出血。但在急性出血的1小时内血液常呈浓缩状态,血常规不能反映真实出血情况。

产后出血可导致失血性休克、产褥感染、肾衰竭及继发垂体前叶功能减退等直接危及产妇生命。

【病理机制】

胎盘剥离面的止血是子宫肌纤维的结构特点和血液凝固机制共同决定的。子宫平滑肌分三层内环、外纵、中层多方交织,子宫收缩关闭血管及血窦。妊娠期血液处于高凝状态。子宫收缩的动因来自于内源性催产素和前列腺素的释放。细胞内游离钙离子是肌肉兴奋—收缩耦联的活化剂,催产素可以释放和促进钙离子向肌细胞内流动,而前列腺素是钙离子载体,与钙离子形成复合体,将钙离子携带入细胞内。进入肌细胞内的钙离子与肌动蛋白、肌浆蛋白的结合引起子宫收缩与缩复,对宫壁上的血管起压迫止血的作用。同时由于肌肉缩复使血管迂回曲折,血流阻滞,有利于血栓形成,血窦关闭。但是子宫肌纤维收缩后还会放松,因而受压迫的血管可以再度暴露开放并继续出血,因而根本的止血机制是血液凝固。在内源性前列腺素作用下血小板大量聚集,聚集的血小板释放血管活性物质,加强血管收缩,同时亦加强引起黏性变形形成血栓,导致凝血因子的大量释放,进一步发生凝血反应,形成的凝血块可以有效地堵塞胎盘剥离面暴露的血管达到自然止血的目的。因此凡是影响子宫肌纤维强烈收缩,干扰肌纤维之间血管压迫闭塞和导致凝血功能障碍的因素,均可引起产后出血。

【病因】

产后出血的原因依次为子宫收缩乏力、胎盘因素、软产道裂伤及凝血功能障碍。这些因素可互为因果,相互影响。

1.子宫收缩乏力 产后出血最常见的原因。胎儿娩出后,子宫肌收缩和缩复对肌束间的血管能起到有效的压迫作用。影响子宫肌收缩和缩复功能的因素,均可引起子宫收缩乏力性产后出血。常见因素有:

(1)全身因素:产妇精神极度紧张,对分娩过度恐惧,尤其对阴道分娩缺乏足够信心;临产后过多使用镇静剂、麻醉剂或子宫收缩抑制剂;合并慢性全身性疾病;体质虚弱等均可引起子宫收缩乏力。

(2)产科因素:产程延长、产妇体力消耗过多,或产程过快,可引起子宫收缩乏力。前置胎盘、胎盘早剥、妊娠期高血压疾病、严重贫血、宫腔感染等产科并发症及合并症可使子宫肌层水肿或渗血引起子宫收缩乏力。

(3)子宫因素:子宫肌纤维发育不良,如子宫畸形或子宫肌瘤;子宫纤维过度伸展,如巨大胎儿、多胎妊娠、羊水过多;子宫肌壁受损,如有剖宫产、肌瘤剔除、子宫穿孔等子宫手术史;产次过多、过频可造成子宫肌纤维受损,均可引起子宫收缩乏力。

2.胎盘因素 根据胎盘剥离情况,胎盘因素所致产后出血类型有:

(1)胎盘滞留:胎儿娩出后,胎盘应在15分钟内排出体外。若30分钟仍不排出,影响胎盘剥离面血窦的关闭,导致产后出血。常见的情况有:①胎盘剥离后,由于宫缩乏力、膀胱膨胀等因素,使胎盘滞留在宫腔内,影响子宫收缩;②胎盘剥离不全;多因在第三产程胎盘完全剥离前过早牵拉脐带或按压子宫,已剥离的部分血窦开放出血不止；③胎盘嵌顿：胎儿娩出后子宫发生局限性环形缩窄及增厚，将已剥离的胎盘嵌顿于宫腔内，多为隐性出血。

(2)胎盘粘连：指胎盘全部或部分粘连于宫壁不能自行剥离。多次人工流产、子宫内膜炎或蜕膜发育不良等是常见原因。若完全粘连，一般不出血；若部分粘连，则部分胎盘剥离面血窦开放而胎盘滞留影响宫缩造成产后出血。

(3)胎盘植入：指胎盘绒毛植入子宫肌层。部分植入血窦开放，出血不易止住。

(4)胎盘胎膜残留：多为部分胎盘小叶或副胎盘残留在宫腔内，有时部分胎膜留在宫腔内也可影响子宫收缩导致产后出血。

3.软产道裂伤　分娩过程中软产道裂伤，常与下述因素有关：①外阴组织弹性差；②急产、产力过强、巨大儿；③阴道手术助产操作不规范；④会阴切开缝合时，止血不彻底，宫颈或阴道穹隆的裂伤未能及时发现。

胎儿娩出后，立即出现阴道持续流血，呈鲜红色，检查发现子宫收缩良好，应考虑软产道损伤，需仔细检查软产道。

4.凝血功能障碍　见于：①与产科有关的并发症所致，如羊水栓塞、妊娠期高血压疾病、胎盘早剥及死胎均可并发 DIC；②产妇合并血液系统疾病，如原发性血小板减少、再生障碍性贫血等。由于凝血功能障碍，可造成产后切口及子宫血窦难以控制的流血不止，特征为血液不凝。

【临床表现】

产后出血主要表现为阴道流血或伴有失血过多引起的并发症如休克、贫血等。

1.阴道流血　不同原因的产后出血临床表现不同。胎儿娩出后立即出现阴道流血，色鲜红，应先考虑软产道裂伤；胎儿娩出几分钟后开始流血，色较暗，应考虑为胎盘因素；胎盘娩出后出现流血，其主要原因为子宫收缩乏力或胎盘、胎膜残留。若阴道流血呈持续性，且血液不凝，应考虑凝血功能障碍引起的产后出血。如果子宫动脉阴道支断裂可形成阴道血肿，产后阴道流血虽不多，但产妇有严重失血的症状和体征，尤其产妇诉说会阴部疼痛时，应考虑为隐匿性软产道损伤。

2.休克症状　如果阴道流血量多或量虽少、但时间长，产妇可出现休克症状，如头晕、脸色苍白、脉搏细数、血压下降等。

【诊断】

产后出血容易诊断，但临床上目测阴道流血量的估计往往偏少。较客观检测出血量的方法有：

1.称重法　事先称重产包、手术包、敷料包和卫生巾等，产后再称重，前后重量相减所得的结果，换算为失血量毫升数（血液比重为 1.05g/ml）。

2.容积法　收集产后出血(可用弯盘或专用的产后接血容器),然后用量杯测量出血量。

3.面积法　将血液浸湿的面积按 10cm×10cm 为 10ml 计算。

4.休克指数(SI)　用于未作失血量收集或外院转诊产妇的失血量估计,为粗略计算。休克指数(SI)＝脉率/收缩压。

SI＝0.5,血容量正常。

SI＝1.0,失血量 10％～30％(500～1500ml)。

SI＝1.5,失血量 30％～50％(1500～2500ml)。

SI＝2.0,失血量 50％～70％(2500～3500ml)。

【治疗】

根据阴道流血的时间、数量和胎儿、胎盘娩出的关系,可初步判断造成产后出血的原因,根据病因选择适当的治疗方法。有时产后出血几个原因可互为因果关系。

1.子宫收缩乏力　胎盘娩出后,子宫缩小至脐平或脐下一横指。子宫呈圆球状,质硬。血窦关闭,出血停止。若子宫收缩乏力,宫底升高,子宫质软呈水袋状。子宫收缩乏力有原发性和继发性,有直接原因和间接原因,对于间接原因造成的子宫收缩乏力,应及时去除原因。按摩子宫或用缩宫剂后,子宫变硬,阴道流血量减少,是子宫收缩乏力与其他原因出血的重要鉴别方法。

2.胎盘因素　胎盘在胎儿娩出后 10 分钟内未娩出,并有大量阴道流血,应考虑胎盘因素,如胎盘部分剥离、胎盘粘连、胎盘嵌顿等。胎盘残留是产后出血的常见原因,故胎盘娩出后应仔细检查胎盘、胎膜是否完整。尤其应注意胎盘胎儿面有无断裂血管,警惕副胎盘残留的可能。

3.软产道损伤　胎儿娩出后,立即出现阴道持续流血,应考虑软产道损伤,仔细检查软产道。(1)宫颈裂伤:产后应仔细检查宫颈,胎盘娩出后,用两把卵圆钳钳夹宫颈并向下牵拉,从宫颈 12 点处起顺时针检查一周。初产妇宫颈两侧(3、9 点处)较易出现裂伤。如裂口不超过 1cm,通常无明显活动性出血。有时破裂深至穹隆伤及动脉分支,可有活动性出血,隐性或显性。有时宫颈裂口可向上延伸至宫体,向两侧延至阴道穹隆及阴道旁组织。

(2)阴道裂伤:检查者用中指、食指压迫会阴切口两侧,仔细查看会阴切口顶端及两侧有无损伤及损伤程度和有无活动性出血。阴道下段前壁裂伤出血活跃。

(3)会阴裂伤:按损伤程度分为 3 度。Ⅰ度指会阴部皮肤及阴道入口黏膜撕裂,未达肌层,一般出血不多;Ⅱ度指裂伤已达会阴体肌层、累及阴道后壁黏膜,甚至阴道后壁两侧沟向上撕裂使原解剖结构不易辨认,出血较多;Ⅲ度是指肛门外括约肌已断裂,甚至直肠阴道隔、直肠壁及黏膜的裂伤,裂伤虽较严重,但出血可能不多。

4.凝血功能障碍　若产妇有血液系统疾病或由于分娩引起 DIC 等情况,产妇表现为持续性阴道流血,血液不凝,止血困难,同时可出现全身部位出血灶。实验室诊断标准应同时有下列 3 项以上异常:

(1)PLT 进行性下降$<100\times10^9$/L,或有 2 项以上血小板活化分子标志物血浆水平升高:①β-TG;②PF_4;③血栓烷 B_2(TXB_2);④P_2 选择素。

(2)血浆纤维蛋白原(Fg)含量<115g/L 或>410g/L,或呈进行性下降。

(3)3P 试验阳性,或血浆 FDP>20mg/L 或血浆 D-D 水平较正常增高 4 倍以上(阳性)。

(4)PT 延长或缩短 3 秒以上,部分活化凝血时间(APTT)延长或缩短 10 秒以上。

(5)AT-Ⅲ:A$<60\%$或蛋白 C(PC)活性降低。

(6)血浆纤溶酶原抗原(PLG:Ag)<200mg/L。

(7)因子Ⅷ:C 活性$<50\%$。

(8)血浆内皮素-1(ET-1)水平>80ng/L 或凝血酶调节蛋白(TM)较正常增高 2 倍以上。

为了抢救患者生命,DIC 的早期诊断显得尤为重要。如果能在 DIC 前期作出诊断,那么患者的预后会有明显改善。

诊断 DIC 前期的诊断标准为:

(1)存在易致 DIC 的基础疾病。

(2)有下列一项以上临床表现:①皮肤、黏膜栓塞、灶性缺血性坏死、脱落及溃疡形成;②原发病不易解释的微循环障碍,如皮肤苍白、湿冷及发绀等;③不明原因的肺、肾、脑等轻度或可逆性脏器功能障碍;④抗凝治疗有效。(3)实验室检测有下列三项以上异常:①正常操作条件下,采集血标本易凝固,或 PT 缩短 3 秒以上,APTT 缩短 5 秒以上;②血浆血小板活化产物含量增加:β-TG、PF_4、TXB_2、P_2 选择素;③凝血激活分子标志物含量增加:F_{1+2}、TAT、FPA、SFMC;④抗凝活性降低:AT-Ⅲ:A 降低、PC 活性降低;⑤血管内皮细胞受损分子标志物增高:ET-1 和 TM。

【处理】

产后出血的处理原则为针对原因,迅速止血,补充血容量纠正休克及防治感染。

1.子宫收缩乏力　加强宫缩是最迅速有效的止血方法。具体方法有：

(1)去除引起宫缩乏力的原因：若由于全身因素,则改善全身状态;若为膀胱过度充盈应导尿等。(2)按摩子宫：助产者一手在腹部按摩宫底(拇指在前,其余四指在后),同时压迫宫底,将宫内积血压出,按摩必须均匀而有节律。如果无效,可用腹部一阴道双手按摩子宫法,即一手握拳置于阴道前穹隆顶住子宫前壁,另一手在腹部按压子宫后壁使宫体前屈,双手相对紧压子宫并作节律性按摩,按压时间以子宫恢复正常收缩为止,按摩时注意无菌操作。

(3)应用宫缩剂

1)缩宫素：能够选择性的兴奋子宫平滑肌,增加子宫平滑肌的收缩频率及收缩力,有弱的血管加压和抗利尿作用。用药后 3～5 分钟起效,缩宫素半衰期为 10～15 分钟,作用时间 0.5 小时。肌注或缓慢静推 10～20U,然后 20U 加入 0.9％生理盐水或 5％葡萄糖液 500ml 中静脉点滴。24 小时内用量不超过 40U。宫体、宫颈注射等局部用药法效果则更佳。大剂量使用应注意尿量。卡贝缩宫素(巧特欣),长效缩宫素,九肽类似物,100μg 缓慢静脉推注或肌内注射,与持续静脉滴注缩宫素 16 小时的效果相当。

2)麦角新碱：直接作用于子宫平滑肌,作用强而持久,稍大剂量可引起子宫强直性收缩,对子宫体和宫颈都有兴奋作用,2～5 分钟起效。用法：IM/IV 均可,IV 有较大的副作用,紧急情况下可以使用。0.2～0.4mg IM/IV,必要时每 2～4 小时重复。部分患者用药后可发生恶心、呕吐、出冷汗、面色苍白等反应,有妊娠高血压疾病及心脏病者慎用。

3)米索前列醇：是前列腺素 E_1 的类似物,口服后能转化成有活性的米索前列醇酸。增加子宫平滑肌的节律收缩作用。5 分钟起效,口服 30 分钟达血药浓度高峰;半衰期 1.5 小时,持续时间长,可有效解决产后 2 小时内出血问题,对子宫的收缩作用强于催产素。给药方法：在胎儿娩出后立即给予米索前列醇 600μg 口服,直肠给药效果更好。

4)卡前列甲酯栓(卡孕栓)：即 15-甲基 PGF2α 甲酯,对子宫平滑肌有很强的收缩作用。1mg 直肠给药用于预防产后出血。

5)欣母沛 Hemabate TM：卡前列素氨丁三醇注射液,引发子宫肌群收缩,发挥止血功能,疗效好,止血迅速安全。不良反应轻微。难治性产后出血起始剂量为 250μg 欣母沛无菌溶液(1ml),深层肌肉注射。某些特殊的病例,间隔 15 到 90 分钟后重复注射,总量不超过 2000μg(8 支)。对欣母沛无菌溶液过敏的患者、急性盆腔炎的患者、有活动性心肺肾肝疾病的患者忌用。副反应：主要由平滑肌收缩引起,血压升高 5~10mmHg、呕吐、腹泻、哮喘、瞳孔缩小,眼内压升高、发热、脸部潮红。约 20％的病例有各种不同程度的副反应面一般为暂时性,不久自行恢复。

6)垂体后叶素:使小动脉及毛细血管收缩,同时也有兴奋平滑肌并使其收缩的作用。在剖宫产术中胎盘剥离面顽固出血病例,将垂体后叶素 6U(1ml)加入生理盐水 19ml,在出血部位黏膜下多点注射,每点 1ml,出血一般很快停止,如再有出血可继续注射至出血停止,用此方法 10 分钟之内出血停止未发现副作用。

7)葡萄糖酸钙:钙离子是子宫平滑肌兴奋的必需离子,而且参与人体的凝血过程,静推 10％葡萄糖酸钙 10ml,使子宫平滑肌对宫缩剂的效应性增强,胎盘附着面出血减少,降低催产素用量。

(4)宫腔填塞:主要有两种方法:填塞纱布或填塞球囊。

剖宫产术中遇到子宫收缩乏力,经按摩子宫和应用宫缩剂加强宫缩效果不佳时;前置胎盘或胎盘粘连导致剥离面出血不止时,直视下填塞宫腔纱条可起到止血效果。但是胎盘娩出后子宫容积比较大,可以容纳较多的纱条,也可以容纳较多的出血,而且纱布填塞不易填紧,且因纱布吸血而发生隐匿性出血。采用特制的长2m,宽 7~8cm 的 4~6 层无菌脱脂纱布条,一般宫腔填塞需要 2~4 根,每根纱条之间用粗丝线缝合连接。术者左手固定子宫底部,右手或用卵圆钳将纱条沿子宫腔底部自左向右,来回折叠填塞宫腔,留足填塞子宫下段的纱条后(一般需 1 根),将最尾端沿宫颈放人阴道内少许,其后填满子宫下段,然后缝合子宫切口。若系子宫下段出血,也应先填塞宫腔,然后再用足够的纱条填充子宫下段,纱条需为完整的一根或中间打结以便于完整取出,缝合子宫切口时可在中间打结,注意勿将纱条缝入。24~48 小时内取出纱布条,应警惕感染。经阴道宫腔纱条填塞法,因操作困难,常填塞不紧反而影响子宫收缩,一般不采用。

可供填塞的球囊有专为宫腔设计的,能更好适应宫腔形态,如 Bakri 紧急填塞球囊导管;原用于其他部位止血的球囊,但并不十分适合宫腔形态,如森-布管、Rusch 泌尿外科静压球囊导管;产房自制的球囊,如手套或避孕套。经阴道放置球囊前,先置尿管以监测尿量。用超声或阴道检查大致估计宫腔的容量,确定宫腔内无胎盘胎膜残留、动脉出血或裂伤。在超声引导下将导管的球囊部分插入宫腔,球囊内应注入无菌生理盐水,而不能用空气或二氧化碳,也不能过度充盈球囊。

所有宫腔填塞止血的患者应严密观察生命体征和液体出入量,观测宫底高度和阴道出血情况,必要时行超声检查排除有无宫腔隐匿性出血。缩宫素维持 12~24 小时,促进子宫收缩;预防性应用广谱抗生素。8~48 小时取出宫腔填塞物,抽出前做好输血准备,先用缩宫素、麦角新碱或前列腺素等富缩剂。慢慢放出球囊内液体后再取出球囊,或缓慢取出纱布条,避免再次出血的危险。

(5)盆腔动脉结扎:经上述处理无效,出血不止,为抢救产妇生命可结扎盆腔动脉。妊娠子宫体的血液90％由子宫动脉上行支供给,故结扎子宫动脉上行支后,可使子宫局部动脉压降低,血流量减少,子宫肌壁暂时缺血,子宫迅速收缩而达到止血目的。子宫体支、宫颈支与阴道动脉、卵巢动脉的各小分支、左右均有吻合,故结扎子宫动脉上行支或子宫动脉总支,子宫卵巢动脉吻合支,侧支循环会很快建立,子宫组织不会发生坏死;并且采用可吸收缝合线结扎,日后缝线吸收、脱落,结扎血管仍可再通,不影响以后的月经功能及妊娠分娩。

具体术式有:

1)子宫动脉上行支结扎术:主要适用于剖宫产胎盘娩出后子宫收缩乏力性出血,经宫缩药物及按摩子宫无效者,胎盘早剥致子宫卒中发生产后出血者,剖宫产胎儿娩出致切口撕伤,局部止血困难者。方法:一般在子宫下段进行缝扎,结扎为子宫动静脉整体结扎,将2～3cm子宫肌层结扎在内非常重要;若已行剖宫产,最好选择在子宫切口下方,在切口下2～3cm进行结扎,如膀胱位置较高时应下推膀胱。第一次子宫动脉缝扎后如效果不佳,可以再缝第二针,多选择在第一针下3～5cm处,这次结扎包括了大部分供给子宫下段的子宫动脉支。宜采用2-0可吸收线或肠线,避免"8"字缝合,结扎时带入一部分子宫肌层,避免对血管的钳扎与分离,以免形成血肿,增加手术难度。如胎盘附着部位较高,近宫角部,则尚需结扎附着侧的子宫卵巢动脉吻合支。

2)子宫动脉下行支结扎术:是以卵圆钳钳夹宫颈前或(和)后唇并向下牵引,暴露前阴道壁与宫颈交界处,在宫颈前唇距宫颈阴道前壁交界处下方约1cm处作长约2cm横行切口,将子宫向下方及结扎的对侧牵拉,充分暴露视野,食指触摸搏动的子宫动脉作为指示进行缝扎,注意勿损伤膀胱,同法缝扎对侧。子宫动脉结扎后子宫立即收缩变硬,出血停止。但在下列情况下不宜行经阴道子宫动脉结扎:由其他病因引起的凝血功能障碍(感染、子痫前期等);阴道部位出血而非宫体出血。

经阴道子宫动脉下行支结扎特别适用于阴道分娩后子宫下段出血患者。对剖宫产术结束后,如再发生子宫下段出血,在清除积血后也可尝试以上方法,避免再次进腹。对前置胎盘、部分胎盘植入等患者可取膀胱截石位行剖宫产手术,必要时采用以上两种方法行子宫动脉结扎,明显减少产后出血。

3)髂内动脉结扎术:髂内动脉结扎后血流动力学的改变的机制,不是因结扎后动脉血供完全中止而止血,而是由于结扎后的远侧端血管动脉内压降低,血流明显减缓(平均主支局部脉压下降75％,侧支下降25％),局部加压后易于使血液凝成血栓而止血即将盆腔动脉血循环转变为类似静脉的系统,这种有效时间约 1 小时。髂内动脉结扎后极少发生盆腔器官坏死现象,主要是因腹主动脉分出的腰动脉、髂总动脉分出的骶中动脉、来自肠系膜下动脉的痔上动脉、卵巢动脉、股动脉的旋髂动脉、髂外动脉的腹壁下动脉均可与髂内动脉的分支吻合,髂内动脉结扎后 45～60 分钟侧支循环即可建立,一般仍可使卵巢、输卵管及子宫保持正常功能。

　　髂内动脉结扎的适应证包括:产后出血、行子宫切除术前后;保守治疗宫缩乏力失败;腹腔妊娠胎盘种植到盆腔,或胎盘粘连造成难以控制的出血;盆腔、阔韧带基底部持续出血;子宫破裂、严重撕伤,可能撕伤到子宫动脉。方法:确认髂总动脉的分叉部位,该部位有两个骨性标志:骶骨岬和两侧髂前下棘连线,输尿管由此穿过。首先与输尿管平行,纵行切开后腹膜 3～5cm,分离髂总及髂内动动脉分叉处,然后在距髂内外分叉下 2.5cm 处,用直角钳轻轻从髂内动脉后侧穿过,钳夹两根 7号丝线,间隔 1.5～2.0cm 分别结扎,不剪断血管。结扎前后为防误扎髂外动脉,术者可提起缝线,用食、拇指收紧,使其暂时阻断血流,常规嘱台下两人触摸患者该侧足背动脉或股动脉,确定有搏动无误,即可结扎两次,必须小心勿损伤髂内静脉,否则会加剧出血程度。多数情况下,双侧结扎术比单侧效果好,止血可靠。

　　上述方法可逐步选用,效果良好且可保留生育功能。但应注意,结扎后只是使血流暂时中断,出血减少,应争取时间抢救休克。

　　(6)子宫背带式缝合术:治疗产后出血,对传统产后出血的治疗来说是一个里程碑式的进展,如果正确使用,将大大提高产后出血治疗的成功率。B-lynch 缝合术操作简单、迅速、有效、安全、能保留子宫和生育功能,易于在基层医院推广。B-Lynch 缝合术原理是纵向机械性压迫使子宫壁弓状血管被有效的挤压,血流明显减少、减缓、局部血栓形成而止血;同时子宫肌层缺血,刺激子宫收缩进一步压迫血窦,使血窦关闭而止血。适用子宫收缩乏力、前置胎盘、胎盘粘连、凝血功能障碍引起的产后出血以及晚期产后出血。B-Lynch 缝合术用于前置胎盘、胎盘粘连引起的产后出血时,需结合其他方法,例如胎盘剥离面作"8"字缝合止血后再行子宫B-Lynch缝合术;双侧子宫卵巢动脉结扎再用 B-LynCh 缝合术。

　　剖宫产术中遇到子宫收缩乏力,经按摩子宫和应用宫缩剂加强宫缩效果不佳时,术者可用双手握抱子宫并适当加压以估计施行 B-lynch 缝合术的成功机会。此方法较盆腔动脉缝扎术简单易行,并可避免切除子宫,保留生育能力。具体缝合方法为:距子宫切口右侧顶点下缘 3cm 处进针,缝线穿过宫腔至切口上缘 3cm 处出针,将缝线拉至宫底,在距右侧宫角约 3cm 处绕向子宫后壁,在与前壁相同的部位进针至宫腔内;然后横向拉至左侧,在左侧宫体后壁(与右侧进针点相同部位)出针,将缝线垂直绕过宫底至子宫前壁,分别缝合左侧子宫切口的上、下缘(进出针的部位与右侧相同)。子宫表面前后壁均可见 2 条缝线。收紧两根缝线,检查无出血即打结,然后再关闭子宫切口。子宫放回腹腔观察 10 分钟,注意下段切口有无渗血,阴道有无出血及子宫颜色,若正常即逐层关腹。

(7)动脉栓塞术:当以上治疗产后出血的方法失败后,动脉栓塞术是一个非常重要的保留子宫的治疗方法,产后出血动脉栓塞的适应证应根据不同的医院、实施动脉栓塞的手术医生的插管及栓塞的熟练程度,而有所不同,总的来讲,须遵循以下原则:①各种原因所致的产后出血,在去除病因和常规保守治疗无效后;②包括已经发生 DIC(早期)的患者;③生命体征稳定或经抢救后生命体征稳定,可以搬动者;④手术医生应具有娴熟的动脉插管和栓塞技巧。

禁忌证:①生命体征不稳定,不宜搬动的患者;②DIC 晚期的患者;③其他不适合介入手术的患者,如造影剂过敏。

在放射科医师协助下,行股动脉穿刺插入导管至髂内动脉或子宫动脉,注入直径 1～3mm 大小的新胶海绵颗粒栓塞动脉,栓塞剂 2～3 周被吸收,血管复通。动脉栓塞术后还应注意:①在动脉栓塞后立即清除宫腔内的积血,以利于子宫收缩;②术中、术后应使用广谱抗生素预防感染;③术后应继续使用宫缩剂促进子宫收缩;④术后应监测性激素分泌情况,观测卵巢有没有损伤;⑤及时防止宫腔粘连,尤其在胎盘植入患者及合并子宫黏膜下肌瘤的患者。但应强调的是动脉栓塞治疗不应作为患者处于危机情况的一个避免子宫切除的措施,而是应在传统保守治疗无效时,作为一个常规止血手段尽早使用。

(8)切除子宫:经积极治疗仍无效,出血可能危及产妇生命时,应行子宫次全切术或子宫全切除术,以挽救产妇生命。但产科子宫切除术对产妇的身心健康有一定的影响,特别是给年轻及未有存活子女者带来伤害。因此必须严格掌握手术指征,只有在采取各种保守治疗无效,孕产妇生命受到威胁时,才采用子宫切除术。而且子宫切除必须选择最佳时机,过早切除子宫,虽能有效的治疗产后出血,但会给患者带来失去生育能力的严重后果。相反,若经过多种保守措施,出血不能得到有效控制,手术者仍犹豫不决,直至患者生命体征不稳定,或进入 DIC 状态再行子宫切除,已错失最佳手术时机,还可能遇到诸如创面渗血、组织水肿、解剖不清等困难,增加手术难度,延长手术时间,加重患者 DIC、继发感染或多脏器衰竭的发生。

目前,虽然子宫收缩乏力是产后出血的首要原因,但较少成为急症子宫切除的主要手术指征。尽管如此,临床上还有下列几种情况须行子宫切除术:宫缩乏力性产后出血,对于多种保守治疗难以奏效,出血有增多趋势;子宫收缩乏力时间长,子

宫肌层水肿、对一般保守治疗无反应;短期内迅速大量失血导致休克、凝血功能异常等产科并发症,已来不及实施其他措施,应果断行子宫切除手术。值得强调的是,对于基层医疗机构,在抢救转运时间不允许、抢救物品和血液不完备、相关手术技巧不成熟的情况下,为抢救产妇生命应适当放宽子宫切除的手术指征。胎盘因素引起的难以控制的产科出血,是近年来产科急症子宫切除术最重要的手术指征。穿透性胎盘植入,合并子宫穿孔并感染;完全胎盘植入面积>1/2;作楔形切除术后仍出血不止者;药物治疗无效者或出现异常情况;胎盘早剥并发生严重子宫卒中均应果断地行子宫切除。其次子宫破裂引起的产后出血是急症子宫切除的重要指征。特别是发生破裂时间长,估计已发生继发感染;裂口不整齐,子宫肌层有大块残缺,难予行修补术或即使行修补但缝合后估计伤口愈合不良;裂口深,延伸到宫颈等情况。而当羊水栓塞、重度或未被发现的胎盘早剥导致循环障碍及器官功能衰竭,凝血因子消耗和继发性纤维蛋白溶解而引起的出血、休克,甚至脏器功能衰竭时进行手术,需迅速切除子宫。

2.胎盘因素

(1)胎盘已剥离未排出:膀胱过度膨胀应导尿排空膀胱,用手按摩使子宫收缩,另一手轻轻牵拉脐带协助胎盘娩出。

(2)胎盘剥离不全或胎盘粘连伴阴道流血:应徒手剥离胎盘。

(3)胎盘植入的处理:若剥离胎盘困难,切忌强行剥离,应考虑行子宫切除术。若出血不多,需保留子宫者,可保守治疗,目前用甲氨蝶呤(MTX)治疗,效果较好。

(4)胎盘胎膜残留:可行钳刮术或刮宫术。

(5)胎盘嵌顿:在子宫狭窄环以上者,可在静脉全身麻醉下,待子宫狭窄环松解后再用手取出胎盘。

3.软产道裂伤　一方面彻底止血,另一方面按解剖层次缝合。宫颈裂伤小于1cm若无活动性出血,则不需缝合;若有活动性出血或裂伤大于1cm,则应缝合。若裂伤累及子宫下段时,缝合应注意避免损伤膀胱及输尿管,必要时经腹修补。修补阴道裂伤和会阴裂伤,应注意解剖层次的对合,第一针要超过裂伤顶端0.5cm,缝合时不能留有无效腔,避免缝线穿过直肠黏膜。外阴、阴蒂的损伤,应用细丝线缝合。软产道血肿形成应切开并清除血肿,彻底止血、缝合,必要时可放置引流条。

4.凝血功能障碍　首先应排除子宫收缩乏力、胎盘因素、软产道裂伤引起的出血,明确诊断后积极输新鲜全血、血小板、纤维蛋白原或凝血酶原复合物、凝血因子等。若已并发 DIC,则按 DIC 处理。在治疗过程中应重视以下几方面:早期诊断和动态监测;积极治疗原发病;补充凝血因子,包括输注新鲜冰冻血浆、凝血酶原复合物、纤维蛋白原、冷沉淀(含Ⅷ因子和纤维蛋白原)、单采血小板、红细胞等血制品来解决;改善微循环和抗凝治疗;重要脏器功能的维持和保护。

在治疗产后出血,补充血容量,纠正失血性休克,甚至抢救DIC患者方面,目前仍推广采用传统早期大量液体复苏疗法。即失血后立即开放静脉,最好有两条开放的静脉通道,快速输入复方乳酸林格液或林格溶液加5‰碳酸氢钠溶液45ml混合液,输液量应为出血量的2～3倍。

处理出血性休克的原则:

(1)止血,止痛。

(2)补血,扩张血容量。

(3)纠正酸中毒,改善微循环,有时止血不是立即成功,而扩充血容量较容易,以维护主要脏器的血供,防止休克恶化,争取时间完成各种止血方法。休克早期先输入2000～3000ml平衡液(复方乳酸林格液等),以后尽快输全血和红细胞。如无血,可以使用胶体液作权宜之计。尤其在休克晚期,组织间蛋白贮存减少,继续输晶体液会使胶体渗透压明显下降产生组织水肿。胶体液除全血外还有血浆、白蛋白血浆代用品。血液稀释可降低血液黏度增加心排出量,减少心脏负荷和增加组织灌注,但过度稀释又可使血液携氧能力降低,使组织缺氧,最佳稀释度一般认为是血细胞比容在30%以上。

另一方面,产科失血性休克的早期液体复苏还应涉及合理的输液种类问题。有关低血容量性休克液体复苏中使用晶体还是胶体的问题争论已久,但目前尚无足够的证据表明晶体液与胶体液用于低血容量休克液体复苏的疗效与安全性方面有明显差异。近年研究发现,氯化钠高渗盐溶液(7.5%)早期用于抗休克,较常规的林格氏液、平衡盐液有许多优势,且价格便宜,使用方便,适合于急诊抢救,值得在临床一线广泛推广。新型的代血浆注射液—高渗氯化钠羟乙基淀粉40溶液("霍姆")引起了国内外学者的广泛关注,其具有我国自主知识产权并获得SDFA新药证书。临床研究表明可以其较少的输液量迅速恢复机体的有效循环血容量、改善心脏功能、减轻组织水肿、降低颅内压。

【预防】

加强围生期保健,严密观察及正确处理产程可降低产后出血的发生率。

1.重视产前保健

(1)加强孕前及孕期妇女保健工作,对有凝血功能障碍和可能影响凝血功能障碍疾病的患者,应积极治疗后再受孕,必要时应于早孕时终止妊娠。

(2)具有产后出血危险因素的孕妇,如多胎妊娠、巨大胎儿、羊水过多、子宫手术史、子宫畸形、妊娠期高血压疾病、妊娠合并血液系统疾病及肝病等,要加强产前检查,提前入院。

（3）宣传计划生育,减少人工流产次数。

2.提高分娩质量　严密观察及正确处理产程。第一产程:合理使用子宫收缩药物和镇静剂,注意产妇饮食,防止产妇疲劳和产程延长。第二产程:根据胎儿大小掌握会阴后一斜切开时机,认真保护会阴;阴道检查及阴道手术应规范、轻柔,正确指导产妇屏气及使用腹压,避免胎儿娩出过快。第三产程:是预防产后出血的关键,不要过早牵拉脐带;胎儿娩出后,若流血量不多,可等待 15 分钟,若阴道流血量多应立即查明原因,及时处理。胎盘娩出后要仔细检查胎盘、胎膜,并认真检查软产道有无撕裂及血肿。

3.加强产后观察　产后 2 小时是产后出血发生的高峰。产妇应在产房中观察 2 小时:注意观察会阴后,斜切开缝合处有无血肿;仔细观察产妇的生命体征、宫缩情况及阴道流血情况,发现异常及时处理。离开产房前要鼓励产妇排空膀胱,鼓励母亲与新生儿早接触、早吸吮,能反射性引起子宫收缩,减少产后出血。

二、晚期产后出血

晚期产后出血指分娩后 24 小时至产后 6 周之间发生的子宫大量出血。多发生在产后 1～3 周,也有发生于产后 8～10 周以后者,更有时间长达产后 6 个月者。表现为持续或间断的阴道流血,亦可为急剧的阴道大量流血,出血多者可导致休克。产妇多伴有腹痛、低热,失血多者可出现贫血。晚期产后出血的发生率各家报道不一,但多在 0.3% 左右。近年来由于剖宫产率逐渐升高,剖宫产术后各种并发症也相应增多,其中剖宫产术后晚期出血甚至是反复大量出血也时有发生,直接危及受术者生命安全。

【病因】

1.阴道分娩后的晚期产后出血

（1）胎盘胎膜残留:最常见的病因,多发生在产后 10 日左右。残留的胎盘胎膜可影响子宫复旧或形成胎盘息肉,残留组织坏死、脱落后,基底部血管开放,导致大量阴道出血。

（2）蜕膜残留:正常情况下,子宫蜕膜于产后 1 周内脱落,随恶露排出。若蜕膜剥脱不全造成残留,可影响子宫复旧或继发感染,导致晚期产后出血。

（3）子宫胎盘剥离部位感染或复旧不全:影响子宫缩复,可引起胎盘剥离部位的血栓脱落,血窦重新开放而发生子宫出血。

2.剖宫产术后的晚期产后出血　除以上因素外,主要原因是子宫切口的感染及切口愈合不佳,多发生在子宫下段剖宫产术的横切口两端。

(1)切口感染:子宫下段横切口靠近阴道,如胎膜早破、产程长、多次阴道检查、无菌操作不严格、术中出血多等,易发生感染。

(2)切口位置选择不当:切口位置过高时,切口上缘子宫体肌组织厚,下缘组织薄,不易对齐,影响切口愈合;切口位置过低时,因宫颈结缔组织多,血供差,组织愈合能力差,切口不易愈合。子宫下段横切口若切断子宫动脉的下行支,可导致局部血供不足,也影响切口愈合。

(3)子宫切口缝合不当:组织对合不佳,或缝合过密,切口血供不良,或血管缝扎不紧致局部血肿等,均可导致切口愈合不良。

3.其他因素　少数晚期产后出血是由于产妇患重度贫血、重度营养不良、子宫肌瘤、产后绒癌等引起。

【诊断】

病史可有第三产程或产后 24 小时内阴道出血较多史。阴道分娩者应询问产程进展是否顺利,胎盘胎膜是否完整娩出。剖宫产者应注意切口位置及缝合过程,术后恢复是否顺利。

【临床表现】

阴道分娩和剖宫产术后发生的晚期出血虽然都表现为阴道流血,但各有特点。

1.阴道流血发生的时间　胎盘胎膜残留者,阴道流血多发生在产后 10 天左右;子宫胎盘部位复旧不全者,阴道流血多发生在产后 2 周左右;剖宫产子宫切口裂开或愈合不良所致的阴道流血多在术后 2~3 周发生。

2.阴道出血量和出血方式　胎盘胎膜残留、蜕膜残留和子宫胎盘剥离部位复旧不全常为反复多次阴道流血,或突然大量阴道流血;子宫切口裂开多为突然大量阴道流血,可导致失血性休克。

3.全身症状　阴道流血量多时,可发生失血性贫血,严重者可致失血性休克,甚至危及患者生命。患者抵抗力降低,可导致或加重已存在的感染,出现发热及恶露增多,伴臭味。

4.妇科检查　子宫复旧不良,子宫大而软,宫颈口松弛,有时可触及残留组织或血块,如伴感染可有子宫压痛。

【辅助检查】

1.超声检查　了解子宫大小、宫腔内有无残留物及子宫切口愈合的情况。

2.宫腔分泌物涂片　取宫腔分泌物涂片查找病原体,或行细菌培养加药敏试验,以选择有效抗生素抗感染。

3.血常规检查 有助于了解贫血的程度及是否有感染。

4.HCG 测定 有助于排除胎盘残留及绒癌。

5.病理检查 将宫腔刮出物或子宫切除标本送病理检查。胎盘残留者镜下见到变性或新鲜绒毛;蜕膜残留者无绒毛,仅见玻璃样变性蜕膜细胞、纤维素和红细胞;胎盘剥离部位复旧不良者,蜕膜或肌层内有管腔扩大、壁厚、玻璃样变性的血管,无胎盘组织,再生的子宫内膜及肌层有炎性反应。

【处理】

首先予以一般支持治疗,包括大量补液、输血以纠正失血性贫血或休克,应用广谱抗生素预防和治疗感染,应用止血和补血药物,保证患者生命体征平稳。更重要的是要同时查明发病原因,依据不同原因给予相应处理。

1.阴道分娩后的晚期产后出血 少量或中等量出血,给予宫缩剂促进子宫收缩,应用广谱抗生素和支持治疗。如有胎儿附属物残留,应在输液和备血条件下行刮宫术,操作应轻柔,以防子宫穿孔。术后继续应用抗生素和宫缩剂。

2.剖宫产术后的晚期产后出血 除非确定有胎盘胎膜或蜕膜残留,否则不宜行刮宫术。出血量较少者可给予抗生素治疗,加强营养,促进切口愈合,同时密切观察病情变化。保守治疗失败者,可行清创缝合及双侧子宫动脉或髂内动脉结扎。组织坏死严重者则行子宫次全切除术或全切术。有条件的医院可采用髂内动脉栓塞治疗。

3.其他 滋养细胞肿瘤或子宫黏膜下肌瘤引起的出血,应做相应处理。

【预防】

产后仔细检查胎盘胎膜娩出是否完整,疑有残留者应及时行清宫术,术后给予宫缩剂治疗,复查 B 型超声,必要时再次宫腔探查。剖宫产术中子宫切口的位置选择应恰当,合理缝合切口,充分结扎止血,严格无菌操作。术后应用抗生素预防感染。

第四节 羊水栓塞

羊水栓塞(AFE)是指羊水进入母体血液循环,引起的急性肺栓塞、休克、弥散性血管内凝血、肾衰竭甚至骤然死亡等一系列病理生理变化过程。以起病急骤,病情凶险,难以预料,病死率高为临床特点,是极其严重的分娩期并发症。

1926 年 Megarn 首次描述了 1 例年轻产妇在分娩时突然死亡的典型症状,直到 1941 年,Steiner 和 Luschbaugh 等在患者血液循环中找到羊水有形成分,才命名此病为羊水栓塞。近年的研究认为羊水栓塞与一般的栓塞性疾病不同,而与过敏性疾病更相似,故建议将羊水栓塞更名为妊娠过敏样综合征。

羊水栓塞的发病率国外为 2.0/10 万,我国为 2.18～5.00/10 万。足月妊娠时发生的羊水栓塞,孕产妇死亡率高达 70％～80％,占我国孕产妇死亡总数的4.6％。羊水栓塞的临床表现主要是迅速出现、发展极快的心、肺功能衰竭及肺水肿,继之以因凝血功能障碍而发生大出血及急性肾衰竭,以上表现常是依次出现的,而急性心、肺功能衰竭的出现十分迅速而严重.半数以上的患者在发病一小时内死亡,以致抢救常不能奏效,症状出现迅速者,甚至距离死亡的时间仅数分钟,所以仅 40％的患者能活至大出血阶段。但也有少数患者(10％)在阴道分娩或剖宫产后一小时内,不经心、肺功能衰竭及肺水肿阶段直接进入凝血功能障碍所致的大量阴道出血或伤口渗血阶段,这种情况称为迟发性羊水栓塞。至于中期妊娠引产时亦可出现羊水栓塞,因妊娠期早,羊水内容物很少,因此症状轻,治疗的预后好。

【病因】

羊水栓塞的病因与羊水进入母体循环有关是学者们的共识,但是对致病机制的看法则有不同,晚期妊娠时,羊水中水分占 98％,其他为无机盐、碳水化合物及蛋白质,如白蛋白、免疫球蛋白 A 及 G 等,此外尚有脂质如脂肪酸以及胆红素、尿素、肌酐、各种激素和酶,如果已进入产程羊水中还含有特别是在产程中产生的大量的各种前列腺素;但重要的是还有胎脂块,自胎儿皮肤脱落下的鳞形细胞、毳毛及胎粪,在胎粪中含有大量的组织胺、玻璃酸质酶。很多学者认为这一类有形物质进入血流是在 AFE 中引起肺血管机械性阻塞的主要原因。而产程中产生的前列腺素类物质进入人体血流,由于其缩血管作用,加强了羊水栓塞病理生理变化的进程;值得注意的是羊水中物质进入母体的致敏问题也成为人们关注的焦点,人们早就提出 AFE 的重要原因之一就是羊水所致的过敏性休克。在 20 世纪 60 年代,一些学者发现在于宫的静脉内出现鳞形细胞,但患者无羊水栓塞的临床症状;另外,又有一些患者有典型的羊水栓塞的急性心、肺功能衰竭及肺水肿症状,而尸检时并未找到羊水中所含的胎儿物质;Clark 等(1995)在 46 例 AFE 病例中发现有 40％患者有药物过敏史,基于以上理由,Clark 认为过敏可能也是导致发病的主要原因,他甚至建议用妊娠过敏样综合征,以取代羊水栓塞这个名称。

Clark 认为羊水栓塞的表现与过敏及中毒性休克(内毒素性)相似,这些进入循环的物质,通过内源性介质,诸如组织胺、缓激肽、细胞活素、前列腺素、白细胞三烯、血栓烷等导致临床症状的产生。不过,败血症患者有高热,AFE 则无此表现;

过敏性反应中经常出现的皮肤表现、上呼吸道血管神经性水肿等表现,AFE 患者亦不见此表现;而且过敏性反应应先有致敏的过程,AFE 患者则同样地可以发生在初产妇。所以也有人对此提出质疑。重要的是近几年中,有很多学者着重研究了内源性介质在 AFE 发病过程中所起的作用,例如 Agegami 等(1986)对兔注射含有白细胞三烯的羊水,兔经常以死亡为结局,若对兔先以白细胞三烯的抑制剂预处理,则兔可免于死亡。Kitzmiller 等则认为 PGF_2 在 AFE 中起了重要作用,PGF_2 只在临产后的羊水中可以测到,对注射 PGF 和妇女在产程中取得的羊水可以出现 AFE 的表现。Maradny 等则认为在 AFE 复杂的病理生理过程中,血管内皮素使血流动力学受到一定影响,血管内皮素是人的冠状动脉和肺动脉及人类支气管强有力的收缩剂,对兔及培养中人上皮细胞给予人羊水处理后,血管上皮素水平升高,特别是在注射含有胎粪的羊水后升高更为明显,而注射生理盐水则无此表现。

Khong 等(1998)最近提出血管上皮素-L 可能在 AFE 的发病上起一定作用,血管上皮素-1 是一种强而有力的血管及支气管收缩物质,他们用免疫组织化学染色法证实在两例 AFE 死亡病例的肺小叶上皮、支气管上皮及小叶中巨噬细胞均有表达,其染色较浅,而在羊水中鳞形细胞有广泛表达。因此,血管上皮素可能在AFE 的早期引起短暂的肺动脉高压的血流动力学变化。所以 AFE 的病因十分复杂,目前尚难以一种学说来解释其所有变化。故研究尚需不断深入。

1.羊水进入母体的途径　　进入母体循环的羊水量至今无人也无法计算,但羊水进入母体的途径有以下几种:

(1)宫颈内静脉:在产程中,宫颈扩张使宫颈内静脉有可能撕裂,或在手术扩张宫颈、剥离胎膜时、安置内监护器引起宫颈内静脉损伤,静脉壁的破裂、开放,是羊水进入母体的一个重要途径。

(2)胎盘附着处或其附近:胎盘附着处有丰富的静脉窦,如胎盘附着处附近胎膜破裂,羊水则有可能通过此裂隙进入子宫静脉。

(3)胎膜周围血管:如胎膜已破裂,胎膜下蜕膜血窦开放,强烈的宫缩亦有可能将羊水挤入血窦而进入母体循环。另外,剖宫产子宫切口也日益成为羊水进入母体的重要途径之一。Clark(1995)所报告的 46 例羊水栓塞中,8 例在剖宫产刚结束时发生。Gilbert(1999)报告的 53 例羊水栓塞中,32 例(60%)有剖宫产史。

2.羊水进入母体循环的条件　　一般情况下,羊水很难进入母体循环;但若存在以下条件,羊水则有可能直接进入母体循环:

(1)羊膜腔压力增高:多胎、巨大儿、羊水过多使宫腔压力过高;临产后,特别是第二产程子宫收缩过强;胎儿娩出过程中强力按压腹部及子宫等,使羊膜腔压力(100～175mmHg)明显超过静脉压,羊水有可能被挤入破损的微血管而进入母体血循环。

(2)子宫血窦开放:分娩过程中各种原因引起的宫颈裂伤可使羊水通过损伤的血管进入母体血循环。前置胎盘、胎盘早剥、胎盘边缘血窦破裂时,羊水也可通过破损血管或胎盘后血窦进入母体血循环。剖宫产或中期妊娠钳刮术时,羊水也可从胎盘附着处血窦进入母体血循环,发生羊水栓塞。

(3)胎膜破裂后:大部分羊水栓塞发生在胎膜破裂以后,羊水可从子宫蜕膜或宫颈管破损的小血管进入母体血循环中。剖宫产或羊膜腔穿刺时,羊水可从手术切口或穿刺处进入母体血循环。

可见,羊膜腔压力增高、过强宫缩和血窦开放是发生羊水栓塞的主要原因。高龄产妇、经产妇、急产、羊水过多、多胎妊娠、过期妊娠、巨大儿、死胎、胎膜早破、人工破膜或剥膜、前置胎盘、胎盘早剥、子宫破裂、不正规使用缩宫素或前列腺素制剂引产、剖宫产、中期妊娠钳刮术等则是羊水栓塞的诱发因素。

【病理生理】

羊水进入母体循环后,通过多种机制引起机体的过敏反应、肺动脉高压和凝血功能异常等一系列病理生理变化。

1.过敏性休克　羊水中的抗原成分可引起Ⅰ型变态反应。在此反应中肥大细胞脱颗粒、异常的花生四烯酸代谢产物产生,包括白三烯、前列腺素、血栓素等进入母体血循环,导致过敏性休克,同时使支气管黏膜分泌亢进,导致肺的交换功能下降,反射性地引起肺血管痉挛。

2.肺动脉高压　羊水中有形物质可直接形成栓子阻塞肺内小动脉;还可作为促凝物质促使毛细血管内血液凝固,形成纤维蛋白及血小板微血栓机械性阻塞肺血管,引起急性肺动脉高压。同时有形物质尚可刺激肺组织产生和释放 $PGF2\alpha$、5-羟色胺、白三烯等血管活性物质,使肺血管反射性痉挛,加重肺动脉高压。羊水物质也可反射性引起迷走神经兴奋,进一步加重肺血管和支气管痉挛,导致肺动脉高压或心脏骤停。肺动脉高压又使肺血管灌注明显减少,通气和换气障碍,肺组织严重缺氧,肺毛细血管通透性增加,液体渗出,导致肺水肿、严重低氧血症和急性呼吸衰竭。肺动脉高压直接使右心负荷加重,导致急性右心衰竭。肺动脉高压又使左心房回心血量减少,则左心排出量明显减少,引起周围血循环衰竭,使血压下降产生一系列心源性休克症状,产妇可因重要脏器缺血而突然死亡。

3.弥散性血管内凝血(DIC)　羊水中含有丰富的促凝物质,进入母血后激活外源性凝血系统,在血管内形成大量微血栓(高凝期),引起休克和脏器功能损害。同时羊水中含有纤溶激活酶,可激活纤溶系统,加上大量凝血因子被消耗,血液由高凝状态迅速转入消耗性低凝状态(低凝期),导致血液不凝及全身出血。

4.多脏器功能衰竭　由于休克、急性呼吸循环衰竭和DIC等病理生理变化,常导致多脏器受累。以急性肾脏功能衰竭、急性肝功能衰竭和急性胃肠功能衰竭等多脏器衰竭常见。

【临床表现】

羊水栓塞发病特点是起病急骤、来势凶险。90%发生在分娩过程中,尤其是胎儿娩出前后的短时间内。少数发生于临产前或产后24小时以后。剖宫产术或妊娠中期手术过程中也可发病。在极短时间内可因心肺功能衰竭、休克导致死亡。典型的临床表现可分为3个渐进阶段:

1.心肺功能衰竭和休克　因肺动脉高压引起心力衰竭和急性呼吸循环衰竭,而变态反应可引起过敏性休克。在分娩过程中,尤其是刚破膜不久,产妇突然发生寒战、烦躁不安、呛咳气急等症状,随后出现发绀、呼吸困难、心率加快、面色苍白、四肢厥冷、血压下降。由于中枢神经系统严重缺氧,可出现抽搐和昏迷。肺部听诊可闻及湿啰音,若有肺水肿,产妇可咯血性泡沫痰。严重者发病急骤,甚至没有先兆症状,仅惊叫一声或打一次哈欠后,血压迅速下降,于数分钟内死亡。

2.DIC引起的出血　产妇渡过心肺功能衰竭和休克阶段,则进入凝血功能障碍阶段,表现为大量阴道流血、血液不凝固,切口及针眼大量渗血,全身皮肤粘膜出血,血尿甚至出现消化道大出血。产妇可因出血性休克死亡。

3.急性肾衰竭　由于全身循环衰竭,肾脏血流量减少,出现肾脏微血管栓塞,肾脏缺血引起肾组织损害,表现为少尿、无尿和尿毒症征象。一旦肾实质受损,可致肾衰竭。典型临床表现的3个阶段可能按顺序出现,但有时亦可不全部出现或按顺序出现,不典型者可仅有休克和凝血功能障碍。中孕引产或钳刮术中发生的羊水栓塞,可仅表现为一过性呼吸急促、烦躁、胸闷后出现阴道大量流血。有些产妇因病情较轻或处理及时可不出现明显的临床表现。

【诊断】

羊水栓塞的诊断缺乏有效、实用的实验室检查,主要依靠的是临床诊断。而临床上诊断羊水栓塞主要根据发病诱因和临床表现,作出初步诊断并立即进行抢救,同时进行必要的辅助检查,目前通过辅助检查确诊羊水栓塞仍较困难。在围产期出现严重的呼吸、循环、血液系统障碍的病因有很多,例如肺动脉血栓性栓塞、感染性休克、子痫等。所以对非典型病例,首先应排除其他原因,即可诊断为羊水栓塞。

需要与羊水栓塞进行鉴别诊断的产科并发症与合并症有:空气栓子、过敏性反应、麻醉并发症、吸入性气胸、产后出血、恶性高热、败血症、血栓栓塞、宫缩乏力、子宫破裂及子痫。

1.病史及临床表现　凡在病史中存在羊水栓塞各种诱发因素及条件,如胎膜早破、人工破膜或剥膜、子宫收缩过强、高龄初产,在胎膜破裂后、胎儿娩出后或手术中产妇突然出现寒战、烦躁不安、气急、尖叫、呛咳、呼吸困难、大出血、凝血障碍、循环衰竭及不明原因休克,休克与出血量不成比例,首先应考虑为羊水栓塞。初步诊断后应立即进行抢救,同时进行必要的辅助检查来确诊。

2.辅助检查

(1)血涂片寻找羊水有形物质:抽取下腔静脉或右心房的血 5ml,离心沉淀后取上层物作涂片,用 Wright-Giemsa 染色,镜检发现鳞状上皮细胞、毳毛、黏液,或行苏丹Ⅲ染色寻找脂肪颗粒,可协助诊断。过去认为这是确诊羊水栓塞的标准,但近年认为,这一方法既不敏感也非特异,在正常孕妇的血液中也可发现羊水有形物质。

(2)宫颈组织学检查:当患者行全子宫切除,或死亡后进行尸体解剖时,可以对宫颈组织进行组织学检查,寻找羊水成分的证据。

(3)非侵入性检查方法:①Sialyl Tn 抗原检测:胎粪及羊水中含有神经氨酸-N-乙酰氨基半乳糖(Sialyl Tn)抗原,羊水栓塞时母血中 Sialyl Tn 抗原浓度明显升高。应用放射免疫竞争法检测母血 Sialyl Tn 抗原水平,是一种敏感和无创伤性的诊断羊水栓塞的手段。②测定母亲血浆中羊水-胎粪特异性的粪卟啉锌水平、纤维蛋白溶酶及 C_3、C_4 水平也可以帮助诊断羊水栓塞。

(4)胸部 X 线检查:90%患者可出现胸片异常。双肺出现弥散性点片状浸润影,并向肺门周围融合,伴有轻度肺不张和右心扩大。

(5)心电图检查:ST 段下降,提示心肌缺氧。

(6)超声心动图检查:可见右心房、右心室扩大、心排出量减少及心肌劳损等表现。

(7)肺动脉造影术:是诊断肺动脉栓塞最可靠的方法,可以确定栓塞的部位和范围。但临床较少应用。

(8)与 DIC 有关的实验室检查:可进行 DIC 筛选试验(包括血小板计数、凝血酶原时间、纤维蛋白原)和纤维蛋白溶解试验(包括纤维蛋白降解产物、优球蛋白溶解时间、鱼精蛋白副凝试验)。

(9)尸检:①肺水肿、肺泡出血,主要脏器如肺、心、胃、脑等组织及血管中找到羊水有形物质。②心脏内血液不凝固,离心后镜检找到羊水有形物质。③子宫或阔韧带血管内可见羊水有形物质。

美国羊水栓塞的诊断标准:

(1)出现急性低血压或心脏骤停。

(2)急性缺氧,表现为呼吸困难、发绀或呼吸停止。

(3)凝血功能障碍或无法解释的严重出血。

(4)上述症状发生在子宫颈扩张、分娩、剖宫产时或产后 30 分钟内。

(5)排除了其他原因导致的上述症状。

【处理】

羊水栓塞一旦确诊,应立即抢救产妇。主要原则为:纠正呼吸循环衰竭、抗过敏、抗休克、防治 DIC 及肾衰竭、预防感染。病情稳定后立即终妊娠。

1.纠正呼吸循环衰竭

(1)纠正缺氧:出现呼吸困难、发绀者,立即面罩给氧,流速为 $5\sim10L/min$。必要时行气管插管,机械通气,正压给氧,如症状严重,应行气管切开。保证氧气的有效供给,是改善肺泡毛细血管缺氧、预防肺水肿的关键。同时也可改善心、脑、肾等重要脏器的缺氧。

(2)解除肺动脉高压:立即应用解痉药,减轻肺血管和支气管痉挛,缓解肺动脉高压及缺氧。常用药物有:

1)盐酸罂粟碱:是解除肺动脉高压的首选药物。可直接作用于血管平滑肌,解除平滑肌痉挛。对冠状动脉、肺动脉、脑血管均有扩张作用。首次剂量 $30\sim90mg$,加入 5%葡萄糖液 20ml 中缓慢静脉注射,每日剂量不超过 300mg。罂粟碱与阿托品合用,扩张肺小动脉效果更好。

2)阿托品:可阻断迷走神经反射引起的肺血管痉挛及支气管痉挛,促进气体交换,解除迷走神经对心脏的抑制,使心率加快,增加回心血量,改善微循环,兴奋呼吸中枢。每隔 $10\sim20$ 分钟静脉注射 1mg,直至患者面色潮红,微循环改善。心率在 120 次/分以上者慎用。

3)氨茶碱:可解除肺血管痉挛,松弛支气管平滑肌,降低静脉压与右心负荷,兴奋心肌,增加心排出量。250mg 加入 5%葡萄糖液 20ml 缓慢静脉注射。必要时可重复使用。

4)酚妥拉明:可解除肺血管痉挛,降低肺动脉阻力,消除肺动脉高压。$5\sim10mg$ 加入 5%葡萄糖液 $250\sim500ml$ 中,以 0.3mg/min 的速度静脉滴注。

(3)防治心力衰竭:为保护心肌和预防心力衰竭,尤其对心率超过 120 次/mm

者,除用冠状动脉扩张剂外,应及早使用强心剂。常用毛花苷丙(西地兰)0.2~0.4mg,加入25％葡萄糖液20ml中缓慢静脉注射。必要时4~6小时后可重复应用。还可用营养心肌细胞药物如辅酶A,三磷酸腺苷(ATP)和细胞色素C等。

2.抗过敏　应用糖皮质激素可解除痉挛,稳定溶酶体,具有保护细胞及抗过敏作用,应及早大量使用。首选氢化可的松100~200mg加入5％葡萄糖液50~100ml中快速静脉滴注,再用300~800mg加入5％葡萄糖液250~500ml中静脉滴注;也可用地塞米松20mg缓慢静脉注射后,再用20mg加于5％葡萄糖液250ml中静脉滴注,根据病情可重复使用。

3.抗休克

(1)补充血容量:在抢救过程中,应尽快输新鲜全血和血浆以补充血容量。与一般产后出血不同的是,羊水栓塞引起的产后出血往往会伴有大量的凝血因子的消耗,因此在补充血容量时注意不要补充过量的晶体,要以补充血液,特别是凝血因子和纤维蛋白原为主。扩容首选低分子右旋糖酐500ml静脉滴注(每日量不超过1000ml)。应作中心静脉压(CVP)测定,了解心脏负荷状况,指导输液量及速度,并可抽取血液寻找羊水有形成分。

(2)升压药:多巴胺10~20mg加于5％葡萄糖液250ml中静脉滴注;间羟胺20~80mg加于5％葡萄糖液250~500ml中静脉滴注,滴速为20~30滴/分钟。根据血压情况调整滴速。

(3)纠正酸中毒:在抢救过程中,应及时作动脉血气分析及血清电解质测定。若有酸中毒可用5％碳酸氢钠250ml静脉滴注,若有电解质紊乱,应及时纠正。

4.防治DIC

(1)肝素钠:在已经发生DIC的羊水栓塞的患者使用肝素要非常慎重,一般原则是"尽早使用,小剂量使用"或者是"不用"。所以临床上如果使用肝素治疗羊水栓塞,必须符合以下两个条件:导致羊水栓塞的风险因素依然存在(子宫和宫颈未被切除,子宫压力继续存在),会导致羊水持续不断地进入母亲的血液循环,不使用肝素会使凝血因子的消耗继续加重;有使用肝素的丰富经验,并且能及时监测凝血功能的状态。

用于羊水栓塞早期高凝状态时的治疗,尤其在发病后10分钟内使用效果更佳。肝素钠25~50mg(1mg＝125U)加于0.9％氯化钠溶液100ml中,静脉滴注1小时,以后再以25~50mg肝素钠加于5％葡萄糖液200ml中静脉缓滴,用药过程中可用试管法测定凝血时间,使凝血时间维持在20~25分钟左右。24小时肝素钠总量应控制在100mg(12500U)以内为宜。肝素过量(凝血时间超过30分钟),

有出血倾向时,可用鱼精蛋白对抗,1mg鱼精蛋白对抗肝素100U。

(2)抗纤溶药物:羊水栓塞由高凝状态向纤溶亢进发展时,可在肝素化的基础上使用抗纤溶药物,如6-氨基己酸4~6g加于5%葡萄糖液100ml中,15~30分钟内滴完,维持量每小时1g;氨甲环酸0.5~1.0g/次,加于5%葡萄糖液100ml静脉滴注;氨甲苯酸0.1~0.3g加于5%葡萄糖液20ml稀释后缓慢静脉注射。

(3)补充凝血因子:应及时补充,输新鲜全血、血浆、纤维蛋白原(2~4g)等。

5.预防肾衰竭　羊水栓塞的第3阶段为肾衰竭期,在抢救过程中应注意尿量。当血容量补足后仍少尿,应及时应用利尿剂:①呋塞米20~40mg静脉注射;②20%甘露醇250ml静脉滴注,30分钟滴完。如用药后尿量仍不增加,表示肾功能不全或衰竭,按肾衰竭处理,尽早给予血液透析。

6.预防感染　应用大剂量广谱抗生素预防感染。应注意选择对肾脏毒性小的药物,如青霉素、头孢菌素等。

7.产科处理

(1)分娩前出现羊水栓塞,应先抢救母亲,积极治疗急性心衰、肺功能衰竭、监护胎心率变化,病情稳定以后再考虑分娩情况。

(2)在第1产程出现羊水栓塞,考虑剖宫产终止妊娠,若患者系初产,新生儿为活产,术时出血不多,则可暂时保留子宫,宫腔填塞纱布以防产后出血。如宫缩不良,行子宫切除。因为理论上子宫的血窦及静脉内仍可能有大量羊水及其有形成分。在行子宫切除时不主张保留宫颈,因为保留宫颈有时会导致少量羊水继续从宫颈血管进入母体循环,羊水栓塞的病情无法得到有效的缓解。

(3)在第2产程出现羊水栓塞,可考虑阴道分娩。分娩以后,如有多量的出血,虽经积极处理后效果欠佳,应及时切除子宫。

(4)分娩以后宫缩剂的应用:有争论,有人认为会促进更多的羊水成分进入血液循环,但多数人主张使用宫缩剂。

【预防】

严格来说羊水栓塞不是能完全预防的疾病。首先应针对可能发生羊水栓塞的诱发因素加以防范,提高警惕,早期识别羊水栓塞的前驱症状,早期诊断羊水栓塞,以免延误抢救时机。同时应注意下列问题:

1.减少产程中的人为干预如人工破膜、静脉滴注缩宫素等。

2.掌握人工破膜的时机,破膜应避开宫缩最强的时间。人工破膜时不要剥膜,以免羊水被挤入母体血液循环。

3.严密观察产程,正确使用宫缩剂。应用宫缩剂引产或加强宫缩时,应有专人观察,随时调整宫缩剂的剂量及用药速度,避免宫缩过强。宫缩过强时适当应用宫缩抑制剂。

4.严格掌握剖宫产指征,正确掌握剖宫产的手术技巧。手术操作应轻柔,防止切口延长;胎儿娩出前尽量先吸净羊水,以免羊水进入子宫切口开放的血窦内。

5.中期妊娠流产钳刮术时,扩张宫颈时应逐号扩张,避免粗暴操作。行钳刮术时应先破膜,待羊水流尽后再钳夹出胎儿和胎盘组织。

6.羊膜腔穿刺术时,应选用细针头(22号腰穿针头)。最好在超声引导下穿刺,以免刺破胎盘,形成开放血窦。

第六章　生殖内分泌疾病

第一节　功能失调性子宫出血

功能失调性子宫出血简称功血,是由于调节生殖的神经内分泌机制失常引起的异常子宫出血,而全身及内外生殖器官无器质性病变存在。按发病机制功血可分为排卵性和无排卵性两类。

一、无排卵性功能失调性子宫出血

正常月经的周期、持续时间和出血量,表现为明显的规律性和自限性。机体内部和外界许多因素诸如精神过度紧张、恐惧、忧伤、环境和气候骤变,以及全身性疾病,均可通过大脑皮质和中枢神经系统影响下丘脑-垂体-卵巢轴的相互调节或靶细胞效应异常而导致月经失调。

无排卵性功血主要发生于青春期和围绝经期妇女,但两者的发病机制不完全相同。在青春期,下丘脑和垂体的调节功能未成熟,它们与卵巢间尚未建立稳定的周期性调节,尤其对雌激素的正反馈作用存在缺陷,促卵泡激素(FSH)呈持续低水平,促黄体生成激素(LH)无高峰形成。因此,虽有成批的卵泡生长,却无排卵,卵泡发育到一定程度即发生退行性变,形成闭锁卵泡。而围绝经期妇女,由于卵巢功能衰退,卵泡几乎已耗尽,尤其剩余卵泡对垂体促性腺激素的反应性低下,雌激素分泌量锐减,对垂体的负反馈变弱,于是促性腺激素水平升高,不能形成排卵前高峰,终至发生无排卵性功血。

正常月经的发生是基于排卵后黄体生命期的结束,雌激素和孕酮的撤退,使子宫内膜皱缩坏死而脱落出血。无排卵性功血是由于单一雌激素刺激而无孕酮对抗而引起的雌激素撤退出血或雌激素突破出血。在单一雌激素的持久刺激下,子宫内膜增生过长,若有一批卵泡闭锁,雌激素水平可突然下降,内膜因失去激素支持而剥脱出血,正如外源性雌激素应用撤退后所引起的出血,属于雌激素撤退出血。雌激素突破出血有两种类型。低水平雌激素维持在阈值水平,可发生间断性少量出血,内膜修复慢使出血时间延长;高水平雌激素且维持在有效浓度,则引起长时间闭经,因无孕激素参与,内膜增厚而不牢固,易发生急性突破出血,且血量汹涌。

无排卵性功血时,异常子宫出血还与子宫内膜出血自限机制缺陷有关。主要表现为:①组织脆性增加。因子宫内膜受单一雌激素刺激腺体持续增生,而间质因缺乏孕激素作用反应不足,导致子宫内膜组织脆弱,易自发破溃出血。②子宫内膜脱落不完全致修复困难。无排卵性功血由于雌激素的波动,子宫内膜脱落不规则和不完整,使之缺乏足够的组织丢失量而难以刺激内膜的再生和修复。③血管结构与功能异常。不规则的组织破损和多处血管断裂,加上小动脉缺乏螺旋化,收缩不力,造成出血时间延长、出血量增多。④凝血与纤溶异常。多次组织的破损活化了纤溶酶,引起更多的纤维蛋白裂解,子宫内膜纤溶亢进,凝血功能缺陷。⑤血管舒张因子异常。增生期子宫内膜含血管舒张因子前列腺素 E_2(PGE_2),在无排卵性功血中,PGE_2 含量更高,使血管扩张,出血增加。

根据血内雌激素浓度的高低和作用时间的长短,以及子宫内膜对雌激素反应的敏感性,子宫内膜可表现出不同程度的增生性变化,少数呈萎缩性改变。

1.子宫内膜增长过长　根据国际妇科病理协会分类如下:①简单型增生过长。指腺体增生有轻至中度的结构异常;子宫内膜局部或全部增厚,或呈息肉样增生;仅约 1% 可发展为子宫内膜腺癌。②复杂型增生过长。指腺体增生拥挤且结构复杂;细胞核大、深染,有核分裂,但无细胞异型性;约 3% 可发展为子宫内膜腺癌。③不典型增生过长。指腺上皮出现异型性改变,此类改变已不属于功血的范畴。

2.增生期子宫内膜　子宫内膜所见与正常月经周期中的增生期内膜无区别,只是在月经周期后半期甚至月经期,仍表现为增生期形态。

3.萎缩型子宫内膜　子宫内膜萎缩菲薄,腺体少而小,腺管狭而直,腺上皮为单层立方形或低柱状细胞,间质少而致密,胶原纤维相对增多。

(一)无排卵性功能失调性子宫出血的诊断

1.病史　详细询问病史应注意患者的年龄、月经史、婚育史及避孕措施,全身有无慢性病史如肝病、血液病,以及甲状腺、肾上腺或垂体疾病等,有无精神紧张、情绪受打击等影响正常月经的因素。了解病程经过,如发病时间、目前出血情况、出血前有无停经史及以往治疗经过。

2.临床表现　无排卵性功血患者可有各种不同的临床表现。临床上最常见的症状是子宫不规则出血。根据月经周期紊乱和子宫出血数量及性质改变不同,子宫出血异常有如下几种类型:①月经过多。周期规则,但经量过多(>80 毫升)或经期延长(>7 日)。②月经频发。周期规则,但短于 21 日。③子宫不规则出血。

周期不规则,经期长而经量不太多。④子宫不规则过多出血。周期不规则,血量过多。

3.辅助诊断

(1)诊断性刮宫:为排除子宫内膜病变和达到止血目的,必须进行全面刮宫,应刮整个宫腔。为了确定排卵或黄体功能,应在经前期或月经来潮6小时内刮宫;不规则流血者可随时进行刮宫。子宫内膜病理检查可见增生期变化或增生过长,无分泌期出现。

(2)宫腔镜检查:在宫腔镜直视下选择病变区进行活检,较盲取内膜的诊断价值高,尤其可提高早期宫腔病变如子宫内膜息肉、子宫黏膜下肌瘤、子宫内膜癌的诊断率。

(3)基础体温测定:是测定排卵的简易可行方法。无排卵性功血患者基础体温呈单相型。

(4)激素测定:为确定有无排卵,可于黄体期合适时间测定血清孕酮,若升高提示有排卵。

(二)无排卵性功能失调性子宫出血的鉴别诊断

必须排除生殖道局部病变或全身性疾病所导致的生殖道出血,尤其青春期女孩的阴道或宫颈恶性肿瘤。育龄妇女黏膜下肌瘤和滋养细胞肿瘤,以及围绝经期、老年期妇女子宫内膜癌易误诊为功血,应注意如下鉴别:①异常妊娠或妊娠并发症如流产、宫外孕、葡萄胎、子宫复旧不良、胎盘残留、胎盘息肉等。②生殖道肿瘤,如子宫内膜癌、宫颈癌、绒毛膜癌、子宫肌瘤、卵巢肿瘤等。③生殖道感染,如急性或慢性子宫内膜炎、子宫肌炎等。④性激素类药物使用不当。⑤全身性疾病,如血液病、肝损害、甲状腺功能亢进或低下等。

(三)无排卵性功能失调性子宫出血的治疗

1.一般治疗　加强营养,纠正贫血,改善全身情况,出血时间长者给予抗生素预防感染,适当应用止血药物以减少出血量。

2.药物治疗　内分泌治疗极有效,但对不同年龄的对象应采取不同方法。青春期少女以止血、调整周期、促使卵巢排卵为原则治疗;绝经过渡期妇女止血后以调整周期、减少经量为原则。使用性激素治疗时应周密计划,制定合理方案,尽可能使用最低有效剂量,并进行严密观察,以免性激素应用不当而引起出血。

(1)止血:对大量出血患者,要求在性激素治疗8小时见效,24~48小时内出血基本停止,若96小时以上仍不止血,应考虑如下有器质性病变存在:①雌孕激素联合用药。性激素联合用药的止血效果优于单一药物,口服避孕药在治疗青春期和生育年龄无排卵型功血时较有效。目前,使用的是第三代短效口服避孕药,如去氧烯炔雌醇片、复方孕二烯酮片或炔雌醇环丙孕酮片。方法:1~2片,每8~12小时1次,出血停止3日后递减至维持量,每日1片,共21日停药。②雌激素。应用大剂量雌激素可迅速提高血内雌激素浓度,促使子宫内膜生长,短期内修复创面而止血。主要适用于急性大量出血时。例如,用苯甲酸雌二醇,每日3~4毫克,分2~3次肌内注射;出血停止3天后减量,每3日递减1/3量。结合雌激素片剂(倍美力)1.25~2.5毫克,或戊酸雌二醇每次2毫克,每4~6小时1次,血止后每3日递减1/3量。雌激素治疗过程中,患者血红蛋白升至90克/升以上时须加用孕激素撤退。③孕激素。无排卵性功血由单一雌激素刺激所致,补充孕激素使处于增生期或增生过长的子宫内膜转化为分泌期,停药后内膜脱落,出现撤药性出血。由于此种内膜脱落较彻底,故又称"药物性刮宫"。适用于体内已有一定水平雌激素的患者。合成孕激素分为两类,常用的为17-羟孕酮衍生物(甲羟孕酮、甲地孕酮)和19-去甲基睾酮衍生物(炔诺酮、双醋炔诺酮等)。可选用对内膜作用效价高的炔诺酮(妇康片)5~7.5毫克口服,每6小时1次,一般用药4次后出血量明显减少或停止,改为8小时1次,再逐渐减量,每3日递减1/3量,直至维持量每日5毫克,持续用到血止后20日左右停药,停药后3~7日发生撤药性出血。④其他。抗前列腺素药物和其他止血药,如氟芬那酸200毫克,每日3次;氨甲苯酸100毫克静脉注射;氨甲环酸每日1~2克,静脉注射或静脉滴注。这些药物有减少出血量的辅助作用。

(2)调整月经周期:应用性激素止血后必须调整月经周期。青春期及生育年龄无排卵型功血,需要恢复正常的内分泌功能,以建立正常月经周期;绝经过渡期患者需控制出血及预防子宫内膜增生的发生,防止功血再次发生。常用的调整月经周期方法有如下几种:①雌激素、孕激素序贯疗法。即人工周期,为模拟自然月经周期中卵巢的内分泌变化,将雌激素、孕激素序贯应用,使子宫内膜发生相应变化,引起周期性脱落。适用于青春期功血或育龄期功血内源性雌激素水平较低者。生理替代全量为戊酸雌二醇2毫克或妊马雌酮1.25毫克,于出血第五日起,每晚1次,连服21日,至服药第11日,每日加用黄体酮注射液20毫克肌内注射(或甲羟孕酮10毫克,口服)共10日,两药同时用完,停药后3~7日出血。于出血第五日重复用药,一般连续使用3个周期。用药2~3个周期后,患者常能自发排卵。若患者体内有一定的雌激素水平,雌激素可采用半量或1/4量。②雌激素、孕激素合并应用。雌激素使子宫内膜再生修复,孕激素用以限制雌激素引起的内膜增生程度。适用于育龄期功血内源性雌激素水平较高者或绝经过渡期。可用口服避孕药,于出血第五日起,每晚 1 片,连服 21 日,撤药后出现出血,血量较少。连用 3 个周期。③后半周期疗法。适用于青春期或活组织检查为增殖期内膜功血。于月经周期后半期服用甲羟孕酮每日 8～10 毫克,每日 1 次,连服 10 日以调节周期。共 3 个周期为 1 个疗程。④促进排卵。功血患者经上述药物治疗几个疗程后,部分患者可恢复自发排卵。青春期一般不提倡使用促排卵药物,对有生育要求的无排卵不孕患者,可针对病因采取促排卵。⑤宫内孕激素释放系统。常用于治疗严重月经过多。在宫腔内放置含有左炔诺孕酮的宫内节育器,使孕激素在局部直接作用于子宫内膜减少经量的 80%～90%,有时甚至出现闭经。

3.手术治疗　以刮宫术最常用,既能明确诊断,又能迅速止血。更年期出血患者激素治疗前宜常规刮宫,最好在宫腔镜下行分段诊断性刮宫,以排除子宫内细微器质性病变。对青春期功血刮宫应持慎重态度。子宫切除术很少用以治疗功血,适用于病理诊断为子宫内膜复杂型增生过长,甚至已发展为子宫内膜不典型增生时。通过电凝或激光行子宫内膜去除术,仅用于经量多的绝经过渡期功血和经激素治疗无效且无生育要求的患者,或对施行子宫切除术有禁忌证者。

二、排卵性月经失调

排卵性月经失调较无排卵性功血少见,多发生于生育年龄妇女。患者有周期性排卵,有可辨认的月经周期。患者虽有排卵功能,但黄体功能异常。常见有黄体功能不足和子宫内膜不规则脱落两种类型。

1.黄体功能不足　月经周期中有卵泡发育及排卵,但黄体期孕激素分泌不足或黄体过早衰退,导致子宫内膜分泌反应不良。目前,认为黄体功能不足因多种因素所致:①卵泡发育不良,雌激素分泌减少。②LH 脉冲频率虽增加,但峰值不高,LH 不足使排卵后黄体发育不全,孕激素分泌减少。③LH/FSH 比率异常也可造成性腺轴功能紊乱,使卵泡发育不良,排卵后黄体发育不全,以致子宫内膜分泌反应不足。④部分患者在黄体功能不足可能为高血催乳激素血症引起。其子宫内膜的形态往往表现为腺体分泌不足,间质水肿不明显,也可观察到腺体与间质发育的不同步现象,或在内膜各个部位显示分泌反应不均。

2.子宫内膜不规则脱落　在月经周期中,患者有排卵,黄体发育良好,但萎缩过程延长,导致子宫内膜不规则脱落。正常月经期第 3～4 日时,分泌期内膜已全部脱落,代之以再生的增生期内膜。但在子宫内膜不规则脱落时,于月经期第 5～6 日仍能见到呈分泌反应的内膜。子宫内膜表现为混合型,即残留的分泌期内膜与出血坏死组织及新增生的内膜混杂共存。

（一）排卵性月经失调的诊断

黄体功能不足的患者，一般表现为月经周期缩短，因此月经频发。有时月经周期虽在正常范围内，但卵泡期延长，黄体期缩短，以致患者不易受孕或易于在孕早期流产；妇科检查生殖系统未见器质性疾病，基础体温双相型。但排卵后体温上升缓慢，上升幅度偏低，升高时间小于 11 天，子宫内膜显示分泌反应不良。子宫内膜脱落不全的患者表现为月经间隔时间正常，但经期延长，长达 9～10 日，且出血量多。基础体温双相型，但下降缓慢。诊断性刮宫在月经期第 5～6 日进行，内膜切片检查仍能见到呈分泌反应的内膜，且与出血期及增生期内膜并存。

（二）排卵性月经失调的鉴别诊断

需排除病理原因引起的子宫出血，如异常妊娠或妊娠并发症、生殖器官肿瘤、性激素使用不当或宫内节育器引起的子宫不规则出血。

（三）排卵性月经失调的治疗

1.对于黄体功能不足的治疗

（1）促进卵泡发育：黄体功能不足的治疗方法较多，首先应针对其发生原因，调整性腺轴功能，促使卵泡发育和排卵，以利于正常黄体的形成。首选药物氯米芬，适用于黄体功能不足卵泡期过长者。氯米芬疗效不佳尤其不孕者考虑用人绝经期促性腺激素/人绒毛膜促性腺激素（HMG/HCG）疗法，以加强卵泡发育和诱发排卵，促使正常黄体形成。黄体功能不足催乳激素水平升高者，宜用溴隐亭治疗。随着催乳激素水平下降，可调节垂体分泌促性腺激素及卵巢分泌雌激素、孕激素增加，从而改善黄体功能。

（2）黄体功能刺激疗法：通常应用 HCG 以促进及支持黄体功能。于基础体温上升后开始，隔日肌内注射 HCG 1000～2000 单位，共 5 次，可使血浆孕酮明显上升，随之正常月经周期恢复。

（3）黄体功能替代疗法：一般选用天然黄体酮制剂，因合成孕激素多数具有溶黄体作用，孕期服用还可能使女胎男性化。自排卵后开始每日肌内注射黄体酮 20 毫克，或口服地屈孕酮 10 毫克，每日 2 次，共 10～14 日，用于补充黄体分泌孕酮的不足。

2.对于子宫内膜脱落不全的治疗

（1）孕激素：自下次月经前 10～14 日开始，每日口服甲羟孕酮 10 毫克，有生育要求者肌内注射黄体酮或口服天然微粒化孕酮，连用 10 天。其作用是调节下丘脑-垂体-卵巢轴的反馈功能，使黄体及时萎缩，内膜及时完整脱落。

（2）绒促性素：用法同黄体功能不足，HCG 有促进黄体功能的作用。

(四)临床经验及治疗进展

功血的治疗目的,一是止血;二是调整月经周期。

1.止血　有 3 种止血方法:性激素止血,刮宫,辅助治疗。性激素止血包括子宫内膜脱落法(俗称药物刮宫)、子宫内膜修复法、子宫内膜萎缩法 3 种方法。

随机对照试验已表明,孕激素控制月经周期方面优于其他药物,对于月经不规律或无排卵的患者服用孕酮应该在 10～12 天。一般停用孕激素 2～7 天出现撤退性出血,如果未出现撤退性出血或持续不规则阴道出血,需要对诊断重新评估,包括是否存在早期妊娠,必要时行相关的内科检查。在应用子宫内膜修复法治疗功血的过程中,应注意减量原则,即每次减量不超过原用量的 1/3。因为减量过大,会有出血情况发生。即使按照每 3 天减量 1/3 逐渐减量的原则,也可能发生出血,则需按减量前的剂量服药。孕激素内膜萎缩法在临床中也经常用于治疗子宫内膜增生,但是不适用于青春期患者。

2.调节月经周期　采用上述方法达到止血目的后,因病因并未去除,停药后多数复发,需随后采取措施控制月经周期,防止功血再次发生。

功血的治疗时间应尽量个体化,因为功血患者往往病史较长,治疗可能是一个较为漫长的过程,所以这一点在患者就诊时需要告知患者,否则很多患者认为治疗 1～2 次就可治愈,月经刚正常就停止治疗,导致功血反复发作。"酌情"是指根据患者病情轻重决定治疗的疗程,如果第一次出现功血,且贫血不严重,可应用 3 个周期。如果反复发生功血,或贫血尚未纠正,可延长至 6 个周期,甚至更长。停药后建议患者测量基础体温,如果基础体温双相,则提示有排卵,如单相仍需继续治疗。如果没有条件测量基础体温,停止治疗后 1～2 个月无月经来潮,应该继续治疗。由此可以看出,对患者的宣传教育很重要。

3.手术治疗　对于药物治疗疗效不佳或不宜用药、无生育要求的患者,尤其是不易随访的年龄较大者及病理为癌前期病变或癌变者,应考虑手术治疗。如子宫内膜去除术、子宫切除或子宫动脉栓塞术。

随着宫腔镜技术的不断成熟,使得宫腔镜检查成为明确异常子宫出血原因的首选方法,在宫腔镜直视下用环状电极切除子宫内膜,临床已应用 20 余年,技术相对成熟,是当前子宫内膜去除最为常用的方法。

第二节　病理性闭经

病理性闭经是由于生殖系统的局部病变和全身性疾病引起的闭经,称为病理性闭经。引起病理性闭经的原因很多,可分为以下几个方面:①精神因素。精神上的创伤、恐惧、紧张等。②营养不良。③全身性疾病。如严重贫血、结核、肾脏病、糖尿病等。④子宫本身疾病。如先天性无子宫、子宫发育不良、创伤、刮宫过深、宫腔粘连等。⑤卵巢疾病。如卵巢先天性缺如或发育不良或手术切除、恶性肿瘤等。⑥内分泌腺疾病。如垂体、甲状腺、肾上腺等的病变。另外尚需注意,有些闭经属于假性闭经,即有月经周期的变化,但因先天性畸形或后天的损伤使经血不能外流,而引起的这类闭经。这些患者往往有下腹周期性胀痛,并且逐月加重,与上述真性闭经不同。

一、原发性闭经

闭经是妇科疾病中常见症状。表现为无月经或月经停止,闭经分为原发性和继发性两类。原发性闭经系指年龄超过16岁,第二性征已发育,或年龄超过14岁,第二性征尚未发育,且无月经来潮者。原发性闭经较为少见,往往由于遗传学原因或先天发育缺陷引起。根据第二性征发育情况分为第二性征存在和第二性征缺乏两类。

1.第二性征存在

(1)米勒管发育不全综合征:约20%的青春期原发性闭经伴有子宫阴道发育不全。表现为始基子宫或无子宫、无阴道,而外生殖器、输卵管、卵巢发育正常,女性第二性征正常,15%患者伴肾畸形及12%患者伴骨骼畸形。

(2)对抗性卵巢综合征:由于卵巢的胞膜受体缺陷,不能对促性腺激素产生反应。于是不能分泌激素,不能负反馈抑制垂体。临床特征是卵巢形态饱满,内有多数始基卵泡及少数初级卵泡,第二性征不发育,出现闭经及促性腺激素升高。

(3)雄激素不敏感综合征:又称睾丸女性化完全型。为男性假两性畸形,染色体核型为46,XY,性腺为睾丸,但未下降而位于腹腔内或腹股沟。睾酮水平虽在男性范围,由于胞质缺乏睾酮受体,故睾酮不发挥生物学效应,但睾酮仍能通过芳香化酶转化为雌激素,故表型为女型,至青春期虽乳房隆起丰满,但乳头发育不良,乳晕苍白,阴毛、腋毛稀少。睾丸又能分泌米勒管抑制因子,故阴道呈凹陷状,子宫及输卵管缺如。

(4)生殖道闭锁:任何生殖道闭锁引起的横向阻断均可导致闭经,如阴道横膈、处女膜闭锁等。

(5)真两性畸形:非常少见,同时存在男性和女性性腺,染色体核型可以分为XX,XY 或嵌合体。女性第二性征存在。

2.第二性征缺乏

(1)性腺发育不全:占原发性闭经的 35%。分为染色体正常或异常两类:①特纳综合征。又称先天性卵巢发育不良,因性染色体异常引起,缺少一个 X 染色体或其分化不完全。核型为 X 染色体单体(45,XO)或嵌合体(45,XO/46,XX 或 45,XO/47,XXX)。表现为卵巢不发育,原发性闭经及第二性征发育不良。患者身材矮小,常有蹼颈、盾胸、后发际低、肘外翻、腭高耳低、鱼样嘴等临床特征,可伴主动脉缩窄及肾、骨骼畸形。②单纯性腺发育不全。首先,46,XX 条索状性腺:体格发育无异常,卵巢呈条索状无功能实体,内无生殖细胞和卵泡,子宫发育不良,外生殖器女型,第二性征发育差,人工周期治疗可有撤药性出血。其次,46,XY 条索状性腺,又称 Swyer 综合征。体格发育无异常,主要表现为条索状性腺及原发性闭经。由于 Y 染色体存在,患者在 10～20 岁时发生性腺母细胞瘤或无性细胞瘤的危险增高,诊断确定后应切除条索状性腺。

(2)低促性腺索性腺功能减退:多因下丘脑分泌 GnRH 不足或垂体分泌促性腺激素不足而致原发性闭经。最常见为体质性青春发育延迟。其次为嗅觉缺失综合征。是由于下丘脑 GnRH 分泌缺乏同时伴有嗅觉丧失或减退。临床上以低促性腺激素、低性激素为特征,主要表现为青春期延迟,无月经来潮,无性征发育,而女性内生殖器分化正常。常伴有嗅觉障碍及先天性耳聋。

(一)原发性闭经的诊断

1.病史 了解其自幼生长发育过程,有无先天性缺陷或其他疾病及家族史。

2.体格检查 检查全身发育状况,有无畸形;测量体重、身高。四肢与躯干比例,五官生长特征;观察精神状态、智力发育、营养和健康情况。妇科检查应注意内、外生殖器的发育。有无先天性缺陷、畸形,腹股区有无肿块,第二性征如毛发分布、乳房发育是否正常。

3.其他 疑有先天性畸形者,应进行染色体核型分析及分带检查。

(二)原发性闭经的治疗

1.雌激素替代治疗 适用于无子宫者。妊马雌酮每日 0.625～1.25 毫克,自小剂量开始,连服 21 日,停药 1 周后重复用药。

2.雌激素、孕激素序贯治疗 适用于有子宫患者,妊马雌酮每日 0.625 毫克,自出血第五日起,连服 20～22 日;后 10 日配伍甲羟孕酮每日 8～10 毫克。

二、继发性闭经

继发性闭经是指以往曾建立正常月经,但此后因某种病理性原因而月经停止6个月,或按自身原来月经周期计算停经3个周期以上者。发生率较原发性闭经至少高10倍。其病因复杂,根据控制正常月经周期可分为下丘脑性闭经、垂体性闭经、卵巢性闭经及子宫性闭经4个主要环节。

1.下丘脑性闭经　是最常见的一类闭经,以功能性原因为主。

(1)紧张应激:精神创伤、环境变化等因素均可使机体处于紧张的应激状态,扰乱中枢神经与下丘脑之间的联系,从而影响下丘脑-垂体-卵巢轴而闭经。

(2)体重下降和营养缺乏:中枢神经对体重急剧下降极为敏感,而体重又与月经联系紧密,不论单纯性体重下降或真正的神经性厌食均可诱发闭经。单纯性体重下降系指体重减轻标准体重的15%~25%。

(3)过剧运动:剧烈运动如长跑易致闭经,原因是多方面的。初潮发生和月经的维持有赖于一定比例(17%~20%)的机体脂肪,若运动员肌肉脂肪比率增加或总体脂肪减少可使月经异常。

(4)药物:除垂体腺瘤可引起闭经溢乳综合征外,长期应用某些药物如吩噻嗪衍生物(奋乃静、氯丙嗪)、利舍平及甾体类避孕药,偶尔也可出现闭经和异常乳汁分泌。此种药物性抑制常是可逆的,一般在停药后3~6个月月经自然恢复。

(5)颅咽管瘤:位于蝶鞍上的垂体柄漏斗部前方可发生颅咽管瘤,由先天性残余细胞发展形成,是垂体、下丘脑性闭经的罕见原因,瘤体增大压迫下丘脑和垂体柄时,可引起闭经、生殖器官萎缩、肥胖、颅压增高、视力障碍等症状,称为肥胖生殖无能综合征。

2.垂体性闭经　主要病变在垂体。腺垂体器质性病变或功能失调可影响促性腺激素的分泌,继而影响卵巢功能而引起闭经。

(1)垂体梗死:常见的为席汉综合征。由于产后大出血休克,使垂体缺血坏死,尤以腺垂体为敏感,促性腺激素分泌细胞发生坏死,也可累及促甲状腺激素、促肾上腺皮质激素分泌细胞。于是出现闭经、无乳、性欲减退、毛发脱落等症状,第二性征衰退,生殖器官萎缩,还可出现畏寒、嗜睡、低血压及基础代谢率降低。

(2)垂体肿瘤:位于蝶鞍内的腺垂体各种腺细胞可发生催乳激素腺瘤、生长激素腺瘤、促甲状腺激素腺瘤、促肾上腺皮质激素腺瘤及无功能的垂体腺瘤。不同类型的肿瘤可出现不同症状,但都有闭经表现,这是因为肿瘤压迫分泌细胞,使促性腺激素分泌减少所致。常见的催乳激素细胞肿瘤可引起闭经溢乳综合征。

（3）空蝶鞍综合征：因鞍膈不全或某种病变，蝶鞍内出现空隙，脑脊液流向蝶鞍的垂体窝，垂体受压缩小，而蝶鞍扩大。因压迫垂体发生高催乳激素血症，常见症状为闭经，有时泌乳。X线检查仅见蝶鞍稍增大；CT或MRI检查则精确显示，在扩大的垂体窝中，可见萎缩的垂体和低密度的脑脊液。

3.卵巢性闭经　其原因在卵巢，卵巢分泌的性激素水平低下，子宫内膜不发生周期性变化而导致闭经。

（1）卵巢早衰：40岁前绝经者称为卵巢早衰。表现为继发闭经，常伴更年期症状，具低雌激素及高促性腺激素特征。卵巢内无卵母细胞或虽有原始卵泡，但对促性腺激素无反应。病因以特发性即无明确诱因的卵巢萎缩及过早绝经最常见，另外，自身免疫性疾病亦可引起本病，循环中存在多种器官特异性自身免疫抗体，卵巢活检见有淋巴细胞浸润。

（2）卵巢切除或组织破坏：双侧卵巢已手术切除或经放疗破坏卵巢组织，导致闭经。严重的卵巢炎也可破坏卵巢组织而闭经。

（3）卵巢功能性肿瘤：产生雄激素的睾丸母细胞瘤，由于过量的雄激素抑制下丘脑-垂体-卵巢轴功能而闭经。分泌雌激素的颗粒-卵泡膜细胞瘤，因持续分泌雌激素抑制了排卵，使子宫内膜增生过长而短暂闭经。

（4）多囊卵巢综合征：以长期无排卵及高雄激素血症为特征。表现为闭经、不孕、多毛和肥胖。

4.子宫性闭经　闭经的原因在子宫。此时月经调节功能正常，第二性征发育也往往正常，但子宫内膜受到破坏或对卵巢激素不能产生正常的反应，从而引起闭经。

（1）Asherman综合征：是子宫性闭经中最常见原因。因人工流产刮宫过度或产后、流产后出血刮宫损伤引起，尤其当伴有子宫内膜炎时，更易导致宫腔粘连或闭锁而闭经。颈管粘连者有月经产生，但不能流出；宫腔完全粘连者则无月经。

（2）子宫治疗：子宫内膜切除后或宫腔放射治疗后均可出现子宫性闭经。

（一）继发性闭经的诊断

闭经只是一种症状，诊断时首先必须寻找引起闭经的原因，即下丘脑-垂体-卵巢轴的调节失常发生在哪一环节，然后再确定是何种疾病所引起。

1.病史　详细询问月经史，包括初潮年龄、第二性征发育情况、月经周期、经期、经量等。已婚妇女则需注意其生育史及产后并发症。还应询问闭经期限及伴随症状，发病前有无任何导致闭经的诱因如精神因素、环境改变、体重增减、剧烈运动、各种疾病及用药影响等。

2.体格检查　检查全身发育状况,有无畸形;测量体重、身高,观察精神状态、营养和健康情况。妇科检查应注意内、外生殖器的发育。第二性征如毛发分布、乳房发育是否正常,乳房有无乳汁分泌等。

3.辅助诊断方法

(1)药物撤退试验:①孕激素试验。为评估内源性雌激素水平的简单、快速方法。用黄体酮注射液,每日肌内注射 20 毫克,连续 5 日;或口服甲羟孕酮,每日 10 毫克,连用 5 日。停药后 3～7 日出现撤药出血(阳性反应),提示子宫内膜已受一定水平的雌激素影响,外源性孕激素使其发生分泌期变化,停药后内膜剥脱而出血。若孕激素试验无撤药出血(阴性反应),说明患者体内雌激素水平低下,以致对孕激素无反应,应进一步做雌激素、孕激素序贯试验。②雌激素、孕激素序贯试验。嘱患者每晚睡前服己烯雌酚 1 毫克或妊马雌酮 1.25 毫克,连续 21 日。为使停药后子宫内膜脱落完全,最后 5 日加用甲羟孕酮,每日口服 10 毫克,停药后 3～7 日发生撤药出血为阳性,提示子宫内膜功能正常,对甾体激素有反应,闭经是由于患者体内雌激素水平低落所致,应进一步寻找原因。无撤药出血为阴性,则应重复一次试验,若仍无出血,提示子宫内膜有缺陷或被破坏,可诊断为子宫性闭经。

(2)子宫功能检查:主要了解子宫、子宫内膜状态及功能。①诊断性刮宫。适用于已婚妇女,用于了解宫腔深度和宽度,宫颈管或宫腔有无粘连。刮取子宫内膜做病理学检查,可了解子宫内膜对卵巢激素的反应,还可确定子宫内膜结核的诊断,刮出物同时做结核菌培养。在宫腔镜直视下观察子宫腔及内膜,更可准确诊断有无宫腔粘连、可疑结核病变,应常规取材送病理学检查。②子宫输卵管碘油造影。了解子宫腔形态、大小及输卵管情况,用以诊断生殖系统发育不良、畸形、结核及宫腔粘连等病变。

(3)卵巢功能检查:①基础体温测定。孕酮通过体温调节中枢使体温轻度升高,致使基础体温在正常月经周期中显示为双相型,即月经周期后半期的基础体温较前半期上升 0.3℃～0.6℃。提示卵巢有排卵或黄体形成。②B 型超声监测。从周期第十天开始用 B 型超声动态监测卵泡发育及排卵情况最简便可靠。卵泡直径达 18～20 毫米时为成熟卵泡,估计约在 72 小时内排卵。确定排卵的声像特征为:卵泡突然消失或明显缩小;卵泡边缘模糊,卵泡内呈稀疏光点;直肠子宫陷凹可能出现游离液体。③血甾体激素测定。雌二醇、孕酮及睾酮的放射免疫测定。血孕酮≥15.9 纳克/升,提示有排卵。若雌激素、孕激素浓度低,提示卵巢功能不正常或衰竭;若睾酮值高,提示有多囊卵巢综合征、卵巢男性化肿瘤或睾丸女性化等疾病可能。④卵巢兴奋试验。又称尿促性素(HMG)刺激试验。用 HMG 每日 75～150

单位肌内注射,连用 4 日。自开始注射第六日起,用上述方法了解卵巢能否产生雌激素。若卵巢对垂体激素无反应,提示病变在卵巢;若卵巢有反应,则病变在垂体或垂体以上。

(4)垂体功能检查:雌激素、孕激素序贯试验阳性提示患者体内雌激素水平低落,为确定原发病因在卵巢、垂体或下丘脑,需做以下检查:①血催乳素(PRL)、FSH、LH 放射免疫测定。PRL 升高时应进一步做头颅 CT 检查,排除垂体肿瘤。月经周期中 FSH 正常值为 5~20 单位/升,LH 为 5~25 单位/升。若 FSH>40 单位/升,提示卵巢功能衰竭;若 LH>25 单位/升,高度怀疑为多囊卵巢;若 FSH、LH 均<5 单位/升,提示垂体功能减退,病变可能在垂体或下丘脑。必要时测定促甲状腺激素、促肾上腺皮质激素水平。②垂体兴奋试验。又称 GnRH 刺激试验。用于了解垂体功能减退起因于垂体或下丘脑。将黄体生成素释放激素(LHRH)100 微克溶于生理盐水 5 毫升中,30 秒钟内静脉注射完毕。注射前及注射后 15、30、60、120 分钟分别采取静脉血,测定 LH 含量。若注射后 15~60 分钟 LH 值较注射前高 2~4 倍以上,说明垂体功能正常,病变在下丘脑;若经多次重复试验,LH 值仍无升高或增高不显著,提示病变在垂体。③影像学检查。疑有垂体肿瘤时应做蝶鞍 X 线摄片,肿瘤较大者头颅侧位平片辨认,阴性时需再做 CT 或 MRI 检查,以早期发现垂体微腺瘤(直径<1 厘米)。疑有子宫畸形、多囊卵巢、肾上腺皮质增生或肿瘤时可做 B 型超声检查。④其他检查。疑有先天性畸形者,应进行染色体核型分析及分带检查。宫腔镜或腹腔镜检查。

(二)继发性闭经的治疗

1.全身治疗 全身体质性治疗和心理学治疗在闭经中占重要地位。若闭经由于潜在的疾病或营养缺乏引起,应积极治疗全身性疾病,提高机体体质,供给足够的营养,保持标准体重。若闭经受应激或精神因素影响,则应进行耐心的心理治疗,消除精神紧张和焦虑。

2.病因治疗 闭经若由器质性病变引起,应针对病因治疗。诊断为结核性子宫内膜炎者,应积极抗结核治疗。卵巢或垂体肿瘤患者诊断明确后,应根据肿瘤的部位、大小和性质制定治疗方案。

3.激素治疗 通过对闭经患者的检查诊断步骤,即可确定为正常、高或低促性腺激素性闭经。据此给予不同的治疗方案。

(1)正常促性腺激素性闭经:Asherman 综合征的治疗:①宫腔镜下分离粘连,术后放置 1~3 个月节育环防止粘连。②大剂量雌激素和孕激素序贯治疗,即妊马雌酮每日 1-25 毫克,共用 21 日,甲羟孕酮每日 10 毫克,共用 7 日(最后 7 日),共用 3～6 个月,以重建子宫内膜。

(2)高促性腺激素性闭经:雌激素、孕激素序贯治疗,妊马雌酮每日 0.625 毫克,自出血第五日起,连服 20～22 日;后 10 日配伍甲羟孕酮每日 8～10 毫克。

(3)低促性腺激素性闭经:①无生育要求病例,采用周期性孕激素疗法,月经后半期口服甲羟孕酮,每日 10 毫克,连服 7～10 日。②要求生育病例可以用促排卵的方法。

(4)溴隐亭:适用于高催乳激素血症伴正常垂体或垂体微腺瘤者。

(5)甲状腺素片:适用于甲状腺功能低下引起的闭经。

(6)糖皮质激素:适用于先天性肾上腺皮质功能亢进所致闭经,一般用泼尼松或地塞米松。

(三)临床经验及诊治进展

引起闭经的原因很多,明确诊断闭经的病因是治疗的关键。首先,要对患者进行评估,仔细询问病史,进行体格检查,相关激素的检查(如促卵泡生成激素、促甲状腺激素及催乳素),能够鉴别大多数常见的病因。病史和体格检查应该包括对内外生殖器的充分评估,体格检查异常的患者中性腺发育不全约占女性原发性闭经的 15%,如果小于 30 岁的女性性腺异常,需要进行染色体核型分析。体格检查正常的患者,在排除妊娠后,需评估促卵泡激素、催乳素和促甲状腺激素,以排除甲状腺疾病、垂体肿瘤、下丘脑病变及多囊卵巢综合征。

正常或低促性腺激素性闭经在继发性闭经中占 66%,最常见的病因是下丘脑病变和多囊卵巢综合征(PCOS)。其中 2%～5% 的成年女性存在促性腺激素分泌不足或下丘脑性闭经(HA)。HA 的诊断中病史采集非常重要,精神压力、体质量改变、营养不良和过度运动与 HA 密切相关。另外,还需要注意与一些特殊体征如溢乳、头痛、视力改变等。有些药物也可以引起闭经,如抗精神病药物。

促性腺激素水平升高标志着性腺功能不足,可能见于任何年龄的女性,常见的病理性病因是性腺发育不全或性腺功能障碍。临床上性腺功能不足常见的原因是卵巢衰竭。卵巢衰竭发生在 40 岁前称为卵巢早衰,不满 30 岁的女性卵巢功能衰竭需检查染色体。当染色体为 XX 的个体中,性腺功能障碍常常表现为卵巢功能衰竭;当卵巢衰竭发生在性成熟前,临床表现为原发性闭经和乳房发育不全。在染色体为 XY 的个体中,由于苗勒管抑制因子和雄激素的缺乏,将会有女性的内外生殖器和性征,但是也可能有男性生殖腺。另外,常见的核型异常是 45,X,患者表现为身材矮小、颈蹼、发际低和脆性综合征。

女性正常月经依赖于下丘脑、垂体和卵巢及其激素诱导的子宫内膜之间的相互协调作用,其中任何一个方面出现功能障碍都可能导致闭经,影响生育。引起闭经的病因众多,临床上最常见的闭经原因为下丘脑病变、多囊卵巢综合征、高泌乳素血症和卵巢衰竭,明确诊断闭经的病因是治疗的关键,病史、体格检查、内分泌功能的检查和辅助检查相结合,可对闭经进行全面诊断。

第三节　多囊卵巢综合征

多囊卵巢综合征(PCOS)于 1935 年由 Stein 和 Leventhal 报道,故又称 Stein-Leventhal 综合征,是一种生殖功能障碍与糖代谢异常并存的内分泌紊乱综合征。持续无排卵、雄激素过多和胰岛素抵抗是其重要特征。内分泌特征:①雄激素过多。②雌酮过多。③黄体生成素/促卵泡生成激素比值增大。④胰岛素过多。病因不详,发病相关因素以胰岛素抵抗为主。可能的发生机制如下。

1.下丘脑-垂体-卵巢轴调节功能异常　由于卵巢间质、卵泡膜细胞及颗粒细胞皆参与雄激素产生,且对促黄体生成素(LH)反应敏感,故睾酮水平增加主要来源于卵巢。结果卵巢内高雄激素浓度抑制卵泡成熟,引起发育中卵泡闭锁,不能形成优势卵泡,以致雌激素的正常分泌模式中断。PCOS 时过多的雄激素主要是雄烯二酮和睾酮,尤其游离睾酮增加;过多的雌激素主要是雌酮(El)增高,是雄烯二酮在周围组织中芳香化酶转化的结果,而雌二醇(E2)处于卵泡期水平。下丘脑-垂体功能的紊乱在 PCOS 发病中起重要作用,由于下丘脑弓状核脉冲分泌幅度增加,使 PCOS 患者几乎都有 LH 水平上升。由于 LH 水平上升又促进卵巢及肾上腺分泌雄激素,进一步形成雄激素过多、持续无排卵的恶性循环。

2.胰岛素抵抗和高胰岛素血症　目前认为,PCOS 病因可能与高胰岛素血症和胰岛素抵抗有关。40%～60%的 PCOS 患者(特别是肥胖患者)存在胰岛素抵抗。研究证明,胰岛素和胰岛素样生长因子 1 受体存在于卵巢中,而胰岛素和胰岛素样生长因子 1 对卵巢间质和卵泡皆有影响,可引起卵巢分泌雄激素,阻碍正常卵泡发育。严重的胰岛素抵抗患者有时发生雄激素过多、胰岛素抵抗和黑棘皮综合征,常表现高睾酮和高胰岛素水平,黑棘皮症是胰岛素抵抗的标志。胰岛素抵抗和代偿性高胰岛素血症与肥胖相关,PCOS 肥胖患者 20%有葡萄糖不耐受或明显的糖尿病。

一、多囊卵巢综合征的诊断

1.临床表现

(1)月经失调:主要表现是闭经,绝大多数为继发闭经,闭经前常有月经稀发或过少。

(2)不孕:由于持续无排卵所致。

(3)男性化表现:主要表现为多毛,可出现不同程度的多毛,尤其是阴毛,分布常呈男性型。油月旨性皮肤及痤疮也常见。

(4)肥胖:是由于雄激素过多和未结合睾酮比例增加引起,亦与雌激素的长期刺激有关。

(5)黑棘皮症:雄激素过多的另一体征是黑棘皮症,常在阴唇、颈背部、腋下、乳房下和腹股沟等处皮肤出现灰褐色色素沉着,呈对称性,皮肤增厚。

(6)卵巢增大:盆腔检查时有时刻触及一侧或双侧卵巢。B型超声检查可见一侧或双侧卵巢直径2~9毫米的卵泡≥12个,和(或)卵巢体积≥10立方厘米。

(7)远期并发症:由于持续的、无周期性的、相对较高的雌激素水平对于子宫内膜的刺激,可能增加子宫内膜癌和乳癌的发病率;血脂代谢紊乱可能导致心血管疾病;胰岛素抵抗和高胰岛素血症易诱发隐性糖尿病或糖尿病。

2.辅助检查

(1)基础体温测定:表现为单相,月经周期后半期体温无升高。

(2)B型超声检查:双侧卵巢均匀性增大,包膜回声增强,轮廓较光滑。内部回声强弱不均,可见10个以上大小不等的无回声区围绕卵巢边缘,有时散在分布于卵巢内。

(3)诊断性刮宫:于月经前数日或月经来潮6小时内行诊断性刮宫,子宫内膜呈增生期或增生过长,无分泌期变化。

(4)激素测定:①血清促卵泡激素(FSH)值偏低,而LH值升高,LH/FSH≥2~3。②血清睾酮、双氢睾酮、雄烯二酮浓度增高,睾酮水平通常不超过正常范围上限2倍。脱氢表雄酮(DHEA)、脱氢表雄酮硫酸酯(DHEA-s)浓度正常或轻度升高。③尿17-酮皮质类固醇正常或轻度升高,正常时提示雄激素来源于卵巢,升高时提示肾上腺功能亢进,17-羟皮质类固醇反映皮质醇的水平。④血清雌激素测定为正常值或稍增高,其水平恒定,无周期性变化。⑤其他检查:PCOS患者尤其肥胖患者,应测定空腹血糖及口服葡萄糖耐量试验(OGTT)。有条件单位则测定空腹胰岛素水平及葡萄糖负荷后血清胰岛素最高浓度。

（5）腹腔镜检查：通过腹腔镜直接窥视，可见卵巢增大，包膜增厚，表面光滑，呈灰白色，有新生血管。包膜下显露多个卵泡，但无排卵征象（排卵孔、血体或黄体）。腹腔镜下取卵巢组织送病理检查，诊断即可确定。

二、多囊卵巢综合征的鉴别诊断

一般需与下列疾病相鉴别。

1.卵巢的多囊样改变　一些青春期或生育期有排卵功能的妇女卵巢也可以表现出类似 PCOS 患者卵巢的多囊样改变，但超声下可见成熟卵泡，临床上缺乏 PCOS 的表现，各项检查指标没有 PCOS 的改变。

2.卵泡膜细胞增殖症　临床表现及内分泌检查与 PCOS 相仿，但更严重，本症患者比 PCOS 患者更肥胖，男性化更明显，睾酮水平更高，但脱氢表雄酮硫酸酯正常。

3.卵巢雄激素肿瘤　如睾丸母细胞瘤、门细胞瘤、肾上腺残迹肿瘤等，肿瘤一般是单侧、实性、逐渐增大。患者男性化更明显，可表现为进行性。可做 B 型超声、MRI 或 CT 定位。

4.肾上腺皮质增生或肿瘤　当血清脱氢表雄酮硫酸酯大于 18.2 微摩/升时，应与肾上腺皮质增生或肿瘤相鉴别。肾上腺皮质增生患者对促肾上腺皮质激素（ACTH）兴奋试验反应亢进，做过夜地塞米松抑制试验时抑制率≤0.70；肾上腺皮质肿瘤患者则对这两项试验反应均不明显。

三、多囊卵巢综合征的治疗

1.一般治疗　肥胖者加强锻炼和限制高糖、高脂饮食以减轻体重，因脂肪堆积过多会加剧高胰岛素和高雄激素的程度。

2.药物治疗

（1）降低 LH 水平：①短效避孕药如去氧孕烯（妈富隆）或醋酸环丙孕酮（达英-35），周期性服用，通过反馈作用降低 LH 的高频高幅异常分泌，减少卵巢源性雄激素，周期性子宫内膜剥脱还起到预防子宫内膜癌的作用。②促性腺激素释放激素类似物，用于要求生育而难于控制的高 LH 水平的 PCOS 患者。如醋酸戈舍瑞林（诺雷德）3.6 毫克、曲普瑞林（达必佳）3.75 毫克、醋酸曲普瑞林（达菲林）3.75 毫克，月经第二天皮下注射，每月 1 次，最多可连续使用 3 个周期。

（2）改善 PCOS 的胰岛素抵抗状态：①双胍类。二甲双胍（甲福明），每日 1000～1500 毫克，口服，通过降低血胰岛素，纠正高雄激素血症。②二氮嗪。每日 300

毫克,口服,对降低胰岛素及血游离雄激素有明确效果。③噻唑烷二酮类。包括罗格列酮和吡格列酮,是新一代胰岛素增敏药,可增加靶组织对胰岛素的敏感性,改善胰岛素抵抗和高胰岛素血症,通过调节脂代谢,纠正血脂异常,同时也是卵巢细胞分裂信号途径的抑制剂。本类药物为妊娠 B 类药物,因此妊娠、哺乳妇女不宜服用。

(3)降低雄激素水平及其受体活性:上述降低 LH 及调节胰岛素分泌的药物均可降低血雄激素水平。①环丙孕酮。为达英-35 中含有的孕酮,有很强的抗雄激素作用,目前常用。②螺内酯。人工合成的 17-螺内脂甾类化合物,具有抑制卵巢和肾上腺合成雄激素,并在毛囊竞争雄激素受体,其抗雄激素剂量为每日 50～200 毫克,治疗多毛需用药 6～9 个月,出现月经不规则者可与口服避孕药联合应用。③糖皮质激素。适用于 PCOS 雄激素过多为肾上腺来源或混合性来源者,常用地塞米松 0.25 毫克,每晚口服,剂量不宜超过每日 0.5 毫克。

(4)促进排卵:适用于有生育要求患者,首选氯米芬之类,若无效,可采用促性腺激素。①氯米芬的用法。月经周期第五日起,每日 50～150 毫克,当卵泡直径达到 18 毫米是可肌内注射 HCG 5000～10000 单位/升,以诱发排卵。②促性腺激素的用法。每支含有 FSH/LH 各 75 单位,月经周期第五日,每日肌内注射 1 支,当优势卵泡直径达到 18 毫米时肌内注射 HCG 5000～10000 单位/升。若有 3 个卵泡同时发育,应停用 HCG,以避免发生卵巢过度刺激综合征。

3.腹腔镜手术　适合于体重指数(BMI)≤34,LH>10 单位/升,游离睾酮高者及有高 LH 水平的患者,以及严重的 PCOS 对促排卵药物治疗无效者,现多采用激光或单极电凝将卵泡气化和电凝。但可能导致腹腔粘连,偶有卵巢萎缩。

四、诊治经验及治疗进展

2003 年 5 月,在荷兰鹿特丹召开的专家会议上,欧洲人类生殖及胚胎学会和美国生殖医学学会(ESHRE/ASRM)达成共识,推荐的 PCOS 诊断标准为:以下 3 项中至少有两项,并排除其他疾病时可诊断为 PCOS:①月经稀发排卵或不排卵。②临床和(或)生化有高雄激素表现。③超声检查发现多囊卵巢(PCO)。新的诊断标准出现了两个新的亚型:高雄激素血症并发 PCO 和排卵功能异常并发 PCO,前者排卵功能可正常,后者可无临床及生化高雄激素血症的征象,这两个新亚型是否可以真正代表 PCOS 患者尚待临床中进一步观察阐明。

目前,公认的是遗传和环境共同作用的结果导致 PCOS 患病率的增加,在一般的人群里,PCOS 患病率是 5%～10%。但是,如果有家族史,患病率达到 46%,说明遗传因素很重要。近年来,人们的膳食结构发生了很大改变,摄入过多高脂、高蛋白、高糖食物,同时又缺乏运动也容易导致本病的发生。本病不仅影响月经,影响生育,更重要的是它将来可能会导致代谢性疾病、心血管系统疾病、妊娠期的糖尿病、妊高征及子宫内膜癌发病风险性的增加。

第四节　高催乳素血症

高催乳素血症系指各种原因导致的血清催乳素(PRL)升高＞1.14 纳摩/升(25微克/升)。常见病因如下:①下丘脑疾病。颅咽管瘤、炎症等病变影响催乳素抑制因子(PIF)的分泌,导致催乳素升高。②垂体疾病。是引起高催乳素血症最常见的原因,以垂体催乳素激素瘤最常见,1/3 以上患者为垂体微腺瘤(直径＜1 厘米)。空蝶鞍综合征也可以使血清催乳素增高。③原发性甲状腺功能减退症。促甲状腺激素释放激素增多,刺激垂体催乳素分泌。④特发性高催乳素血症。血清催乳素增高,多为 2.73～4.55 纳摩/升,但未发现垂体或中枢神经系统疾病。药物影响是长期服用氯丙嗪、利舍平、西咪替丁、吗啡、避孕药、抗抑郁药可以使垂体分泌血清催乳素增多。⑤其他内分泌、全身疾病。如多囊卵巢综合征、肾上腺瘤、异位性肿瘤、肾衰竭、肝硬化影响全身内分泌稳定,手术切除卵巢及子宫后的血清催乳素异常升高。胸部疾病如胸壁的外伤、手术、烧伤等引起的反射性血清催乳素升高。

一、高催乳素血症的诊断

1.临床表现　①闭经或月经紊乱及不育。85％以上患者有月经紊乱,高水平的催乳素可影响下丘脑-垂体-卵巢轴的功能,导致黄体期缩短或无排卵性月经失调、月经稀发甚至闭经,无排卵或卵巢黄体功能不全而致不孕或孕早期流产。②溢乳。患者在非妊娠和非哺乳期出现溢乳或挤出乳汁,或断奶数月仍有乳汁分泌,部分患者催乳素水平较高但无该症状。③头痛、眼花及视觉障碍。微腺瘤一般无明显症状,大腺瘤可压迫蝶鞍膈,出现头痛、头胀,当腺瘤向前侵犯或压迫视交叉或影响脑脊液回流时,也可出现头痛、呕吐、眼花,甚至视野缺损和动眼神经麻痹。④性功能改变。部分患者因卵巢功能障碍,出现低雌激素状态,阴道壁变薄或萎缩,分泌物减少,性欲减低。

2.血液学检查　血清催乳素＞1.14 纳摩/升(25 微克/升)可确诊。检测最好在上午 9～12 时,可以周期性测量,仅凭一次化验不能做出诊断,并排除应激因素。

3.影像学检查　当血清催乳素＞4.55 纳摩/升(100 微克/升)时,应行蝶鞍 CT

或 MRI 检查,明确是否存在垂体微腺瘤或腺瘤。

4.眼底检查　由于蝶鞍腺瘤可侵犯或(和)压迫视交叉,因而眼底检查可了解垂体腺瘤的大小、部位。尤其适用于孕妇。

二、高催乳素血症的鉴别诊断

1.催乳素正常的溢乳症　有些妇女有溢乳但血催乳素(PRL)水平正常,称为催乳素正常的溢乳症。催乳素正常的溢乳症并不少见,据国外资料显示,女性溢乳症中 28%～55%血 PRL 水平正常。

2.高 PRL 血症病因的鉴别　在确定存在高 PRL 血症后,应进一步作出病因诊断。首先应详细询问病史,以判明高 PRL 血症是否因药物引起。其次应测定肝肾功能,以确定高 PRL 血症是否因肝硬化或肾衰竭引起。促甲状腺激素(TSH)、总三碘甲状腺原氨酸(T_3)、总甲状腺素(T_4)的测定是必要的,如 TSH、T_3、T_4 均显著升高,可能为垂体 TSH 瘤引起的高 PRL 血症;如 TSH 升高而 T_3、T_4 降低,可能为原发性甲减引起的高 PRL 血症。同时,应测定血生长激素(GH)、促肾上腺皮质激素(ACTH)及皮质醇水平,以明确是否存在 GH 瘤和 ACTH 瘤,因为它们都可引起高 PRL 血症。FSH/LH 和 α 亚单位的测定有助于促性腺激素瘤和无功能垂体腺瘤的诊断,这对鉴别高 PRL 血症的原因也有价值。

三、高催乳素血症的治疗

1.一般治疗　对于特发性高催乳素血症、催乳素轻微升高、月经规律、卵巢功能未受影响、无溢乳且未影响正常生活时,可不必治疗,应定期复查。

2.药物治疗

(1)溴隐亭:是治疗高催乳素血症最常用的药物。一般每日 2.5～5.0 毫克溴隐亭可降低催乳素水平,抑制溢乳,恢复排卵,但少数患者需每日 12.5 毫克才见效。其不良反应主要有恶心、呕吐、眩晕、疲劳、直立性低血压等,但用药数日后可自行消失,所以治疗应从小剂量开始,逐渐增加到有效剂量维持。对于垂体腺瘤患者应长期用药,可使部分腺瘤萎缩、退化或停止生长,对无腺瘤者不必长期用药,一般 1 年后停药,观察血清催乳素情况,再进行处理。溴隐亭在治疗垂体微腺瘤时,常用方法为:第一周 1.25 毫克,每晚 1 次;第二周 1.25 毫克,每日 2 次;第三周 1.25 毫克,每日晨服,2.5 毫克,每日晚服;第四周以后,2.5 毫克,每日 2 次,3 个月为 1 个疗程。

(2)喹高利特(诺果宁):是一种选择性多巴胺 D_2 受体激动剂,不良反应较溴隐亭更少,若溴隐亭不良反应无法耐受或无效时可选用喹高利特。

(3)维生素 B_6：与多巴胺受体激动剂起协同作用,用量可达 60～100 毫克,每日分 2～3 次服用。

3.手术治疗　当垂体肿瘤产生明显压迫视神经症状或药物治疗无效时,应考虑手术治疗。术前可用溴隐亭使肿瘤缩小,减少术中出血。术后应观察血清催乳素水平和垂体的其他功能状况。

4.放射治疗　放疗适用于药物治疗无效或不能坚持和耐受、不愿手术或其他禁忌证不能手术的患者,以及术后患者的辅助治疗。一般不单独使用。也可用 γ 刀技术治疗垂体肿瘤。

四、临床经验及诊治进展

1.药物治疗　高催乳素的药物治疗,除了常用的溴隐亭外,近年来推出了一些新的药物:①甲磺酸硫酸培高利特(甲磺酸硫丙麦角林)。是一种新的麦角类多巴胺能受体激动剂,其疗效似溴隐亭,且价格便宜。用法:起始剂量 25～50 微克,每日 1 次,2 周后酌情调整 1 次剂量,极量为每日 150 微克。②卡麦角林(CAB)。为半合成的麦角生物碱衍生物,高选择多巴胺 D_2 受体激动剂。其血浆半衰期约 65 小时,故允许每周服药 1 次。麦角卡林对抑制血清催乳素及恢复性腺功能等效果及药物的耐受性方面都强于溴隐亭。其缺点是价格相当昂贵。用法:0.25～0.5 毫克,每周 2 次,治疗 4 周后,可增加到最大剂量 1 毫克,每周 2 次。妊娠期不能使用。

2.手术治疗　对生长迅速,药物治疗效差,出现明显压迫症状如视野异常、头痛、呕吐等神经系统症状的大腺瘤患者,选择手术治疗,一般术前用溴隐亭治疗,待肿瘤缩小后再手术,术后尚需放疗与继续服用溴隐亭。

3.放射治疗　主要是垂体外照射,除传统的分割治疗外,X 线刀、γ 刀等放射外科技术也不断进步。目前,放射治疗主要用于手术治疗不彻底时的补充治疗(偶用于药物治疗后)。垂体腺瘤,尤其是血清催乳素腺瘤很少直接采用放射治疗。放射治疗的主要问题是造成垂体功能减退的发生率高,疗效出现晚,即使是 γ 刀等放射外科新技术治疗也是如此。放射治疗适应证如下:①适用于肿瘤已扩展到蝶鞍外,手术不能切净。②药物治疗不能坚持或耐受者。③不愿手术或因年老体弱及伴有其他疾病不宜手术者。④术后血清催乳素仍然继续保持高水平者。

第五节　绝经综合征

绝经综合征是指妇女绝经前后出现的一系列躯体及心理症状。分为自然绝经和人工绝经。自然绝经指卵巢内卵泡生理性耗竭所致的绝经。人工绝经指双侧卵巢经手术切除或受放射线毁坏导致的绝经,其较自然绝经妇女更易发生围绝经期综合征。我国北方城市妇女平均绝经年龄 49.5 岁,农村 47.5 岁,我国南方妇女平均绝经年龄为 49.0 岁。

一、绝经综合征的诊断

1.临床表现

(1)月经紊乱:是围绝经期出现最早的临床症状,可表现为月经周期不规则,持续时间长及月经量增加,也可变为周期缩短,经量减少,最后绝经前后妇女出现异常子宫出血,一定要警惕子宫内膜癌的发生,应取子宫内膜做活检。

(2)血管舒缩症状:主要表现为潮热,反复出现面部和颈部皮肤阵阵发红。

(3)精神和神经症状:可表现为兴奋型或抑郁型,甚至发展成严重的抑郁性神经官能症。

(4)泌尿生殖器官萎缩:雌激素减少使阴道上皮萎缩,分泌物少,黏膜变干皱,皱襞消失,易受损伤、易感染、易发生老年性阴道炎。

(5)心血管系统症状:绝经前妇女较少患心血管疾病,50 岁以后尤其是绝经后心血管疾病发生明显增加,绝经期妇女常诉心悸不适,心前区痉挛感,有时出现阵发性心动过速或过缓,称为"假性心绞痛";也可出现心律失常。

(6)皮肤及体型改变:绝经后,随着雌激素水平下降,皮肤变薄,干燥,出现瘙痒或烧灼感;皮肤弹性下降,松弛,出现皱褶,色素沉着和老年斑,皮脂腺分泌逐渐减少,致阴毛减少,头发脱落。乳房松软下垂,脂肪组织沉积于腹部及臀部。

(7)骨质疏松症:骨质疏松症是全身性骨量减少,骨形成量不足以补充已吸收的骨量,骨脆性增加,易发生骨折,形成骨质疏松症。

2.辅助检查

(1)血清促卵泡激素(FSH)值及雌二醇(E_2)测定:绝经过渡期血清 FSH>10 单位/升,提示卵巢储备功能下降。闭经、FSH>40 单位/升且 E_2<10~20 皮克/毫升,提示卵巢功能衰竭。

(2)氯米芬兴奋试验:月经第五日起口服氯米芬,每日 50 毫克,共 5 日,停药第一日测定血清 FSH>12 单位/升,提示卵巢储备功能下降。

二、绝经综合征的鉴别诊断

围绝经期女性容易发生高血压、冠心病及肿瘤,因此必须除心血管疾病、泌尿生殖器官的器质性病变外,还需与神经衰弱、甲状腺功能亢进相鉴别。

三、绝经综合征的治疗

1.一般治疗　围绝经期精神症状可因神经类型不稳定或精神状态不健全而加剧,故应进行心理治疗。必要时可选用适量的镇静药以助睡眠,如夜晚服用艾司唑仑2.5毫克。谷维素有助于调节自主神经功能,每次20毫克,每日3次,口服。为预防骨质疏松,老年妇女应坚持体格锻炼,增加日晒时间,摄入足量蛋白质及含钙丰富食物,并补充钙剂。

2.激素替代治疗　性激素治疗中以补充雌激素最为关键。雌激素受体分布于全身各重要器官。因此,合理应用雌激素可控制围绝经期症状及疾病。

(1)适应证:主要包括因雌激素缺乏所致的老年性阴道炎、泌尿道感染、潮红潮热及精神症状,预防存在高危因素的心血管疾病、骨质疏松等。

(2)禁忌证:妊娠、严重肝病、胆汁淤积性疾病、血栓栓塞性疾病、原因不明的子宫出血及雌激素依赖性肿瘤患者应视为禁忌。

(3)制剂及剂量的选择:①雌激素。天然制剂口服给药的有联合雌激素(倍美力)每日0.625毫克,戊酸雌二醇或微粒化雌二醇每日1~2毫克。国产制剂有尼尔雌醇每周1~2毫克。雌二醇贴剂(伊尔贴片)每3.5~7日更换1贴。雌二醇经皮透入体内,剂量为每日50~100毫克。皮下埋植雌二醇,含雌二醇50毫克,定期更换。②孕激素。天然孕激素,有微粒化孕酮(安琪坦),每日剂量为200~300毫克,每月10~12日,或100毫克连续服用可有效保护内膜。不引起水潴留症状。③雄激素。甲睾酮每日1.25~2.5毫克,可小剂量与雌激素联合应用。④其他。替勃龙(利维爱),为7-甲异炔诺酮含雌激素、孕激素、雄激素3种激素活性。雌激素活性为炔雌醇的1/5,孕激素活性为炔诺酮的1/8,雄激素活性为炔诺酮的1/3。每日剂量为1.25~2.5毫克。

(4)用药方案:①单用雌激素。仅适用于子宫已切除的患者,疗程超过5年可能增加乳腺癌危险性。②雌激素、孕激素合用。主要目的是防止子宫内膜增生及内膜腺癌,具体方案:一是周期序贯法,应用历史最长,雌激素21~25日,后期加孕激素10~12日,停药后有撤退性出血;二是连续序贯法,连续应用雌激素,每月加孕激素10~12日,大多有撤退性出血;三是连续联合法,连续应用雌激素、孕激素而不间断,孕激素剂量可减少,更适用于绝经年限较长的妇女,方法简便,阴道出血率低,依从性较好。③雌激素、孕激素、雄激素 3 种激素合用。英国应用替勃龙(利维爱)8 年的经验认为,较适用于绝经 1 年以上妇女。优点为使用方便,可能增加骨量对总胆固醇及低密度脂蛋白胆固醇(LDL-C)水平无影响,有降低三酰甘油作用。不增加栓塞可能。

(5)用药时间:①短期用药。用药目的主要是为了解除围绝经期症状,待症状消失后即可停药。②长期用药。用于防治骨质疏松,激素补充疗法(HRT)至少持续 5～10 年以上,有人主张绝经后终身用药。

(6)不良反应及危险性:①子宫出血。HRT 时的异常出血,必须做诊断性刮宫以排除子宫内膜病变。②子宫内膜癌。单一雌激素的长期应用使子宫内膜癌和子宫内膜增生过长的危险性增加,其对策是雌激素替代治疗时,每月加用孕激素12～14 日,可以完全阻止子宫内膜增生,降低内膜癌的风险。③乳腺癌。据流行病学研究,雌激素替代治疗短于 5 年者,并不增加乳腺癌危险性;长期用药 10～15年以上,是否增加乳腺癌的危险性尚无定论。

3.其他药物治疗

(1)钙剂:可用氨基酸螯合钙胶囊,每日口服 1 粒。

(2)维生素 D:适用于围绝经期妇女缺少户外活动者,每日口服 400～500 单位,与钙剂合用有利于钙的吸收完全。

(3)选择性 5-羟色胺再摄取抑制剂:盐酸帕罗西汀 20 毫克,每日 1 次,早晨口服,可有效改善血管舒缩症状及精神神经症状。

四、诊治经验及临床进展

对于绝经综合征,目前除了雌激素替代治疗外,还可以尝试非激素治疗。莉芙敏是黑升麻异内醇萃取物,有文献报道,对治疗妇女围绝经期综合征有效,有助于减轻和缓解包括潮热出汗,心绪焦躁,情绪不稳,睡眠障碍在内的围绝经期症状。有研究中心认为,莉芙敏从植物"黑升麻"根茎中提取的异内醇萃取物,是非激素类物质。从我国多家医疗机构的临床试验结果来看,黑升麻异内醇萃取物对焦虑症状更有针对性,并且避免了激素治疗的不良反应,为围绝经期焦虑症治疗提供了新的选择。对围绝经期早期的患者疗效更好。安全缓解围绝经期症状的专业植物药,特点是疗效好,全面缓解妇女围绝经期症状,特别是早期患者,不含雌激素,不影响患者激素水平,安全性高,不良反应发生率明显降低;可延长乳腺癌患者无复发生存时间,不增加子宫内膜厚度;植物萃取,取自天然,可能有一定的应用前景。

第七章　女性生殖系统炎症

第一节　外阴及阴道炎症

外阴及阴道炎症是妇科最常见疾病之一。外阴暴露于外,外阴阴道又毗邻尿道、肛门,易受阴道分泌物、经血、尿液和粪便刺激,局部比较潮湿,同时生育年龄妇女性生活频度增加,容易受到损伤及外界微生物感染。幼女及绝经后妇女阴道上皮菲薄,局部抵抗力低,易受感染。

正常健康妇女,由于解剖学及生物化学特点,阴道对病原体的入侵有自然防御功能。近年的研究认为,阴道微生态体系与女性生殖系统正常生理功能的维持、和各种炎症的发生、发展,以及治疗转归均直接相关。当阴道的自然防御功能遭到破坏,则病原体易于侵入,导致阴道炎症。

外阴及阴道炎临床上以白带的性状发生改变以及外阴瘙痒为主要临床特点,性交痛也较常见,感染累及尿道时,可有尿痛、尿急、尿频等症状。

一、特异性外阴炎

由一般化脓性细菌引起的外阴炎称为非特异性外阴炎,多为混合型细菌感染,常见病原菌有金黄色葡萄球菌、乙型溶血性链球菌、大肠杆菌、变形杆菌、厌氧菌等。临床上分为单纯性外阴炎、毛囊炎、外阴脓疱病、外阴疖病、蜂窝组织炎及汗腺炎等。

(一)单纯性外阴炎

【病因】

常见的致病菌为大肠杆菌。当宫颈或阴道炎症时,阴道分泌物流出刺激外阴可致外阴炎;经常受到经血、阴道分泌物、尿液、粪便刺激,如不注意保持外阴皮肤清洁容易引起外阴炎,其次糖尿病患者尿糖刺激、粪瘘患者粪便刺激,以及尿瘘患者尿液长期浸渍,也易导致外阴炎。此外,不透气的尼龙内裤、经期使用卫生巾导致局部透气性差,局部潮湿,均可引起。

【临床表现】

炎症多发生在小阴唇内、外侧或大阴唇甚至整个外阴部。急性期主要表现外阴皮肤黏膜瘙痒、疼痛、烧灼感,在活动、性交、排尿、排便时加重。妇科检查可见外阴充血、肿胀、糜烂,常见抓痕,严重者可形成溃疡或湿疹。慢性炎症可使皮肤增厚、粗糙、皲裂,甚至苔藓样变。

【治疗】

治疗原则为:保持外阴局部清洁、干燥;局部可使用抗生素;重视消除病因。

1.急性期避免性交,停用引起外阴皮肤刺激的药物,保持外阴清洁、干燥。

2.局部治疗:可应用 0.1％聚维酮碘液或 1∶5000 高锰酸钾溶液坐浴,每日 2 次,每次 15～30 分钟。坐浴后局部涂抗生素软膏或紫草油。也可选用中药水煎熏洗外阴部,每日 1～2 次。

3.病因治疗:积极治疗宫颈炎、阴道炎。如发现糖尿病、尿瘘、粪瘘应及时治疗。

(二)外阴毛囊炎

【病因】

为细菌侵犯毛囊及其所属皮脂腺引起的急性化脓性感染。常见致病菌为金黄色葡萄球菌、表皮葡萄球菌及白色葡萄球菌。多见于外阴皮肤摩擦受损或手术前备皮后,外阴局部不洁或肥胖表皮摩擦受损可诱发此病。

【临床表现】

阴道皮肤毛囊口周围红肿、疼痛,毛囊口可见白色脓头,中央有毛发通过。脓头逐渐增大呈锥状脓疱,相邻的多个小脓疱融合成大脓疱,严重者伴外阴充血、水肿及明显疼痛。数日后结节中央组织坏死变软,出现黄色小脓栓,再过数日脓栓脱落,脓液排出,炎症逐渐消退,但常反复发作,可变成疖病。

【治疗】

1.保持外阴清洁、干燥,勤换内裤,勤洗外阴。

2.局部治疗:病变早期可用 0.1％聚维酮碘液或 1∶5000 高锰酸钾溶液坐浴。已有脓包形成者,可消毒后针刺挑破,脓液流出,局部涂上抗生素软膏。

3.全身治疗:病变较广泛时,可口服头孢类或大环内酯类抗生素。

(三)外阴疖病

【病因】

主要由金黄色葡萄球菌或白色葡萄球菌感染引起。潮湿多汗、外阴皮肤摩擦受损后容易发生。此外,糖尿病、慢性肾炎、长期应用糖皮质激素及免疫抑制剂、营养不良等患者易患本病。

【临床表现】

多发生在大阴唇的外侧面。开始时毛囊口周围皮肤轻度充血肿痛、红点,逐渐形成增高于周围皮肤的紫红色硬结,皮肤表面紧张,有压痛,硬结边缘不清楚,常伴腹股沟淋巴结肿大,以后疖肿中央变软,表面皮肤变薄,并有波动感,继而中央顶端出现黄白色点,不久溃破,脓液排出后疼痛减轻,红肿消失,逐渐愈合。多发性外阴疖病可引起患处疼痛剧烈而影响日常生活。

【治疗】

1.保持外阴清洁、干燥,勤换内裤,勤洗外阴。

2.局部治疗:早期可用 0.1％聚维酮碘液或 1∶5000 高锰酸钾溶液坐浴后局部涂上抗生素软膏,以促使炎症消散或局限化,也可红外线照射、50％酒精湿敷减轻疼痛,促进炎症消散,促使疖肿软化。

3.全身治疗:有明显炎症或发热者应口服或肌注抗生素,必要时脓液培养及根据药敏选择药物治疗。

4.手术治疗:当疖肿变软,有波动感,已形成脓肿时应立即切开引流并局部换药,切口适当大以便脓液及坏死组织能流出,切忌挤压以免炎症扩散。

(四)外阴急性蜂窝组织炎

【病因】

为外阴皮下、筋膜下、肌间隙或深部蜂窝组织的一种急性弥漫性炎症。致病菌以 A 族 B 型溶血性链球菌为主,其次为金黄色葡萄球菌及厌氧菌。炎症多由于皮肤或软组织损伤,细菌入侵引起。少数也可由血行感染。

【临床表现】

发病较急剧,常有畏寒、发热、头痛等前驱症状。急性外阴蜂窝组织炎特点是病变不易局限化,迅速扩散,与正常组织无明显界限。浅表的急性蜂窝组织炎局部明显红肿、剧痛,并向四周扩大形成红斑,病变有时可出现水疱甚至坏疽。深部的蜂窝组织炎局部红肿不明显,只有局部水肿和深部压痛,疼痛较轻,但病情较严重,有高热、寒战、头痛、全身乏力、白细胞计数升高,双侧腹股沟淋巴结肿大、压痛。

【治疗】

1.全身治疗 早期采用头孢类或青霉素类抗生素口服或静滴,体温降至正常后仍需持续用药 2 周左右。如有过敏史者可使用红霉素类抗生素。

2.局部治疗 可采用热敷或中药外敷,如不能控制应作广泛多处切开引流,切除坏死组织,伤口用 3％过氧化氢溶液冲洗和湿敷。

二、前庭大腺炎

前庭大腺炎是前庭大腺的炎症,生育年龄妇女多见。前庭大腺位于两侧大阴唇下 1/3 深部,其直径约为 0.5～1.0cm,它们的腺管长约1.5～2.0cm,腺体开口位于小阴唇内侧近处女膜处。由于解剖位置的特殊性,在性交、分娩等情况下,病原体易侵入引起前庭大腺炎。

【病因】

主要致病菌有葡萄球菌、大肠杆菌、链球菌、肠球菌、淋球菌及厌氧菌等,近年来,随着性传播疾病发病率增加,淋球菌、沙眼衣原体所致前庭大腺炎有明显增高趋势。常为混合感染。

【临床表现】

前庭大腺炎可分为三种类型:前庭大腺导管炎、前庭大腺脓肿和前庭大腺囊肿。炎症多为一侧。

1.前庭大腺导管炎　初期感染阶段多为导管炎,表现为局部红肿、疼痛及性交痛、行走不便,检查可见患侧前庭大腺开口处呈白色小点,有明显触痛。

2.前庭大腺脓肿　导管开口处闭塞,脓性分泌物不能排出,细菌在腺体内大量繁殖,积聚于导管及腺体中,逐渐扩大形成前庭大腺脓肿。患者诉患侧外阴部肿胀,疼痛剧烈,甚至发生排尿痛,行走困难。检查时患侧外阴红肿热痛,可扪及肿块,如已形成脓肿,则触知肿块有波动感,触痛明显,多为单侧,脓肿大小为 3～6cm直径,表面皮肤变薄,脓肿继续增大,可自行破溃,症状随之减轻;若破口小,脓液引流不畅,症状可反复发作。部分患者伴随发热等全身症状,白细胞计数增高,患侧腹股沟淋巴结肿大等。

3.前庭大腺囊肿　炎症急性期后,脓液被吸收,腺体内的液体被黏液代替,成为前庭大腺囊肿。也有部分患者的囊肿不是因为感染引起,而是因为分娩过程中,会阴侧切时,将腺管切断,腺体内的液体无法排出,长期积累到一定程度后,就会引起前庭大腺囊肿。囊性肿物小时,患者多无症状,肿物增大后,外阴患侧肿大。检查时见外阴患侧肿大,可触及囊性肿物,与皮肤有粘连,该侧小阴唇被展平,阴道口被挤向健侧,囊肿较大时可有局部肿胀感及性交不适,如果不及时治疗,一旦合并细菌感染,又会引起前庭大腺脓肿。也有的患者是因为前次治疗不彻底,以后机体抵抗力降低时,细菌乘机大量繁殖,又形成新的脓肿。这个过程可以多次反复,形成恶性循环。

【诊断】

大阴唇下 1/3 部位发生红、肿、硬结,触痛明显,甚至行走困难,就应该考虑前庭大腺炎。一般为单侧,与外阴皮肤有粘连或无粘连,可自其开口部压挤出的分泌物作病原微生物检查及抗生素的敏感试验。根据肿块的部位、外形、有无急性炎症等特点,一般都可确诊。必要时可以穿刺进行诊断,脓肿抽出来的是脓液,而囊肿抽出来的是浆液。

【治疗】

1.在前庭大腺炎早期,可以使用全身性抗生素治疗。由于近年淋球菌所致的前庭大腺炎有增加的趋势,所以在用药前最好挤压尿道口,或者取宫颈管分泌物送细菌培养,并做细菌药物敏感试验。在药敏试验结果出来之前,根据经验选择抗生素药物。一般而言,青霉素类药物疗效较好。也可以根据情况,使用局部热敷或理疗,促使炎症消退。同时应保持外阴局部清洁卫生。

一旦形成了脓肿,单纯使用抗生素是无效的,应该切开引流。手术时机要选择波动感最明显的时候。一般在大阴唇内侧下方切开,切口不要过小,要使脓液能够全部彻底地排出来。脓液排出后,炎症开始消退时,用 0.1% 聚维酮碘液或 1∶5000 高锰酸钾溶液坐浴。

2.对于前庭大腺囊肿的治疗,囊肿造口术方法简单、损伤小,造口术切口选择在囊肿的下方,让囊液能够全部流出来,同时用引流条以防造口粘连,用 0.1% 聚维酮碘液或 1∶5000 高锰酸钾溶液坐浴。预后一般都比较好,前庭大腺的功能也可以得到很好的保存。

三、外阴溃疡

【病因】

外阴溃疡常见于中、青年妇女,按其病程可分为急性外阴溃疡与慢性外阴溃疡两种。溃疡可单独存在,也可以使多个溃疡融合而成一大溃疡。外阴溃疡多为外阴炎症引起,如非特异性外阴炎、单纯疱疹病毒感染、白塞病、外阴结核、梅毒性淋巴肉芽肿,约有 1/3 外阴癌在早期表现为溃疡。

【临床表现】

外阴溃疡可见于外阴各个部位,以小阴唇和大阴唇内侧为多,其次为前庭黏膜及阴道口周围。

1.急性外阴溃疡

(1)非特异性外阴炎:溃疡多发生于搔抓后,可伴有低热及乏力等症状,局部疼痛严重。溃疡表浅,数目较少,周围有明显炎症。

（2）疱疹病毒感染:起病急,接触单纯疱疹性病毒传染源后一般有2~7天的潜伏期后出现发热等不适,伴有腹股沟淋巴结肿大和疱疹。溃疡大小不等,底部灰黄,周围边际稍隆起,并高度充血及水肿。初起为多个疱疹,疱疹破溃后呈浅表的多发性溃疡,有剧痛,溃疡多累及小阴唇,尤其在其内侧面。溃疡常在1~2周内自然愈合,但易复发。

（3）白塞病:急性外阴溃疡常见于白塞病,因口腔、外阴及虹膜睫状体同时发生溃疡,故又称眼.口一生殖器综合征。其病因不明确,病变主要为小动静脉炎。溃疡可广泛发生于外阴各部,而以小阴唇内外侧及阴道前庭为多。起病急,常反复发作。临床上分为3型,可单独存在或混合发生,以坏疽型最严重。

1）坏疽型:多先有全身症状,如发热乏力等。病变部位红肿明显,溃疡边缘不整齐,有穿掘现象,局部疼痛重。溃疡表面附有多量脓液,或污黄至灰黑色的坏死伪膜,除去后可见基底不平。病变发展迅速,可形成巨大蚕食性溃疡,造成小阴唇缺损,外表类似外阴癌,但边缘及基底柔软,无浸润。

2）下疳型:较常见。一般症状轻,病程缓慢。溃疡数目较多、较浅。溃疡周围红肿,边缘不整齐。常在数周内愈合,但常在旧病灶痊愈阶段,其附近又有新溃疡出现。

3）粟粒型:溃疡如针头至米粒大小,数目多,痊愈快。自觉症状轻微。

（4）性病:如梅毒、软下疳及性病性淋巴肉芽肿均可引起外阴溃疡。

2.慢性外阴溃疡

（1）外阴结核:罕见,偶继发于严重的肺、胃肠道、内生殖器官、腹膜或骨结核。好发于阴唇或前庭黏膜。病变发展缓慢。初起常为一局限性小结节,不久即溃破为边缘软薄而穿掘的浅溃疡。溃疡形状不规则,基底凹凸不平,覆以干酪样结构。病变无痛,但受尿液刺激或摩擦后可有剧痛。溃疡经久不愈,并可向周围扩展。

（2）外阴癌:外阴恶性肿瘤在早期可表现为丘疹、结节或小溃疡。病灶多位于大小阴唇、阴蒂和后联合等处,伴或不伴有外阴白色病变。癌性溃疡与结核性溃疡肉眼难以鉴别,需做活组织检查确诊。

对急性外阴溃疡的患者应注意检查全身皮肤、眼、口腔黏膜等处有无病变。诊断时要明确溃疡的大小、数目、形状、基底情况,有时溃疡表面覆以一些分泌物容易漏诊。故应细心认真查体,分泌物涂片培养,血清学检查或组织学病理有助于诊断。

【治疗】

因病因往往不是很明确,故治疗上主要以对症治疗为主。

1.全身治疗　注意休息及营养,补充大量维生素 B、维生素 C;也可口服中药治疗。有继发感染时应考虑应用抗生素。

2.局部治疗　应用 0.1% 聚维酮碘液或 1:5000 高锰酸钾溶液坐浴。局部抗生素软膏涂抹。急性期可给以皮质类固醇激素局部应用缓解症状。注意保持外阴清洁干燥,减少摩擦。

3.病因治疗　尽早明确病因,针对不同病因进行治疗。

四、外阴前庭炎综合征

外阴前庭炎综合征好发于性生活活跃的妇女,多数既往有反复细菌或尖锐湿疣感染史。1987 年,Friedrich 将该综合征定义为:①触摸外阴前庭部,或将阴茎插入阴道,或将栓剂送入阴道时,患者即感严重疼痛;②压迫外阴前庭部时,局部有压痛;③前庭部呈现出不同程度的红斑。

其特征是患者主诉当阴道撑开时,发生插入疼痛、不适,触诊时局部有红斑,用棉签轻轻压迫处女膜环上的腺体开口或阴道后系带时有点状疼痛。性交时疼痛异常,甚至在性交后 24 小时内都感到外阴部灼热疼痛,严重者根本不能有正常的性生活。一般而言,凡病变 3 个月之内者属急性;超过 3 个月者属慢性。

【病因】

尚不清楚,可能存在以下因素:

1.感染:可能与人类乳头状瘤病毒在外阴前庭部的亚临床感染有关,此外,与阴道加德纳菌、念珠菌和解脲支原体感染也可能有一定关系。

2.异常神经纤维增生。

3.阴道痉挛、阴道 pH 的改变、外阴某些疾病治疗之后的反应、尿道的压力与变异等有关。

【临床表现】

严重性交疼痛,持续 1~24 小时。导致性交畏惧感。外阴前庭部位疼痛,压痛明显,女性可见前庭部位充血、肿胀。

【治疗】

1.保守治疗:主要针对原发性疾病进行抗感染治疗或抗真菌治疗,特异性外阴炎如白色念珠菌,应给予抗真菌药物治疗。

2.尖锐湿疣可参照性传播疾病的治疗。

3.前庭切除术：于外阴部沿处女膜内侧边缘作一切口，同时沿黏膜皮肤交界处向会阴方向作一平行切口，两切口于3点及9点处吻合，前庭后部深入5mm作切除术。切口行间断缝合，14天拆线，术后21天开始用扩张器(2cm)，逐渐扩大阴道口至4cm，大部分患者术后疼痛可缓解。

五、外阴接触性皮炎

【病因】

外阴部皮肤接触刺激性物质或过敏物质而发生的炎症。如接触了较强的酸碱类物消毒剂，阴道冲洗剂，以及一些染色衣物、劣质卫生巾或过敏性药物等，均可发生外阴部的炎症。

【临床表现】

外阴部接触一些刺激性物质后在接触部位感觉灼热感、疼痛、瘙痒，检查见局部出现皮肤潮红、皮疹、水疱，重者可发生坏死及溃疡，过敏性皮炎发生在接触过敏物质的部位。

【治疗】

根据病史及临床表现诊断不难，须尽快除去病因，避免用劣质卫生巾及刺激性物质如肥皂，避免搔抓等。对过敏性皮炎症状严重者可口服开瑞坦、阿司咪唑或肾上腺皮质激素类药物，局部用生理盐水洗涤或用3%硼酸溶液冷敷，其后擦炉甘石洗剂。如有继发感染可涂擦抗生素软膏如金霉素软膏或1%新霉素软膏等。

六、外阴结核

【病因】

外阴结核病在临床上非常少见，多由血行传播而得，极少由性接触感染而致。

【临床表现】

外阴结核好发于阴唇或前庭黏膜。分为溃疡及增生两型。病变发展较为缓慢，初期常为局限性小结节，不久溃破成浅表溃疡，形状不规则，溃疡基底部被干酪样物质覆盖。病变可扩散至会阴、尿道及肛门，并使阴唇变形。外阴及阴道结核均不引起疼痛，但遭受摩擦或尿液刺激则可发生剧痛。增生型外阴结核者外阴肥厚、肿大，似外阴象皮病，患者常主诉性交疼痛、小便困难。

【诊断】

在身体其他部位有结核者，外阴部又发现经久不愈的慢性溃疡，应怀疑外阴结核。除根据病史及溃疡的特征外，主要靠分泌物涂片找结核杆菌，动物接种或进行活组织检查。少数结核性外阴溃疡病例,身体其他部位并无结核病灶,则须与一般性外阴溃疡、梅毒性溃疡、软性下疳、外阴癌等相鉴别。

【治疗】

确诊后,即应进行全身及局部抗结核治疗及支持疗法,以增强抵抗力。局部应保持干燥、清洁,并注意混合感染,针对处理。

七、外阴阴道假丝酵母菌病

因假丝酵母菌性阴道炎症多合并外阴炎,现称为外阴阴道假丝酵母菌病(VVC)。据统计,约75%妇女一生中曾患过此病。

【病因】

假丝酵母菌有许多种,外阴阴道假丝酵母菌病中80%~90%病原体为白假丝酵母菌,10%~20%为光滑假丝酵母菌、近平滑假丝酵母菌、热带假丝酵母菌等,白假丝酵母菌为条件致病菌。白假丝酵母菌呈卵圆形,由芽生孢子及细胞发芽伸长形成假菌丝,假菌丝与孢子相连成分枝或链状。白假丝酵母菌由酵母相转为菌丝相,从而具有致病性。假丝酵母菌通常是一种腐败物寄生菌,可生活在正常人体的皮肤、黏膜、消化道或其他脏器中,经常在阴道中存在而无症状。白带增多的非孕妇女中,约有30%在阴道内有此菌寄生,当阴道糖原增加、酸度升高时,或在机体抵抗力降低的情况下,便可成为致病的原因,长期应用广谱抗生素和肾上腺皮质激素,可使假丝酵母菌感染大为增加。因为上述两种药物可导致机体内菌群失调,改变了阴道内微生物之间的相互制约关系,抗感染的能力下降。此外,维生素缺乏(复合维生素 B)、严重的传染性疾病,和其他消耗性疾病均可成为假丝酵母菌繁殖的有利条件。妊娠期阴道上皮细胞糖原含量增加,阴道酸性增强,加之孕妇的肾糖阈降低,常有营养性糖尿,小便中糖含量升高而促进假丝酵母菌的生长繁殖。

【传染途径】

虽然10%~20%的健康妇女阴道中就携带有假丝酵母菌,并且生活中有些特殊情况下可以诱发阴道假丝酵母菌感染,所以假丝酵母菌是一种条件致病菌。但很多时候也能够从外界感染而来。当女性与假丝酵母菌培养阳性的男性有性接触时,其被感染率为80%;与患有假丝酵母菌病的妇女有性接触的男性中,约1/2的人会被感染。也就是说,假丝酵母菌病可以通过性行为传播,这就是女方患假丝酵母菌病时,其配偶也要同时接受治疗的原因。另外,间接接触传染也是一条传播途径。接触被假丝酵母菌患者感染的公共厕所的坐便器、浴盆、浴池座椅、毛巾,使用不洁卫生纸,都可以造成传播,当被感染者外阴阴道的假丝酵母菌达到一定数量时,即可发生假丝酵母菌病。

【临床分类】

VVC 分为单纯性 VVC 和复杂性 VVC。单纯性 VVC 是指发生于正常非孕宿主、散发的、由白假丝酵母菌引起的轻度 VVC。复杂性 VVC 包括复发性 VVC (RVVV)、重度 VVC 和妊娠 VVC、非白假丝酵母菌所致的 VVC 或宿主为未控制的糖尿病、免疫功能低下者。RVVC 是指妇女患 VVC 经过治疗后临床症状和体征消失,真菌检查阴性后又出现症状,且经真菌学证实的 VVC 发作一年内有症状 4 次或以上。复发原因不明,可能与宿主具有不良因素如妊娠、糖尿病、大剂量抗生素应用、免疫抑制剂应用,治疗不彻底,性伴侣未治疗或直肠假丝酵母菌感染等有关。美国资料健康妇女中复发性外阴阴道假丝酵母菌病的发生率为 5%～20% 左右。重度 VVC 是指临床症状严重,外阴或阴道皮肤黏膜有破损,按 VVC 评分标准评分≥7 分者。

【临床表现】

最常见的症状是白带增多、外阴及阴道内有烧灼感,伴有严重的瘙痒,甚至影响工作和睡眠。部分患者可伴有尿频、尿急、尿痛及性交痛等症状。典型患者妇科检查时可见白带呈豆腐渣样或凝乳状,白色稠厚,略带异味,或带下夹有血丝,阴道黏膜充血、红肿,甚至溃疡形成。部分患者外阴因瘙痒或接触刺激出现抓痕、外阴呈地图样红斑。约 10% 患者携带有假丝酵母菌,而无自觉症状。

【诊断】

典型病例诊断不困难,根据病史、诱发因素、症状、体征和实验室检查诊断较易。实验室取阴道分泌物涂片检查即可诊断。

1.悬滴法　取阴道分泌物置于玻璃片上,加 1 滴生理盐水或 10% 氢氧化钾,显微镜下检查找到芽孢及真菌菌丝,阳性检出率 30%～60%。如阴道分泌物 pH >4.5,见多量白细胞,多为混合感染。

2.染色法　取阴道分泌物用革兰染色,阳性检出率达 80%。

3.培养法　取分泌物接种于培养基上,查出真菌可确诊,阳性率更高,但不常规应用。部分患者有典型的临床表现,而显微镜检查阴性或反复复发,如阴道分泌物 pH<4.5,未见大量白细胞、滴虫及线索细胞者,临床怀疑耐药菌株或非白假丝酵母菌感染时,采用培养法＋药敏,可明显提高诊断准确性同时指导进一步敏感药物治疗。

【治疗】

1.去除诱因　仔细询问病史了解存在的诱因并及时消除。如停用广谱抗生素、雌激素、口服避孕药等。合并糖尿病者则同时积极予以治疗。停用紧身化纤内裤,使用棉质内裤,确诊患者的毛巾、内裤等衣物要隔离洗涤,使用开水热烫,以避免传播。真菌培养阳性但无症状者无需治疗。

2.改变阴道酸碱度 真菌在 pH 5.5～6.5 环境下最适宜生长繁殖,因此改变阴道酸碱度形成不适宜其生长的环境。使用碱性溶液擦洗阴道或坐浴,不推荐阴道内冲洗。

3.药物治疗

(1)咪唑类药物

1)克霉唑:又称三苯甲咪唑,抗菌作用对白色念珠菌最敏感。普遍采用 500mg 克霉唑的乳酸配方单剂量阴道给药,使用方便、疗效好,且孕妇也可使用。单纯性 VVC 患者首选阴道用药,推荐使用单剂量 500mg 给药。另有克霉唑阴道栓 100mg/d,7 天为一疗程;200mg/d,3 天为一疗程。

2)咪康唑:又称双氯苯咪唑。阴道栓剂 200mg/d,7 天为一疗程或 400mg/d,3 天一疗程治疗单纯性 VVC。尚有 1.2g 阴道栓剂单次给药疗效与上述方案相近。亦有霜剂可用于外阴、尿道口、男性生殖器涂抹,以减轻瘙痒症状及小便疼痛。

3)布康唑:阴道霜 5g/d,3 天为一疗程。体外抑菌试验表明对非白假丝酵母菌如光滑假丝酵母菌等,其抑菌作用比其他咪唑类强。

4)益康唑:抗菌谱广,对深部、浅部真菌均有效。50mg 阴道栓每日连续 15 天或 150mg/d 3 天为一疗程。其治疗时患者阴道烧灼感较明显。

5)酮康唑:口服的广谱抗真菌药,200mg 每日一次口服,5 日一疗程。疗效与克霉唑等阴道给药相近。

6)噻康唑:2％阴道软膏单次给药,使用方便、副作用小、疗效显著。

(2)三唑类药物

1)伊曲康唑:抗真菌谱广,餐后口服生物利用度最高,吸收快,口服后 3～4 小时候血药浓度达峰值。单纯性 VVC 患者可 200mg 每日 2 次治疗 1 天或 200mg 每日一次口服治疗 3 天,药物治疗浓度可持续 3 天。对于复发性外阴阴道假丝酵母菌病患者,主张伊曲康唑胶囊口服治疗。

2)氟康唑:是唯一获得 FDA 许可的治疗假丝酵母菌感染的口服药物。药物口服胶囊生物利用度高,在阴道组织、阴道分泌物中浓度可维持 3 天。对于单纯性 VVC,氟康唑 150mg 单剂量口服可获得满意治疗效果。无明显肝毒性,但需注意肾功能。

3)特康唑:只限于局部应用治疗,0.4％霜剂,5g/d 阴道内给药 7 日;0.8％霜剂,5g/d 阴道内给药 3 日;栓剂 80mg/d 阴道内给药 3 日。

(3)多烯类:制霉菌素 10 万 U/枚,每日阴道用药 1 枚,连续 14 日治疗单纯性 VVC。药物疗程长、使用频繁,患者往往顺应性差。

4.2006 年美国疾病控制中心(CDC)推荐

(1)单纯性 VVC:首选阴道用药,短期局部用药(单次用药和 1～3 天的治疗方案)可有效治疗单纯性 VVC。局部用药唑类药物比制霉菌素更有效,完成唑类药物治疗方案的患者中,80％～90％的患者症状缓解且阴道分泌物真菌培养结果阴性。不推荐性伴侣接受治疗。

(2)重度 VVC:首选口服药物,症状严重者,局部应用低浓度糖皮质激素软膏或唑类霜剂。口服用药:伊曲康唑:200mg,2 次/天,共 2 天;氟康唑胶囊:150mg,顿服,3 天后重复 1 次;阴道用药,在治疗单纯性 VVC 方案基础上,延长疗程(局部使用唑类药物 7～14 天)。

【随访】

对 VVC 在治疗结束后 7～14 天和下次月经后进行随访,两次阴道分泌物真菌学检查阴性为治愈。对 RVVC 在治疗结束后 7～14 天、1 个月、3 个月、6 个月各随访 1 次。

【预防】

对初次发生外阴阴道假丝酵母菌病者应彻底治疗;检查有无全身疾病如糖尿病等,及时发现并治疗;改善生活习惯如穿宽松、透气内裤,保持局部干燥及清洁;合理使用抗生素和激素类药物。可试使用含乳杆菌活菌的阴道栓调节阴道内菌群平衡。

八、滴虫性阴道炎

滴虫性阴道炎是由阴道毛滴虫引起的性传播疾病之一,常与其他性传播疾病同时存在,女性发病率约 10％～25％。除了性交传播,经过公共卫生用具、浴室、衣物等可间接传染。

【病因】

滴虫阴道炎是由阴道毛滴虫引起的常见阴道炎。阴道毛滴虫适宜在温度 25～40℃、pH 5.2～6.6 的潮湿环境中生长,在 pH 5 以下或 7.5 以上的环境中生长受抑制。滴虫生活史简单,只有滋养体而无包囊期,滋养体生命力较强,能在 3～5℃生活 21 天,在 46℃生存 20～60 分钟,在半干燥环境生存约 10 小时,在普通肥皂水中也能生存 45～120 分钟。月经前后阴道内 pH 发生变化,月经后接近中性,隐藏在腺体和阴道皱襞中的滴虫常得以繁殖而引起炎症发作。

【临床表现】

25%～50%患者感染初期无症状,称为带虫者。潜伏期为几天到 4 周。当滴虫消耗阴道细胞内糖原、改变阴道酸碱度、破坏其防御机制,在月经前后易引起阴道炎症。

主要症状为阴道分泌物增多,多为稀薄、泡沫状,滴虫可无氧酵解碳水化合物,产生腐臭气味,故白带多有臭味,分泌物可为脓性或草绿色;可同时合并外阴瘙痒或疼痛、性交痛等。如合并尿路感染可有尿急、尿频、尿痛及血尿等症状。阴道检查可见阴道黏膜、宫颈阴道部明显充血,甚至宫颈有出血斑点,形成"草莓样"宫颈。阴道毛滴虫能吞噬精子,并阻碍乳酸生成,影响精子在阴道内存活而导致不孕。

【诊断】

根据病史、临床表现及分泌物观察可作出临

床诊断。取阴道分泌物检查可确诊。取分泌物前 24～48 小时避免性交、阴道灌洗或局部用药;窥阴器不涂抹润滑剂;分泌物取出后应及时送检,冬天需注意保暖,以避免滴虫活动性下降后影响检查结果。

1.悬滴法　取温生理盐水一滴于玻璃片上,在阴道后穹隆处取分泌物少许混于生理盐水玻片上,立即在低倍显微镜下观察寻找滴虫。镜下可见波状运动的滴虫和增多的白细胞。敏感性为 60%～70%。

2.涂片染色法　将分泌物涂在玻璃片上,待自然干燥后用不同染液染色,不仅能看见滴虫,还能看到并存的假丝酵母菌甚至癌细胞等。

3.培养法　对可疑患者,多次阴道分泌物镜下检查未检出滴虫者,可采用培养法。

【治疗】

因滴虫阴道炎可同时合并尿道、尿道旁腺、前庭大腺滴虫感染,单纯局部用药不易彻底治愈,故需同时全身用药。

1.全身用药　甲硝唑 2g 单次口服或替硝唑 2g 单次口服;或甲硝唑 400mg,每日 2 次,连服 7 日。口服药物的治愈率为 90%～95%。单次服药方便,但因剂量大,可出现副作用如胃肠道反应、头痛、皮疹等。甲硝唑用药期间及停药 24 小时内、替硝唑用药期间及停药 72 小时内禁止饮酒,哺乳期用药不宜哺乳。治疗失败者可采用甲硝唑 2g/d 口服,连服 3～5 日。

2.阴道局部　用药阴道局部药物治疗可较快缓解症状,但不易彻底消灭滴虫,停药后易复发。因滴虫适宜环境为 pH 5.2～6.6,阴道用药前先使用 1% 乳酸或

0.5％醋酸等酸性洗液清洗阴道改变阴道内酸碱度,同时可减少阴道内恶臭分泌物,再使用甲硝唑栓(阴道泡腾片)或替硝唑栓(阴道泡腾片)200mg,每日一次,7日为一疗程。

3.性伴侣的治疗　滴虫性阴道炎主要通过性交传播,故患者性伴侣多有滴虫感染,但可无症状,为避免双方重复感染,故性伴侣应同时治疗。

4.滴虫性阴道炎　常在月经期后复发,可考虑下次月经干净后再巩固治疗一疗程。治疗后应在每次月经干净后复查分泌物,经连续检查3次阴性后方为治愈。

5.顽固性滴虫性阴道炎　治疗后多次复查分泌物仍提示滴虫感染的顽固病例,可加大甲硝唑剂量及应用时间,1g口服,每日2次,同时阴道内放置500mg,每日2次,连续7～14日。部分滴虫对甲硝唑有耐药者,可选择康妇栓,每日1枚塞阴道,7～10天为一疗程;严重者,每日早晚1次阴道塞康妇栓,7天为一疗程。

6.妊娠合并滴虫性阴道炎　曾认为甲硝唑在妊娠3个月内禁用,因动物实验甲硝唑可能有致畸作用。但最近有国外研究显示人类妊娠期应用甲硝唑并未增加胎儿畸形率,妊娠期可应用。美国疾病控制中心推荐妊娠合并滴虫性阴道炎治疗为甲硝唑2g顿服。国内有学者提出治疗方案首选甲硝唑200mg,每日3次,共5～7天;甲硝唑400mg,每日2次,共5～7天。治疗失败者:甲硝唑400mg,每日3次,7天。性伴侣需同时治疗:甲硝唑或替硝唑2g顿服。应用甲硝唑时需与孕妇及其家属详细说明,知情同意后再使用。

【预防】

滴虫可通过性生活传播,且性伴侣多无症状。故应双方同时治疗,治疗期间禁止性生活。内衣裤、毛巾等应高温消毒或用消毒剂浸泡,避免重复感染。注意保持外阴清洁、干燥。注意消毒公共浴池、马桶、衣物等传播中介。

九、细菌性阴道病

【病因】

细菌性阴道病(BV)是阴道内正常菌群失调所致的一种混合感染。正常阴道内以产生过氧化氢的乳杆菌占优势,通过产生乳酸从而保持阴道内较低的酸碱度,维持正常菌群平衡。当细菌性阴道病时,乳杆菌减少,而阴道加德纳菌与厌氧菌及人型支原体大量繁殖。阴道加德纳菌生活最适pH 6.0～6.5,温度35～37℃。该菌单独也可引起BV,但多与其他厌氧菌共同致病。临床及病理特征无炎症改变及白细胞浸润。其发病可能与妇科手术、多次妊娠、频繁性生活及阴道灌洗使阴道内pH偏碱有关。口服避孕药有支持乳酸杆菌占优势的阴道环境的作用,对BV有一定防护作用。

【临床表现】

多见于生育期妇女,15～44 岁,约 10％～40％患者无临床症状,有症状者主要表现为阴道分泌物增多,有鱼腥味,尤其性交后加重,少数患者伴有轻度外阴瘙痒。分泌物呈鱼腥臭味是由于厌氧菌大量繁殖的同时可产生胺类物质所致。检查见阴道黏膜无充血、红肿的炎症表现,分泌物特点为有恶臭味,灰白色、灰黄色,均匀一致,稀薄,易从阴道壁拭去。

BV 常与滴虫性阴道炎、宫颈炎、盆腔炎同时发生。BV 可引起宫颈上皮不典型增生、盆腔炎、异位妊娠和不孕。孕期合并 BV 可引起胎膜早破、早产、绒毛膜羊膜炎、产褥感染及新生儿感染。

【诊断】

下列 4 项中有 3 项阳性即可临床诊断为细菌性阴道病。

1.均质、稀薄、白色阴道分泌物,常黏附于阴道壁上。

2.线索细胞阳性取少许阴道分泌物于玻片上,加一滴生理盐水混合,高倍显微镜下观察见线索细胞,白细胞极少。线索细胞即阴道脱落的表层细胞于细胞边缘贴附颗粒状物,即各种厌氧菌,尤其是加德纳菌,细胞边缘不清。

3.阴道分泌物 pH>4.5。

4.胺臭味试验阳性取少许阴道分泌物于玻片上,加一滴 10％氢氧化钾溶液,产生烂鱼肉样腥臭气味,系因胺遇碱释放氨所致。

阴道分泌物性状取决于临床医师的分辨能力,因而特异性、敏感性不高。阴道 pH 是一个叫敏感的指标,但正常妇女在性交后、月经期也可有阴道 pH 的升高,特异性不高。氨试验的假阳性可发生在近期有性生活的妇女。线索细胞阳性是临床诊断标准中最为敏感和特异性。BV 为正常菌群失调,细菌定性培养在诊断中意义不大。

【治疗】

治疗原则:①无症状患者无需治疗;②性伴侣不必治疗;③妊娠期合并 BV 应积极治疗;④子宫内膜活检、宫腔镜、取放 IUD 术、子宫输卵管碘油造影、刮宫术等须行宫腔操作手术者术前发现 BV 应积极治疗。

1.硝基咪唑类抗生素　甲硝唑为首选药物。甲硝唑抑制厌氧菌生长,不影响乳杆菌生长,是较理想的治疗药物。甲硝唑 500mg,每日 2 次,口服连续 7 日;或 400mg,每日 3 次,口服连续 7 日。甲硝唑 2g 顿服的治疗效果差,目前不再推荐应用。甲硝唑栓 200mg,每晚 1 次,连续 7～10 日。替硝唑 1g,每日 1 次口服连续

5 天;也可 2g 每日 1 次连续 2 天。

2.克林霉素 300mg,每日 2 次,口服连续 7 日。治愈率约 97%,尤其适用于妊娠期患者(尤其孕早期)和对甲硝唑无法耐受、过敏或治疗失败者。另有含 2% 克林霉素软膏阴道涂布,每次 5g 连续 7 日。

3.乳酸杆菌栓剂 阴道内用药补充乳酸杆菌,通过产生乳酸从而升高阴道内酸度,抑制加德纳菌及厌氧菌生长,使用后 BV 复发率较单纯适用甲硝唑治疗低,临床值得推广。

4.其他药物 氨苄西林具有较好杀灭加德纳菌等,但也有杀灭乳酸杆菌作用,治疗效果较甲硝唑差。

5.合并滴虫、假丝酵母菌感染的阴道炎 聚甲酚醛阴道栓 1 枚,每日 1 次,连续 6 日。

十、萎缩性阴道炎

【病因】

萎缩性阴道炎常见于绝经前后、药物或手术卵巢去势后妇女。自然绝经患者又称为老年性阴道炎。主要因为卵巢功能衰退,雌激素水平下降,阴道黏膜萎缩、变薄,上皮细胞内糖原减少,阴道内 pH 增高,多为 pH5.0~7.0,局部抵抗力减低,当受到刺激或被损伤时,其他致病菌入侵、繁殖引起炎症。

【临床表现】

主要为外阴瘙痒、灼热不适伴阴道分泌物增多,阴道分泌物多稀薄呈水样,感染病原菌不同,也可呈泡沫样、脓性或血性。部分患者有下腹坠胀感,伴有尿急尿频尿痛等泌尿系统症状。部分患者仅有泌尿系统症状,曾以尿路感染治疗而效果不佳。

阴道检查可见阴道皱襞减少、消失,黏膜萎缩、变薄并有充血或点状出血,有时可见浅表溃疡。分泌物多呈水样,部分脓性有异味,如治疗不及时,阴道内溃疡面相互粘连,甚至阴道闭锁,分泌物引流不畅者继发阴道或宫腔积脓。

【诊断】

根据绝经、卵巢手术、药物性闭经或盆腔反射治疗病史及临床表现诊断不难,应取阴道分泌物检查以排除滴虫、假丝酵母菌阴道炎。妇科检查见阴道黏膜红肿、溃疡形成或血性分泌物,但必须排除子宫恶性肿瘤、阴道癌等,常规行宫颈细胞学检查,必要时活检或分段诊刮术。

【治疗】

原则上为抑制细菌生长,应用雌激素,增强阴道抵抗力。

1.保持外阴清洁、干燥 分泌物多时可1‰乳酸冲洗阴道。

2.雌激素制剂全身给药 补佳乐每日0.5～1mg口服,每1～2个月用地曲孕酮10mg持续10天;克龄蒙每日1片(含戊酸雌二醇2mg,醋酸环丙孕酮1mg);诺更宁(含雌二醇2mg,醋酸炔诺酮1mg)每日1片。如有乳癌及子宫内膜癌者慎用雌激素制剂。

3.雌激素制剂阴道局部给药 0.5％已烯雌酚软膏或倍美力阴道软膏局部涂抹,0.5g每日1～2次,连用7天。

4.抑制细菌生长 阴道局部给予抗生素如甲硝唑200mg或诺氟沙星100mg,每日一次,连续7～10日。

5.注意营养 给予高蛋白食物,增加维生素B及维生素A量,有助于阴道炎的消退。

十一、婴幼儿外阴阴道炎

【病因】

婴幼儿阴道炎多合并外阴炎,多见于1～5岁幼女。因其卵巢未发育,外阴发育差,阴道细长,阴道上皮内糖原少,阴道内pH6.0～7.5,抵抗力差,阴道自然防御功能尚未形成,容易受到其他细菌感染。另婴幼儿卫生习惯差,年龄较大者有阴道内误放异物而继发感染。病原菌常见大肠杆菌、葡萄球菌、链球菌等。

【临床表现】

主要症状为阴道内分泌物增多,呈脓性,有异味。临床上多为母亲发现婴幼儿内裤有脓性分泌物而就诊。分泌物刺激可致外阴瘙痒,患儿多有哭闹、烦躁不安、用手搔抓外阴。检查可见外阴充血、水肿或破溃,有时可见脓性分泌物至阴道内流出。慢性外阴炎见小阴唇发生粘连甚至阴道闭锁。

【诊断】

根据病史、体征及临床表现诊断不难,同时需询问其母亲有无阴道炎病史。取阴道分泌物做细菌学检查或病菌培养。怀疑阴道内有异物者需行肛门检查以确定,必要时需在麻醉下进行。

【治疗】

治疗原则:①便后清洗外阴,保持外阴清洁、干燥,减少摩擦;②针对病原体选择相应口服抗生素治疗,必要时使用吸管吸取抗生素溶液滴入阴道内;③对症处理:如有蛲虫者给予驱虫治疗;阴道内异物者,应及时取出;小阴唇粘连者可外涂雌激素软膏后多可松解,严重者应分离粘连后外用抗生素软膏。

第二节　宫颈炎症

宫颈炎是妇科常见疾病。在正常情况下,子宫颈是预防阴道内病原菌侵入子宫腔的重要防线,因子宫颈可分泌黏稠的分泌物形成黏液栓,抵抗病原体侵入子宫腔。但宫颈同时容易受到性生活、分娩、经宫腔操作等损伤,长期阴道炎症,宫颈外部长期浸在分泌物内,也易受病原体感染,从而发生宫颈炎。

一、急性宫颈炎

急性宫颈炎多发生于感染性流产、产褥感染、宫颈急性损伤或阴道内异物并发感染。

【病因】

急性宫颈炎多由性传播疾病的病原菌如淋病奈瑟菌及沙眼衣原体感染所致,淋病奈瑟菌感染时约 50% 合并沙眼衣原体感染。葡萄球菌、链球菌、大肠杆菌等较少见。此外也有病毒感染所致,如单纯疱疹病毒、人乳头瘤病毒、巨细胞病毒等。临床常见的急性宫颈炎为黏液脓性宫颈炎(MPC),其特点为宫颈管或宫颈管棉拭子标本上,肉眼可见脓性或黏液脓性分泌物;棉拭子擦拭宫颈管容易诱发宫颈管内出血。黏液脓性宫颈炎的病原体主要为淋病奈瑟菌及沙眼衣原体。但部分 MPC 的病原体不清。沙眼衣原体及淋病奈瑟菌均感染宫颈管柱状上皮,沿黏膜面扩散引起浅层感染,病变以宫颈管明显。

【病理】

急性宫颈炎的病理变化可见宫颈红肿,宫颈管黏膜水肿,组织学表现见血管充血,宫颈黏膜及黏膜下组织、腺体周围见大量中性粒细胞浸润,腺腔内见脓性分泌物。

【临床表现】

白带增多是急性宫颈炎最常见的、有时是唯一的症状,常呈脓性甚至脓血性白带。分泌物增多刺激外阴而伴有外阴瘙痒、灼热感,以及阴道不规则出血、性交后出血等。由于急性宫颈炎常与尿道炎、膀胱炎或急性子宫内膜炎等并存,不同程度出现下腹部不适、腰骶部坠痛及尿急、尿频、尿痛等膀胱刺激症状。急性淋菌性宫颈炎时,可有不同程度的体温升高和白细胞增多;炎症向上蔓延可导致上生殖道感染,如急性子宫内膜炎、盆腔结缔组织炎。

妇科检查可见宫颈充血、水肿、黏膜外翻,宫颈有触痛、触之容易出血,可见脓性分泌物从宫颈管内流出。淋病奈瑟菌感染的宫颈炎,尿道、尿道旁腺、前庭大腺可同时感染,而见充血、水肿甚至脓性分泌物。沙眼衣原体性宫颈炎可无症状,或仅表现为宫颈分泌物增多,点滴状出血。妇科检查可见宫颈外口流出黏液脓性分泌物。

【诊断】

根据病史、症状及妇科检查,诊断并不困难,但需明确病原体,应取宫颈管内分泌物作病原体检测,可选择革兰染色、分泌物培养＋药物敏感试验、酶免疫法及核酸检测。革兰染色对检测沙眼衣原体敏感性不高;培养法是诊断淋病的金标准,但要求高且费时长,而衣原体培养其方法复杂,临床少用;酶免疫法及核酸检测对淋病奈瑟菌及衣原体感染的诊断敏感性及特异性高。

诊断黏液脓性宫颈炎:在擦去宫颈表面分泌物后,用小棉拭子插入宫颈管内取出,肉眼观察棉拭子上见白色或黄色黏液脓性分泌物,将分泌物涂片作革兰染色,如光镜下平均每个油镜中有 10 个以上或高倍视野有 30 个以上中性粒细胞,即可诊断 MPC。

诊断需注意是否合并上生殖道感染。

【治疗】

急性宫颈炎治疗以全身治疗为主,需针对病原体使用有效抗生素。未获得病原体检测结果可根据经验性给药,对于有性传播疾病高危因素的年轻妇女,可给予阿奇霉素 1g 单次口服或多西环素 100mg,每次 2 次口服,连续 7 日。已知病原体者针对使用有效抗生素。

1.急性淋病奈氏菌性宫颈炎　原则是及时、足量、规范、彻底。常用药物:头孢曲松,125mg 单次肌注;或头孢克肟,400mg 单次口服;大观霉素,4g 单次肌注。因淋病奈氏菌感染半数合并沙眼衣原体感染,故在治疗同时需联合抗衣原体感染的药物。

2.沙眼衣原体性宫颈炎　四环素类、红霉素类及喹诺酮类常用药物。多西环素,100mg 口服,每日 2 次,连用 7 日。阿奇霉素,1g 单次口服;红霉素,500mg,每日 4 次,连续 7 日(红霉素,250mg,每日 2 次,连续 14 日)。氧氟沙星,300mg 口服,每日 2 次,连用 7 日;左氧氟沙星,500mg,每日 1 次,连用 7 日。

3.病毒性宫颈炎　重组人 α_2 干扰素栓抑制病毒复制同时可调节机体的免疫,每晚 1 枚,6 天为 1 疗程,有促进鳞状上皮化生,而达到治疗效果。

4.其他　一般化脓菌感染宫颈炎最好根据药敏试验进行抗生素的治疗。合并有阴道炎者如细菌性阴道病者需同时治疗。疾病反复发作者其性伴侣亦需治疗。

二、宫颈炎症相关性改变

(一)宫颈柱状上皮异位

子宫颈上皮在女性一生中都在发生变化,青春期、妊娠期和绝经期尤为明显,并且受外源女性甾体激素的影响,受宫颈管和阴道内微环境及 pH 的影响。性生活特别是高危性行为女性中由原始柱状和早期或中期鳞状化生上皮构成的移行带的变化有相关性。随着循环中雌激素和孕激素水平升高,阴道微环境的酸性相对更强,造成宫颈外翻,暴露出宫颈管柱状上皮末端,导致翻转即原始柱状上皮暴露增加,此现象也称为"宫颈柱状上皮异位"。

【临床表现】

常表现为白带增多,而分泌物增多可刺激外阴不适或瘙痒。若继发感染时白带可为黏稠的或脓性的,有时可带有血丝或少量血液,有时会出现接触性出血,也可出现下腹或腰背部下坠痛。

检查见宫颈表面呈红色黏膜状,是鳞状上皮脱落,为柱状上皮所代替,上皮下血管显露的结果。柱状上皮与鳞状上皮有清楚的界限,因非真正"糜烂",可自行消失。

临床常根据宫颈柱状上皮异位的面积将其分成轻、中、重度。凡异位面积小于子宫颈总面积 1/3 者为轻度,占 1/3～1/2 者为中度,超过 1/2 总面积者为重度。

【治疗】

有症状的宫颈柱状上皮异位可行宫颈局部物理治疗。常用的方法:

1.电凝(灼)法　适用于宫颈柱状上皮异位面较大者。将电灼器接触糜烂面,均匀电灼,范围略超过糜烂面。电熨深度约 0.2cm,过深可致出血,愈合较慢;过浅影响疗效。深入宫颈管内约 0.5～1.0cm,过深易导致富颈管狭窄、粘连。电熨后创面喷洒呋喃西林粉或涂以金霉素甘油。术后阴道出血可用纱布填塞止血,24 小时后取出。此法简便,治愈率达 90%。

2.冷冻疗法　系一种超低温治疗,利用制冷剂快速产生低温而使柱状上皮异位面冻结、坏死而脱落,创面修复而达到治疗目的。制冷源为液氮,快速降温为−196℃。治疗时根据糜烂情况选择适当探头。为提高疗效可采用冻-溶-冻法,即冷冻 1 分钟,复温 3 分钟,再冷冻 1 分钟。其优点是操作简单,治愈率约 80%。术后很少发生出血及颈管狭窄。缺点是术后阴道排液多。

3.激光治疗　是一种高温治疗，温度可达700℃以上。主要使柱状上皮异位组织炭化、结痂，待痂脱落后，创面为新生的鳞状上皮覆盖达到修复治疗目的。一般采用二氧化碳激光器，波长为10.6μm的红外光。其优点除热效应外，还有压力、光化学及电磁场效应，因而在治疗上有消炎（刺激机体产生较强的防御免疫机能）、止痛（使组织水肿消退，减少对神经末梢的化学性与机械性刺激）及促进组织修复（增强上皮细胞的合成代谢作用，促进上皮增生，加速创面修复），故治疗时间短，治愈率高。

4.微波治疗　微波电极接触局部病变组织，快速产生高热效应，使得局部组织凝固、坏死，形成非炎性表浅溃疡，新生鳞状上皮覆盖溃疡面而达到治疗目的，且微波治疗可出现凝固性血栓形成而止血。此法出血少，无宫颈管粘连，治愈率约90%。

（二）宫颈息肉

可能是炎症的长期刺激导致宫颈管黏膜局部增生，由于子宫具有排异作用，使增生的黏膜逐渐往宫颈口突出，形成宫颈息肉。镜下宫颈息肉表面覆盖一层柱状上皮，中心为结缔组织，伴充血、水肿及炎性细胞浸润。宫颈息肉极易复发，恶变率低。

【临床表现】

常表现为白带增多或白带中带有血丝或少量血液，有时会出现接触性出血。也可无任何症状。

检查时见宫颈息肉为一个或多个，色红，呈舌状，直径一般1cm，质软而脆，触之易出血，其蒂细长，多附于宫颈外口。

【治疗】

宫颈息肉应行息肉摘除术，术后标本常规送病理检查。

（三）宫颈腺囊肿

子宫颈鳞状上皮化生过程中，使柱状上皮的腺口阻塞，或其他原因致腺口阻塞，而导致腺体内的分泌物不能外流而潴留于内，致腺腔扩张，形成大小不等的囊形肿物。其包含的黏液常清澈透明，也可能由于合并感染而呈混浊脓性。腺囊肿一般小而分散，可突出于子宫颈表面。小的仅有小米粒大，大的可达玉米粒大，呈青白色，常见于表面光滑的子宫颈。

（四）宫颈肥大

可能由于炎症的长期刺激，宫颈组织反复发生充血、水肿，炎性细胞浸润及结缔组织增生，致使子宫颈肥大，严重者可较正常子宫颈增大1倍以上。

女性内外生殖器官的任何部位发生的良性及恶性肿瘤,又称妇科肿瘤。外阴良性肿瘤种类很多,发生在全身皮肤的肿瘤均可在此出现。外阴恶性肿瘤多为原发性,占妇科恶性肿瘤的 4％,其中以外阴癌最多见。外阴黑色素瘤恶性度高,转移早,发展快。外阴肉瘤少见。阴道肿瘤较少见,恶性肿瘤常为继发性。阴道鳞状细胞癌常继发于宫颈癌。阴道透明细胞癌与出生前母亲服用雌激素有关。阴道葡萄状肉瘤多发生在 5 岁以内幼女,恶性程度极高。子宫良性肿瘤最多见的是子宫肌瘤。子宫恶性肿瘤也较多见,其中宫颈癌、宫体癌(即子宫内膜癌)为常见的妇科肿瘤。还有妊娠性滋养细胞肿瘤及很少见的子宫肉瘤等。卵巢良性、恶性肿瘤均较常见,分类复杂。输卵管恶性肿瘤极少见,仅占妇科癌症的 1％ 以下,其主要症状是阴道大量排液、不规则出血等。继发性输卵管癌较原发为多,常由卵巢、子宫转移而来。

第三节　盆腔炎症

盆腔炎性疾病(PID)是病原体感染导致女性上生殖道及其周围组织(子宫、输卵管、卵巢、宫旁组织及腹膜)炎症的总称,包括子宫炎、输卵管炎、卵巢炎、输卵管卵巢炎、盆腔腹膜炎及盆腔结缔组织炎,以输卵管炎、输卵管卵巢炎最常见。PID大多发生于性活跃期妇女,月经初潮前、绝经后或未婚者很少发生 PID,若发生往往是邻近器官炎症的扩散。PID 可引起弥漫性腹膜炎、败血症、感染性休克,严重者可危及生命。既往 PID 被分为急性或慢性盆腔炎两类,但慢性盆腔炎实际为PID 的后遗症,如盆腔粘连、输卵管阻塞,从而导致不孕、异位妊娠、慢性盆腔疼痛,目前已摒弃慢性盆腔炎的称呼。PID 严重影响妇女身体健康,增加家庭及社会经济负担。可喜的是美国疾病控制中心的近年数据显示:与 20 世纪 70 年代至 80 年代每年 1000000 例 PID 相比,近年发病率减少 22％,每年 PID 大约 780000 例。

一、输卵管卵巢炎、盆腔腹膜炎、盆腔结缔组织炎

在 PID 中以输卵管炎最常见,因此在临床上有时将急性输卵管炎等同于 PID,代表内生殖器的急性感染。由于解剖结构邻近的关系,输卵管炎、卵巢炎以及盆腔腹膜炎甚至结缔组织炎往往同时并存,相互影响。

【发病机制】

1.病原体　PID 的病原体可达 20 多种,主要有两个来源:①内源性病原体,99％的 PID 是由于阴道或宫颈的菌群上行性感染引起,包括需氧菌和厌氧菌,以两

者混合感染多见。主要的需氧菌和兼性厌氧菌有溶血性链球菌、金黄色葡萄球菌、大肠埃希菌和厌氧菌。厌氧菌有脆弱类杆菌、消化球菌、消化链球菌。厌氧菌的感染容易引起盆腔脓肿。②外源性病原体,主要为性传播疾病的病原体,如淋病奈瑟菌、沙眼衣原体、支原体,前两者只感染柱状上皮及移行上皮,尤其衣原体感染常导致严重输卵管结构及功能破坏,并引起盆腔广泛粘连。在美国,40%～50%的 PID 是由淋病奈瑟菌引起,10%～40%的 PID 可分离出沙眼衣原体。在我国,淋病奈瑟菌或沙眼衣原体引起的 PID 明显增加,但目前缺乏大宗流行病学资料。性传播疾病可同时伴有需氧及厌氧菌感染,可能是淋病奈瑟菌或衣原体感染造成输卵管损伤后容易继发需氧菌和厌氧菌感染。其他病原体包括放线菌、结核杆菌、病毒(如巨细胞病毒、腮腺炎病毒)以及寄生虫亦可引起盆腔炎性疾病。

2.感染途径

(1)沿生殖道黏膜上行蔓延:病原体经宫颈、子宫内膜、输卵管黏膜至卵巢及腹腔,是非妊娠期、非产褥期 PID 的主要感染途径。淋病奈瑟菌、衣原体及葡萄球菌常沿此途径扩散。

(2)经淋巴系统蔓延:病原体经外阴、阴道、宫颈及宫体创面的淋巴管侵入盆腔结缔组织及生殖器其他部分,是产褥感染、流产后感染及宫内节育器放置后感染的主要感染途径。链球菌、大肠埃希菌、厌氧菌多沿此途径蔓延。

(3)经血循环传播:病原体先侵入人体的其他系统,再经血液循环感染生殖器,为结核菌感染的主要途径。

(4)直接蔓延:腹腔其他脏器感染后,直接蔓延到内生殖器引起相应器官的感染,如阑尾炎可引起右侧输卵管炎。

【病理】

1.急性输卵管炎、卵巢炎、输卵管卵巢脓肿　急性输卵管炎症因病原体传播途径不同而有不同的病变特点。炎症经子宫内膜向上蔓延时,首先为输卵管内膜炎,输卵管黏膜血管扩张、瘀血,黏膜肿胀,间质充血、水肿及大量中性多核白细胞浸润,黏膜血管极度充血时,可出现含大量红细胞的血性渗出液,称为出血性输卵管炎,炎症反应迅即蔓延至输卵管壁,最后至浆膜层。输卵管壁的红肿、粗大,近伞端部分的直径可达数厘米。管腔内的炎性分泌物易经伞端外溢导致盆腔腹膜炎及卵巢周围炎。重者输卵管内膜上皮可有退行性变或成片脱落,引起输卵管管腔粘连闭塞或伞端闭塞,如有渗出物或脓液积聚,可形成输卵管积脓,肿大的输卵管可与卵巢紧密粘连而形成较大的包块,临床上称之为附件炎性包块。若病原体通过子宫颈的淋巴管播散至子宫颈旁的结缔组织,首先侵及输卵管浆膜层再到达肌层,输卵管内膜受侵较轻或不受累。病变以输卵管间质为主,由于输卵管管壁增粗,可压迫管腔变窄,轻者管壁充血、肿胀,重者输卵管肿胀明显、弯曲,并有炎性渗出物,引起周围组织的粘连。

卵巢表面有白膜,很少单独发炎,卵巢多与输卵管伞端粘连,发生卵巢周围炎,也可形成卵巢脓肿,如脓肿壁与输卵管粘连穿通形成输卵管卵巢脓肿。

2.急性盆腔腹膜炎　盆腔腹膜的受累程度与急性输卵管炎的严重程度及其渗出物多少有关。盆腔腹膜受累后,充血明显,并可渗出含有纤维蛋白的浆液,而形成盆腔脏器的粘连,渗出物积聚在粘连的间隙内,可形成多个小的脓肿,或积聚于子宫直肠陷凹内形成盆腔脓肿。

【临床表现】

可因炎症轻重及范围大小而有不同的临床表现。衣原体感染引起 PID 常无明显临床表现。炎症轻者无症状或症状轻微。常见症状为阴道分泌物增多、下腹痛、不规则阴道流血、发热等;下腹痛为持续性,活动或性交后加重。若病情严重可有寒战、高热、头痛、食欲缺乏。月经期发病可有经量增多、经期延长。若有腹膜炎,则出现消化系统症状如恶心、呕吐、腹胀、腹泻。若有脓肿形成,可有下腹包块及局部压迫刺激症状;包块位于子宫前方可出现膀胱刺激症状如排尿困难、尿频,若引起膀胱肌炎,可出现尿痛等;若包块位于子宫后方可有直肠刺激症状;若在腹膜外可导致腹泻、里急后重和排便困难。若有输卵管炎的患者同时有右上腹部疼痛,应怀疑有肝周围炎存在。

PID 患者体征差异大,轻者无明显异常发现,或妇科检查仅发现宫颈举痛或宫体压痛或附件区压痛。严重病例呈急性病容,体温升高,心率增快,下腹有压痛、反跳痛及肌紧张,扣诊鼓音明显,肠鸣音减弱或消失。盆腔检查:阴道内可见脓性分泌物;宫颈充血、水肿,若见脓性分泌物从宫颈口流出,说明宫颈管黏膜或宫腔有急性炎症。穹隆触痛明显,须注意是否饱满;宫颈举痛;宫体稍大有压痛,活动受限;子宫两侧压痛明显,若为单纯输卵管炎,可触及增粗的输卵管,压痛明显;若为输卵管积脓或输卵管卵巢脓肿,可触及包块且压痛明显,不活动;宫旁结缔组织炎时,可扪及宫旁一侧或两侧片状增厚,宫旁两侧宫骶韧带高度水肿、增粗,压痛明显;若有盆腔脓肿形成且位置较低时,可扪及后穹隆或侧穹隆有肿块且有波动感,三合诊能协助进一步了解盆腔情况。

若有输卵管炎的症状及体征同时有右上腹部疼痛,考虑肝周围炎存在,即被称为 Fitz-Hugh-Curtis 综合征。

【实验室检查及辅助检查】

外周血白细胞计数仅在 44％的患者中升高,非特异性;炎症标志物如 CRP 及血沉的敏感性为 74％～93％,特异性为 25％～90％。

阴道分泌物生理盐水涂片检查:每高倍视野中 3～4 个白细胞,对上生殖道感染高度敏感为 87％～91％,涂片中未见白细胞时,阴性预测值可达 94.5％。

阴道超声:特异性为 97％～100％,但敏感性较低,约为 32％～85％,但若是超声无异常发现,并不能因此就排除盆腔炎性疾病的诊断。

【诊断】

根据病史、临床症状、体征及实验室检查可作出初步诊断。但由于 PID 的临床表现差异大,临床诊断准确性不高。

目前尚无单一的病史、体格检查或实验性检查对盆腔炎性疾病的诊断既高度敏感又特异。2006 年美国疾病与预防控制中心(CDC)制定的盆腔炎性疾病临床诊断标准如下:

1.基本标准　宫体压痛,附件区压痛或宫颈触痛。

2.附加标准　体温超过 38.3℃(口表),宫颈或阴道异常黏液脓性分泌物,阴道分泌物生理盐水涂片见到白细胞,实验室证实的宫颈淋病奈瑟菌或衣原体阳性,红细胞沉降率升高,C-反应蛋白升高。

3.特异标准　子宫内膜活检证实子宫内膜炎,阴道超声或磁共振检查显示充满液体的增粗输卵管,伴或不伴有盆腔积液、输卵管卵巢肿块,腹腔镜检查发现盆腔炎性疾病征象。

基本标准为诊断 PID 所必需,附加诊断标准有利于提高 PID 诊断的特异性,特异标准基本可诊断 PID,但除超声外,均为有创检查或费用较高,特异标准仅适用于一些有选择的病例。腹腔镜被认为是诊断 PID 的金标准,具体包括:①输卵管表面明显充血;②输卵管壁水肿;③输卵管伞端或浆膜面有脓性渗出物。腹腔镜诊断输卵管炎的准确率高,并能直接采取感染部位的分泌物行细菌培养,但仅针对抗生素治疗无效以及需要进一步明确诊断的患者,所以临床应用有一定的局限性。

PID 诊断明确后应进一步明确病原体。宫颈管分泌物及后穹隆穿刺液的涂片、培养及核酸扩增检测病原体,虽不及剖腹或腹腔镜直接采样行分泌物检测准确,但临床较实用。

【鉴别诊断】

需与急性阑尾炎、卵巢囊肿扭转、异位妊娠、盆腔子宫内膜异位症等鉴别。

1.急性阑尾炎　右侧急性输卵管卵巢炎易与急性阑尾炎混淆。一般而言,急性阑尾炎起病前常有胃肠道症状,如恶心、呕吐、腹泻等,腹痛多初发于脐周围,然后逐渐转移并固定于右下腹。检查时急性阑尾炎仅麦氏点压痛,左下腹不痛,体温及白细胞增高的程度不如急性输卵管卵巢炎。急性输卵管卵巢炎的腹痛则起于下腹左右两侧。右侧急性输卵管卵巢炎常在麦氏点以下压痛明显,妇科检查宫颈举痛,双附件均有触痛。偶有急性阑尾炎和右侧急性输卵管卵巢炎两者同时存在。如诊断不确定,应尽早剖腹探查。

2.卵巢肿瘤蒂扭转　卵巢囊肿蒂扭转可引起急性下腹痛伴恶心、甚至呕吐。扭转后囊腔内常有出血或伴感染,则可有发热,故易与输卵管卵巢炎混淆。仔细询问病史及进行妇科检查,并借助B超可明确诊断。

3.异位妊娠或卵巢黄体囊肿破裂　异位妊娠或卵巢黄体囊肿破裂均可发生急性下腹痛并可能有低热,但异位妊娠常有停经史,有腹腔内出血,甚至出现休克,尿HCG阳性,而急性输卵管卵巢炎多无这些症状。卵巢黄体囊肿仅限于一侧,块物边界明显。

4.盆腔子宫内膜异位症　患者在经期有剧烈下腹痛,多合并不孕病史,须与输卵管卵巢炎鉴别,妇科检查子宫可增大,盆腔有结节状包块,可通过B超及腹腔镜检查作出诊断。

【治疗】

治疗的目的首先是减轻急性期症状,减少远期并发症;而保留生育能力是盆腔炎性疾病治疗中的另一个重要目标。

治疗原则:选择广谱抗生素,联合抗厌氧菌药物治疗,根据药敏试验选择最有效的抗生素,疗程应持续14日。美国CDC推荐对于符合PID基本诊断标准的性活跃期妇女应立即开始经验性治疗,兼顾杀灭淋病奈瑟菌或沙眼衣原体,同时对性伴侣进行积极治疗。2006年美国CDC推荐的PID治疗方案如下:

1.门诊治疗　若患者症状轻微,一般情况良好,能耐受口服抗生素,具备随访条件,可在门诊给予治疗。

常用方案:①氧氟沙星400mg,口服,每日2次,或左氧氟沙星500mg,口服,每日1次,同时加甲硝唑400mg,每日2～3次,连用14日。②头孢西丁钠2g,单次肌注,同时口服丙磺舒,然后改为多西环素100mg,每日2次,连用14日;或选用其他第三代头孢菌素如头孢曲松钠与多西环素、甲硝唑合用。

2.住院治疗　若患者一般情况差,病情严重,伴有发热、恶心、呕吐或有盆腔腹膜炎;或输卵管卵巢脓肿;或门诊治疗无效;或不能耐受口服抗生素;或诊断不明确,均应住院给予抗生素为主的综合治疗。

（1）支持治疗：卧床休息，半卧位有利于炎症局限，加强营养，补充液体，注意维持水电解质平衡。避免不必要的妇科检查以免引起炎症扩散。

（2）抗生素治疗：建议静脉途径给药收效快，常用的配伍方案如下：

1）第二代头孢菌素或相当于第二代头孢菌素的药物及第三代头孢菌素或相当于第三代头孢菌素的药物：如头孢西丁钠1~2g，静脉注射，每6小时1次。头孢替坦二钠1~2g，静脉注射，每12小时1次。其他可选用头孢呋辛钠、头孢唑肟、头孢曲松钠、头孢噻肟钠。第二代头孢菌素及第三代头孢菌素多用于革兰阴性杆菌及淋病奈瑟菌感染的治疗。若考虑有支原体或衣原体感染，应加用多西环素100mg，12小时1次口服，持续10~14日。对不能耐受多西环素者，可服用阿奇霉素，每次500mg，每日1次，连用3日。对输卵管卵巢脓肿的患者，加用克林霉素或甲硝唑，可更有效对抗厌氧菌。

2）克林霉素与氨基糖苷类药物联合方案：克林霉素900mg，每8小时1次，静滴；庆大霉素先给予负荷量（2mg/kg），然后给予维持量（1.5mg/kg），每8小时1次，静滴。临床症状、体征改善后继续静脉应用24~48小时，克林霉素改口服，每次450mg，每日4次，连用14日；或多西环素100mg，每日2次口服，连用14日。

3）喹诺酮类药物与甲硝唑联合方案：氧氟沙星400mg，每12小时1次，或左氧氟沙星500mg，静滴，每日1次。甲硝唑500mg，静滴，每8小时1次。

4）青霉素与四环素类药物联合方案：氨苄西林/舒巴坦3g，静注，每6小时1次，加多西环素100mg，每日2次口服，连用14日。

（3）手术治疗：主要适用于抗生素治疗不满意的输卵管卵巢脓肿等有盆腔脓肿形成者。

（4）中药治疗：主要为活血化淤、清热解毒。

根据美国疾病预防和控制中心（CDC）推荐的治疗方案，临床治愈率达90%。若治疗失败，则可能因为依从性差，误诊或盆腔包块形成，需要进一步检查。对合并炎性包块的患者，如抗生素治疗无效，应立即考虑手术治疗。对放置宫内节育器的患者，抗生素治疗后建议将其取出。PID患者在治疗期间应被告知禁止性生活，所有近60天内有性接触的性伴侣都应进行衣原体及淋病奈瑟菌的检查，并进行经验性治疗。门诊治疗的患者应于48~72小时复诊以评估疗效、患者的依从性。

二、子宫内膜炎

子宫内膜炎虽常与输卵管炎同时存在，但子宫内膜炎具有某些独特的临床特征。

【病因】

子宫内膜炎多与妊娠有关，如产褥感染及感染性流产；与宫腔手术有关如黏膜下肌瘤摘除、放置宫内节育器及剖宫产中胎盘人工剥离等。子宫内膜炎特殊的高危因素包括近 30 天内阴道冲洗、近期宫内节育器的放置等。病原体大多为寄生于阴道及宫颈的菌群，细菌突破宫颈的防御机制侵入子宫内膜而发生炎症。

若宫颈开放，引流通畅，可很快清除宫腔内的炎性分泌物。各种引起宫颈管狭窄的原因如绝经后宫颈萎缩、宫颈物理治疗、宫颈锥形切除等，可使炎症分泌物不能向外引流或引流不畅，而形成宫腔积脓。

【临床表现】

主要为轻度发热、下腹痛、白带增多，妇科检查子宫有轻微压痛。炎症若未及时治疗，则向深部蔓延而感染肌层，在其中形成小脓肿，可形成子宫肌炎、输卵管卵巢炎、盆腔腹膜炎等，甚至可导致败血症而有相应的临床表现。

【诊断】

子宫内膜炎的症状和体征比较轻微，容易被忽视。因此有时可能需要行子宫内膜活检来协助诊断。子宫内膜活检是诊断子宫内膜炎的金标准，组织学的诊断标准为 120 倍的视野下子宫内膜间质中至少有一个浆细胞以及 400 倍视野下浅表子宫内膜上皮中有 5 个或更多的白细胞。

【治疗】

子宫内膜炎的治疗同输卵管炎患者的门诊治疗方案，持续 14 天。2006 年美国疾病预防和控制中心（CDC）推荐的治疗方案如下：①氧氟沙星 400mg，口服，每日 2 次，或左氧氟沙星 500mg，口服，每日 1 次，连用 14 日；②头孢曲松钠 250mg单次肌注，多西环素 100mg，每日 2 次，连用 14 日。若患者有细菌性阴道病，加甲硝唑 500mg，每日 2 次，连用 14 日。

若宫颈引流不畅，或宫腔积留炎性分泌物时，需在大剂量抗生素治疗的同时清除宫腔内残留物、分泌物或扩张宫颈使宫腔分泌物引流通畅。若怀疑有感染或坏死的子宫黏膜下肌瘤或息肉存在时，应摘除赘生物。

三、输卵管卵巢脓肿、盆腔脓肿

输卵管卵巢脓肿和盆腔脓肿是盆腔炎性疾病最严重的并发症。输卵管积脓、卵巢积脓、输卵管卵巢脓肿也属于盆腔脓肿，但各有特点。亦有相同之处。输卵管卵巢脓肿是输卵管、卵巢及其周围组织的化脓性包块。在需要住院治疗的 PID 患者中约 1/3 形成输卵管卵巢脓肿。盆腔脓肿多由急性盆腔结缔组织炎未及时治疗或治疗不彻底而化脓形成。这种脓肿可局限于子宫的一侧或双侧,脓液流入于盆腔深部,甚至可达直肠阴道隔中。

【临床表现】

患者多有高热及下腹痛,常以后者为主要症状。亦有部分患者发病迟缓,缓慢形成脓肿,症状不明显,甚至无发热。Landers 等发现 50% 的输卵管卵巢脓肿有寒战及发热,常常伴有恶心,阴道分泌物增多,以及不规则阴道流血;但值得注意的是约 35% 的输卵管卵巢脓肿患者无发热。妇科检查可在子宫一侧或两侧扪及包块,或在子宫后方子宫直肠陷凹处触及包块,并向后穹隆膨隆,有波动感和触痛明显。此外直肠受脓肿刺激可有排便困难、排便疼痛及便意频数等。常伴外周血白细胞计数升高。但 Landers 等发现,23% 的患者白细胞计数正常。

脓肿可自发破裂引起严重的急性腹膜炎甚至脓毒血症、败血症以致死亡。偶见盆腔脓肿自发穿破阴道后穹隆或直肠,此时患者症状可迅速缓解。

【诊断】

典型的临床表现为盆腔疼痛、包块形成以及发热、白细胞计数增多。

超声和 CT 是最常见的协助诊断输卵管卵巢脓肿的影像学检查手段。超声作为一种简便、无创的辅助检查手段能有效辨认输卵管卵巢脓肿,超声的影像图为一侧或双侧附件结构消失,可见囊性或多房分隔的包块,其中无法辨认输卵管或卵巢,斑点状液体与积聚在腹腔及子宫直肠陷凹的脓液有关。

与超声(75%~82%)相比,CT 具有更好的敏感性(78%~100%),但价格相对昂贵。CT 中可见增厚、不规则及回声增强的脓肿壁,多房,囊内液稠厚,同时可发现输卵管系膜增厚,肠壁增厚。

【治疗】

盆腔脓肿建议住院治疗,警惕脓肿破裂的症状。输卵管卵巢脓肿以往多行经腹全子宫及双附件切除术,近 30 年来随着广谱抗生素的发展,初步治疗从手术治疗转变为抗生素治疗。抗生素的选择强调针对感染的病原体,应能渗透入脓腔,且疗程更长。大多数研究提示保守性药物治疗的成功率约 70% 或更高,某些研究的结果为 16%~95%。药物治疗的成功率被认为与脓肿的大小有关,Reed 等在 119 例输卵管卵巢脓肿的研究中发现脓肿直径大于 10cm 者 60% 以上患者需要进一步手术治疗,而脓肿直径 4~6cm,约少于 20% 的患者需要手术治疗。文献报道,老年输卵管卵巢脓肿患者对抗生素的敏感性差。

是否需要手术治疗除了需要评估抗生素的治疗效果外,还取决于临床症状和是否有脓肿破裂。约 25% 的输卵管卵巢脓肿经药物保守治疗失败将采取手术治

疗。手术治疗仅限于脓肿破裂者或抗生素治疗不敏感者,可行手术切除脓肿或脓肿切开引流,原则以切除病灶为主。手术指征如下:

1.**药物治疗无效** 盆腔脓肿或输卵管卵巢脓肿经药物治疗48～72小时,体温持续不降,患者中毒症状加重或包块增大者,白细胞计数持续升高,应及时手术。

2.**脓肿持续存在** 经药物治疗病情有好转,继续控制炎症数日(2～3周),包块未消失,但已局限,应手术切除。

3.**脓肿破裂** 突然腹痛剧烈,寒战、高热、恶心、呕吐、腹胀,腹部拒按或有中毒性休克表现,考虑脓肿破裂应立即剖腹探查。

多数学者认为对于抗生素治疗48～72小时无效者应积极手术切除脓肿,手术中注意操作轻柔,避免损伤肠管或脓液溢入腹腔内。因输卵管卵巢脓肿常发生于年轻妇女,应努力保留生育功能,可行输卵管卵巢脓肿造口术;为防止复发,可行一侧附件切除术联合有效抗生素治疗,尽可能保留卵巢功能;对于无生育要求的年龄较大患者,应行全子宫及双附件切除术减少复发。

随着影像学检查技术的进步以及引流技术的提高,盆腔脓肿的手术治疗发生了很大的改变。对复杂的盆腔脓肿可采取腹腔镜下脓肿抽吸引流,减少脓肿切除导致的周围组织的损伤。对位置已达盆底的脓肿常采用阴道后穹隆切开引流,可自阴道后穹隆穿刺,如能顺利吸出大量脓液则在局部切开排脓后插入引流管,如脓液明显减少可在3日后取出引流管。此种方法对盆腔结缔组织炎所致的脓肿,尤其是子宫切除术后所形成的脓肿效果好。一旦脓液全部引流,患者即可达到治愈。但如形成腹腔脓肿,即使引流只能达到暂时缓解症状,常需进一步剖腹探查切除脓肿。据报道,在积极抗生素和手术治疗后因为盆腔脓肿破裂引起的死亡率为5%～10%。

目前对于穿刺引流后的不孕和异位妊娠发生率尚难以定论。有资料表明若脓肿未破裂,药物治疗联合24小时内腹腔镜下脓肿引流,日后妊娠率为32%～63%,明显较脓肿行单纯药物治疗(4%～15%)或脓肿破裂后行保守性手术者(25%)增加,因此,腹腔镜下脓肿引流术术后恢复快,且缩短住院时间,可减少日后不孕的发生。

四、盆腔炎性疾病后遗症

约1/4的盆腔炎性疾病会发生一系列后遗症,即盆腔炎性疾病后遗症。主要因为组织的结构破坏、广泛粘连、增生及疤痕形成,导致输卵管阻塞、积水、输卵管卵巢囊肿,盆腔结缔组织增生导致主韧带、宫骶韧带增生、变厚,子宫固定,从而引起不孕、异位妊娠及慢性盆腔疼痛及盆腔炎性疾病的反复发作。有 PID 病史的患者日后异位妊娠的风险增加 6～10 倍,不孕的发生率为 6%～60% 不等,慢性盆腔痛的风险增加 4 倍。根据后遗症的不同选择不同的治疗方案。不孕患者则需辅助生育技术协助生育。但对慢性盆腔痛则无有效的治疗方法。对输卵管积水者可行手术治疗。

五、预防措施

国外关于 PID 的高危因素包括:患有性传播性疾病,年轻(15～24 岁),既往 PID 病史,多个性伴侣,细菌性阴道病,宫腔手术史以及月经期性生活、IUD、阴道冲洗、吸烟及吸毒史等。因此相关预防措施包括宣传安全的性行为,适当的避孕方法,以及卫生保健措施如月经期避免性生活。积极治疗下生殖道感染如细菌性阴道病,常规衣原体筛查有助于明显减少 PID 的发生。淋病奈瑟菌和衣原体感染的患者和阴道毛滴虫感染患者应同时行性传播性疾病的检查。但老年患者并不一定存在同盆腔炎性疾病的高危因素,多与生殖道恶性肿瘤、糖尿病及伴随的消化道疾病如阑尾炎有关。

第八章　女性生殖器官肿瘤

第一节　外阴鳞状细胞癌

外阴鳞状细胞癌是最常见的外阴癌,占外阴恶性肿瘤的 $80\%\sim90\%$。多见于 60 岁以上妇女,其发生率近年有所增加,病因尚不完全清楚。但是,外阴癌患者常并发外阴色素减退疾病,其中仅 $5\%\sim10\%$ 伴不典型增生者可能发展为外阴癌。现已公认单纯疱疹病毒 Ⅱ 型、人乳头瘤病毒、巨细胞病毒等与外阴癌的发生可能有关。

一、外阴鳞状细胞癌的诊断

1.症状　主要为不易治愈的外阴瘙痒和各种不同形态的肿物,如结节状、菜花状、溃疡状。肿物并发感染或较晚期癌可出现疼痛、渗液和出血。

2.体征　癌灶可生长在外阴任何部位,大阴唇最多见,其次为小阴唇、阴蒂、会阴、尿道口、肛门周围等。早期局部有丘疹、结节或小溃疡;晚期可见不规则肿块,伴或不伴破溃或呈乳头样肿瘤,若癌灶已转移腹股沟淋巴结,可扪及一侧或双侧腹股沟淋巴结增大、质硬、固定。

3.活检　行组织学检查可明确诊断。

二、外阴鳞状细胞癌的鉴别诊断

需与外阴湿疹、外阴白色病变、痣、脂溢性角化瘤等鉴别。通过组织学检查可明确诊断。

三、外阴鳞状细胞癌的治疗

手术治疗为主,辅以放射治疗与化学药物治疗。

1.手术治疗　①0 期。单侧外阴切除。②Ⅰ期。外阴广泛切除及病灶同侧或双侧腹股沟淋巴结清扫术。③Ⅱ期。外阴广泛切除及双侧腹股沟、盆腔淋巴结清扫术。④Ⅲ期。同Ⅱ期或加尿道前部切除与肛门皮肤切除。⑤Ⅳ期。外阴广泛切除、直肠下段和肛管切除、人工肛门形成术及双侧腹股沟、盆腔淋巴结清扫术。癌灶浸润尿道上段与膀胱黏膜,则需做相应切除术。

2.放射治疗　外阴鳞癌对放射线敏感,外阴癌放疗指征为:①不能手术或手术危险性大的,癌灶范围过大不可能切净或切除困难者。②晚期病例先行放疗,待癌灶缩小后,行较保守的手术。③复发可能性大的,如淋巴结(＋)、手术切端癌细胞残留,病灶靠近尿道及直肠近端。既要保留这些部位,又要彻底切除病灶者,可加用放疗。放疗采用体外放疗(直线加速器或电子加速器)与组织间插植放疗。

3.化学药物治疗　抗癌药可作为较晚期癌或复发癌的综合治疗手段。常用药物有阿霉素类、顺铂类、博来霉素、氟尿嘧啶和氮芥等。为提高局部药物浓度,也可采用盆腔动脉灌注给药。

四、临床经验及诊治进展

多年来,外阴癌一直采用外阴根治性切除,即将整个外阴的皮肤、皮下脂肪连同腹股沟深浅淋巴结一并切除,这种术式通常采用大蝴蝶形切口,但是这种治疗常会给患者带来一定程度的生理和心理上的影响,同时带来较严重的并发症。目前,随着研究和认识的不断深入,在外阴癌的治疗理念中发生了一些变化,更加考虑到治疗的效果,更加重视患者的生存质量。因此,目前治疗的趋势倾向两个方面,其一是最大限度地保存外阴的生理结构,以及对于早期的患者进行恰如其分的治疗,即个体化治疗;其二是将手术、放疗和化疗的优势结合起来,减少手术创伤,提高治疗效果,改善患者生存质量,即综合治疗。外阴根治性切除,实践证明采取扩大局部切除术已经足够。外阴扩大局部切除要求临床上手术切缘距离肿瘤边缘需达到0.5～1厘米,深度需达皮下组织,但是不一定到达泌尿生殖膈;其次,外阴微小浸润癌几乎不发生腹股沟的淋巴结转移,所以对于这样的患者可以不行淋巴结切除,这样可使手术所致的并发症明显减少。

第二节　宫颈癌

宫颈癌是最常见的妇科恶性肿瘤。患者年龄分布呈双峰状,35～39岁和60～64岁,平均年龄为52.2岁。由于宫颈癌有较长癌前病变阶段,因此宫颈细胞学检查可使宫颈癌得到早期诊断与早期治疗。宫颈癌病因至今尚未完全明了。根据国内外资料,认为其发病与早婚、性生活紊乱、过早性生活、早年分娩、密产、多产、经济状况、种族和地理环境等因素有关。

一、宫颈癌的诊断

1.症状

(1)阴道出血:早期多为接触性出血,中晚期为不规则阴道出血。出血量根据病灶大小、侵及间质内血管情况而不同,若侵袭大血管可引起大出血。年轻患者也可表现为经期延长、经量增多;老年患者常为绝经后不规则阴道出血。一般外生型较早出现阴道出血症状,出血量多;内生型较晚出现该症状。

(2)阴道排液:多数患者有阴道排液,液体为白色或血性,可稀薄如水样或米泔状,或有腥臭。晚期患者因癌组织坏死伴感染,可有大量米汤样或脓性恶臭白带。

(3)晚期症状:根据癌灶累及范围出现不同的继发性症状。如尿频、尿急、便秘、下肢肿痛等;癌肿压迫或累及输尿管时,可引起输尿管梗阻、肾盂积水及尿毒症;晚期可有贫血、恶病质等全身衰竭症状。

2.体征　原位癌及微小浸润癌可无明显肉眼病灶,宫颈光滑或仅为柱状上皮异位。随病情发展可出现不同体征。外生型宫颈癌可见息肉状、菜花状赘生物,常伴感染,肿瘤质脆,易出血;内生型宫颈癌表现为宫颈肥大、质硬、宫颈管膨大;晚期癌组织坏死脱落,形成溃疡或空洞伴恶臭。阴道壁受累时,可见赘生物生长于阴道壁或阴道壁变硬;宫旁组织受累时,双合诊、三合诊检查可扪及宫颈旁组织增厚、结节状、质硬或形成冰冻状盆腔。

3.检查

(1)宫颈细胞学检查:包括宫颈刮片及宫颈液基薄层细胞涂片学检查,是宫颈癌筛查的主要方法,应在宫颈转化区取材。目前,巴氏分类法逐渐被伯塞斯达系统(TBS)分类法取代。TBS描述性诊断报告主要包括以下内容:①良性细胞学改变,包括感染、反应性细胞学改变。②鳞状上皮细胞异常。不典型鳞状细胞:无明确诊断意义的不典型鳞状细胞(ASC-US)和不典型鳞状细胞,不排除高度鳞状上皮内病变(ASC-H);低度鳞状上皮细胞内病变(LSILs):与子宫颈上皮内瘤变(CIN)Ⅰ术语符合,高度鳞状上皮内病变(HSILs):包括CINⅡ、CINⅢ和原位癌;鳞状细胞癌:若能明确组织类型,应按下述报告:角化型鳞癌,非角化型鳞癌,小细胞型鳞癌。③腺上皮细胞改变。不典型腺上皮细胞(AGC),包括宫颈管细胞AGC和宫内膜细胞AGC;腺原位癌(AIS);腺癌:若可能,则判断来源于颈管、子宫内膜或子宫外。④其他恶性肿瘤。

(2)宫颈碘试验:正常宫颈阴道部鳞状上皮含丰富糖原,碘溶液涂染后呈棕色或深褐色,不染色区说明该处上皮缺乏糖原,可能有病变。在碘不染色区取材活检可提高诊断率。

（3）阴道镜检查：宫颈刮片细胞学检查巴氏Ⅲ级及Ⅲ级以上、TBS分类为鳞状上皮内瘤变，均应在阴道镜观察下选择可疑癌变区行宫颈活组织检查。

（4）宫颈和宫颈管活组织检查：为确诊宫颈癌及宫颈癌前病变的可靠依据，所取组织应包括间质及邻近正常组织。宫颈刮片阳性，但宫颈光滑或宫颈活检阴性，应用小刮匙搔刮宫颈管，刮出物送病理检查。

（5）宫颈锥切术：适用于宫颈刮片检查多次阳性而宫颈活检阴性者；或宫颈活检为宫颈上皮内瘤变需排除浸润癌者。可采用冷刀切除、环形电切除或冷凝电刀切除。

二、颈癌的鉴别诊断

应注意与有类似临床症状或体征的各种宫颈病变相鉴别。

1.宫颈良性病变　宫颈柱状上皮异位、宫颈息肉、宫颈子宫内膜异位症和宫颈结核性溃疡等。

2.宫颈良性肿瘤　宫颈黏膜下肌瘤、宫颈管肌瘤、宫颈乳头瘤等。

3.宫颈恶性肿瘤　原发性恶性黑色素瘤、肉瘤及淋巴瘤、转移性癌等。

三、宫颈癌的治疗

根据临床分期、患者年龄、生育要求、全身情况、医疗技术水平及设备条件等综合考虑制定适当的个体化治疗方案。采用以手术和放疗为主、化疗为辅的综合治疗方案。

1.手术治疗　手术主要用于早期宫颈癌患者。常用术式有：全子宫切除术；次广泛全子宫切除术及盆腔淋巴结清扫术；广泛全子宫切除术及盆腔淋巴结清扫术；腹主动脉旁淋巴切除或取样。年轻患者卵巢正常可保留。对要求保留生育功能的年轻患者，属于特别早期的可行宫颈锥形切除术或根治性宫颈切除术。根据患者不同分期选用不同的术式。

2.放射治疗　适用于中晚期患者；全身情况不适宜手术的早期患者；宫颈大块病灶的术前放疗；手术治疗后病理检查发现有高危因素的辅助治疗。

3.化疗　主要用于晚期或复发转移的患者，近年也采用手术联合术前新辅助化疗（静脉或动脉灌注化疗）来缩小肿瘤病灶及控制亚临床转移，也用于放疗增敏。常用化疗药物有顺铂、卡铂、紫杉醇、博来霉素、异环磷酰胺、氟尿嘧啶等。

四、临床经验与诊治进展

随着免疫治疗学及分子生物学的发展，免疫治疗在宫颈癌的治疗上日益显示出重要地位。免疫治疗主要有针对人乳头瘤病毒（HPV）疫苗，包括多肽疫苗、重组疫苗、树突细胞抗肿瘤疫苗、核酸疫苗等，激发人体不同的免疫反应。高危型HPV感染与宫颈癌有关。高危型HPV E6/E7被证实为转化基因，在相关组织中构成性表达，具有很强的抗原性，被首选用来制备HPV基因疫苗；HPV晚期基因L1的产物具有诱导产生中和抗体及细胞免疫的表位，也是制备基因疫苗的理想候选基因。针对E6、E7和L1等基因序列构建的基因疫苗可同时激活体液免疫和细胞免疫，对宫颈癌有预防和治疗作用。

近年来，晚期宫颈癌的综合治疗愈来愈受到重视，综合治疗是宫颈癌治疗的新趋势，化疗联合放疗、化疗联合手术、放疗联合手术等形式治疗越来越多的用于临床。综合治疗主要是提高盆腔局部的肿瘤控制率，减少复发和转移，改善5年生存率，主要适用于局部晚期的宫颈癌、伴分化差的肿瘤或不同亚型宫颈癌等的治疗。

第三节　子宫肌瘤

子宫肌瘤是女性生殖器最常见的良性肿瘤，也是人体最常见的肿瘤。多见于30～50岁妇女，确切病因尚不明了，目前普遍认为子宫肌瘤的发生可能与女性激素有关。临床上大多根据子宫肌瘤与子宫肌层的关系分为：肌壁间肌瘤、浆膜下肌瘤、黏膜下肌瘤。子宫肌瘤常为多发性，各种类型的肌瘤可发生在同一子宫，称为多发性子宫肌瘤。

一、子宫肌瘤的诊断

1.临床表现　大多数子宫肌瘤多无明显症状，仅在体检时偶然发现。有症状者与肌瘤位置、大小、有无变性等有关。常见症状如下。

（1）经量增多及经期延长：黏膜下肌瘤症状更为明显。长期经量增多可继发贫血，出现乏力、心悸等症状。

（2）下腹包块：当肌瘤逐渐增大使子宫超过3个月妊娠大小时可从腹部触及质硬的包块，巨大的黏膜下肌瘤可脱出于宫颈外甚至阴道外。

（3）白带增多：白带增多，有时产生大量脓血样排液及腐肉样组织排出伴臭味。

（4）压迫症状：子宫前壁的肌瘤如压迫膀胱可引起患者尿频、尿急；宫颈肌瘤可引起排尿困难、尿潴留;子宫后壁肌瘤可引起下腹坠胀不适,便秘等症状。

(5)其他症状:常见的有轻微下腹坠胀、腰酸背痛等,经期可加重;可引起不孕或流产;肌瘤红色变性时有急性下腹痛,伴呕吐、发热及瘤体局部压痛等;浆膜下肌瘤蒂扭转可有急性腹痛;子宫黏膜下肌瘤由宫腔向外排出时也可引起阵发性下腹痛等。

2.体征　患者体征多样,较大的肌瘤可在下腹部扪及实性包块。妇科检查子宫增大,表面有不规则单个或多个结节性突起。浆膜下肌瘤可扪及单个实性包块与子宫相连。黏膜下肌瘤位于子宫腔内者,子宫常均匀增大;如肌瘤已脱出于宫颈外口者,窥器检查可看到子宫颈扩张,宫颈口处突出粉红色实性肿物。

3.超声检查　经阴道超声是诊断子宫肌瘤最常用的无创检查方法。在超声下子宫增大,形状不规则,肌瘤结节呈圆形低回声或等回声,周边有假包膜形成的低回声晕;子宫内膜可能被肌瘤推移至对侧;黏膜下肌瘤则表现为宫腔内的异常回声,彩色超声多普勒可以检测病灶血流,对协助判断肌瘤变性甚至恶变具有重要价值。

4.影像学检查　CT和MRI检查可准确判断肌瘤大小、数目和位置,对于子宫肌瘤和腺肌瘤的鉴别有较大意义。

5.内镜检查　宫腔镜对于子宫黏膜下肌瘤是一项相对简单微创的检查和治疗方法。

二、子宫肌瘤的鉴别诊断

1.子宫腺肌病　亦可有经量增多、子宫增大等表现。但子宫腺肌病有继发性渐进性痛经史,子宫多呈均匀增大,B超及MRI检查有助于诊断。但有时两者可以并存。

2.卵巢肿瘤　卵巢肿瘤有时也可引起尿频、便秘等压迫症状和腹部包块等症状,与浆膜下子宫肌瘤或阔韧带肌瘤有时难以鉴别,可借助B超、MRI或腹腔镜探查等协助诊断。

3.其他　卵巢子宫内膜异位囊肿、盆腔炎性包块、子宫畸形等,可根据病史、临床表现及B超检查予以鉴别。

三、子宫肌瘤的治疗

1.随访观察　无症状的小的子宫肌瘤一般不需要治疗,特别是围绝经期妇女。绝经后子宫肌瘤多可逐渐萎缩,甚至消失。可每3~6个月随访一次。

2.药物治疗　以短期治疗为主,主要适用于有手术指征的子宫肌瘤患者,术前用药以纠正贫血、缩小子宫体积,避免术中出血及减少手术困难;近绝经期妇女,子宫小于孕10周大小,症状轻的;因其他并发症有手术禁忌证者。因为应用的药物均有不良反应,所以不宜长期应用。

(1)促性腺激素释放激素类似物(GnRH-a):通过抑制促性腺激素的分泌,降低雌激素至绝经后水平,借以缓解症状并抑制肌瘤生长使其萎缩。但停药后肌瘤会较快恢复到原来大小。用药后会产生围绝经期综合征、骨质疏松等不良反应,故建议用药时间不超过6个月。

(2)米非司酮(RU486):一般采用每日12.5毫克,口服,连续用药。可作为子宫肌瘤术前用药,用于贫血的子宫肌瘤患者以抑制月经,缩小肌瘤体积,减少输血可能。因为可导致子宫内膜增生,所以不建议长期使用。

3.手术治疗　主要分为腹腔镜及开腹或经阴道手术。包括子宫切除术或肌瘤剔除术。

(1)手术指征:①子宫肌瘤致继发贫血,药物治疗无效。②严重腹痛、性交痛或慢性腹痛。③子宫增大至如孕10周以上。④肌瘤存在致不孕或反复流产者。⑤肌瘤生长较快,怀疑有恶变者。⑥有膀胱、直肠压迫症状。

(2)腹腔镜下手术:包括腹腔镜辅助阴式子宫切除术(LAVH)、腹腔镜鞘膜内子宫切除术(LISH)、腹腔镜子宫次全切除术(LSH)和腹腔镜下全子宫切除术(LTH)4种。优点在于手术避免了腹部大切口,对患者损伤小,术中出血少,并发症少,术后恢复快,住院时间短等。缺点是对手术技术要求高,手术时间较长,费用较高;手术不熟练者可造成患者损伤的发生率高。

4.子宫动脉栓塞治疗　子宫动脉栓塞治疗子宫肌瘤可以改善85%～95%的月经过多,肌瘤相关症状的控制率在70%～90%,并且可以使肌瘤体积缩小50%～65%。但由于没有病理证实,所以过大肌瘤、怀疑肌瘤恶变、不能除外卵巢病变者、带蒂的黏膜下或浆膜下肌瘤、有阴道不规则出血等情况,不建议行子宫动脉栓塞。且本术式对卵巢功能和妊娠可能的影响尚不明确,对年轻有生育要求者选此术式需要谨慎。

四、临床经验及诊治进展

子宫肌瘤是激素依赖性的肿瘤,其发生、发展过程与卵巢甾体激素密切相关,尤其是雌激素、孕激素。此外,生长因子也促进肌瘤生长。研究表明,肌瘤中的雌二醇浓度、雌激素受体(ER)浓度、孕激素受体(PR)浓度及雌激素受体mRNA、孕激素受体 mRNA 含量高于周围正常肌组织。目前认为,雌激素、孕激素的促有丝分裂作用是由生长因子所介导的。基于上述理论,通过应用具有抑制卵巢甾体激素分泌或抑制其作用的制剂,如促性腺激素释放激素类似物、米非司酮、他莫昔芬(三苯氧胺)等,可使肌瘤缩小,达到减轻症状的目的。

第四节　子宫内膜癌

子宫内膜癌是发生于子宫内膜的一组上皮性恶性肿瘤,以来源于子宫内膜腺体的腺癌最常见,为女性生殖道常见三大恶性肿瘤之一,约占女性癌症总数的7%,占女性生殖道恶性肿瘤的 20%～30%,近年来发病率有上升趋势。确切病因不清楚,高危因素如下:①老年、肥胖、绝经延迟、少育或不育。②有长期应用雌激素、他莫昔芬或雌激素增高病史者。③有乳腺癌、内膜癌家族史。

可能与下列两种因素有关:一种是雌激素依赖型,雌激素对子宫内膜的长期持续刺激与无排卵性功血、多囊卵巢综合征、功能性卵巢肿瘤、绝经后长期服用雌激素而无孕酮拮抗有关。另一种是非激素依赖型,发病与雌激素无明显关系。此类病理形态为少见型,如子宫内膜浆液性乳头状癌、透明细胞癌、腺鳞癌、黏液腺癌等。多见于老年体瘦妇女,在癌灶周围可以是萎缩的子宫内膜,肿瘤恶性程度高,分化差,雌激素受体多呈阴性,预后不良。

多数内膜癌生长缓慢,局限在内膜或宫腔内时间较长,也有极少数发展较快,如浆液性乳头状腺癌、腺鳞癌和低分化癌。转移途径主要为直接蔓延、淋巴转移,晚期有血行转移。

一、子宫内膜癌的诊断

1.临床表现　极早期无明显症状,仅在普查或因其他原因检查时偶然发现,一旦出现症状则多有如下表现。

(1)阴道出血:主要表现绝经后阴道出血,量一般不多,大量出血者少见,或为持续性或间歇性出血;尚未绝经者则诉经量增多、经期延长或经间期出血。

(2)阴道排液:少数患者诉排液增多,早期多为浆液性或浆液血性排液,晚期合并感染则有脓血性排液,并有恶臭。

(3)疼痛:通常不引起疼痛。晚期癌瘤浸润周围组织或压迫神经引起下腹及腰骶部疼痛,并向下肢及足部放射。癌灶侵犯宫颈,堵塞宫颈管导致宫腔积脓时,出现下腹胀痛及痉挛样疼痛。

（4）全身症状：晚期患者常伴全身症状，如贫血、消瘦、恶病质、发热及全身衰竭等。

2.体征　早期时妇科检查无明显异常，子宫正常大、活动，双侧附件软、无块状物。当病情逐渐发展，子宫增大、稍软；晚期时偶见癌组织自宫口脱出，质脆，触之易出血。若合并宫腔积脓，子宫明显增大，极软。癌灶向周围浸润，子宫固定或在宫旁或盆腔内扪及不规则结节块状物。

3.分段诊刮　这是确诊内膜癌最常用、最可靠的方法。先用小刮匙环刮宫颈管，再进宫腔刮内膜，取得的刮出物分瓶装标记送病理检查。分段刮宫操作要小心，以免穿孔，尤其当刮出多量豆腐渣样组织疑为内膜癌时。只要刮出物已足够送病理检查，即应停止操作。

4.其他辅助诊断方法

（1）细胞学检查：用特制的宫腔吸管或宫腔刷放入宫腔，吸取分泌物寻找癌细胞，阳性率达90％。此法作为筛选，最后确诊仍须根据病理检查结果。

（2）B型超声检查：极早期时见子宫正常大，仅见宫腔线紊乱、中断。典型内膜癌声像图为子宫增大或绝经后子宫相对增大。宫腔内见实质不均回声区，形态不规则，宫腔线消失，有时见肌层内不规则回声紊乱区，边界不清，可作出肌层浸润程度的诊断。

（3）宫腔镜检查：可直视宫腔，若有癌灶生长，能直接观察病灶大小、生长部位、形态，并可取活组织送病理检查。

（4）MRI、CT等检查及血清CA125测定：MRI、CT检查有助于协助观察病变范围。有子宫外癌肿扩散者，血清CA125升高。

二、子宫内膜癌的鉴别诊断

1.绝经过渡期功能失调性子宫出血（简称绝经过渡期功血）　主要表现为月经紊乱，如经量增多、经期延长、经间期出血或流血等。妇科检查无异常发现，与内膜癌的症状和体征相似。临床上难以鉴别。应先行分段刮宫，确诊后再对症处理。

2.萎缩性阴道炎　主要表现为血性白带，需与内膜癌相鉴别。前者见阴道壁充血或黏膜下散在出血点，后者见阴道壁正常，出血来自宫颈管内。老年妇女还须注意两种情况并存的可能。

3.子宫黏膜下肌瘤或内膜息肉　多表现为月经过多及经期延长，需与内膜癌相鉴别。及时行分段刮宫、子宫镜检查及B型超声检查等，确诊并不困难。

4.原发性输卵管癌　主要表现为阴道排液、阴道出血和下腹疼痛。分段诊刮阴性,宫旁扪及块状物;而内膜癌刮宫阳性,宫旁无块状物扪及。B型超声检查有助于鉴别。

5.老年性子宫内膜炎合并宫腔积脓　常表现阴道排液增多,浆液性、脓性或脓血性。子宫正常大或增大变软,扩张宫颈管及诊刮即可明确诊断。扩张宫颈管后即见脓液流出,刮出物见炎性细胞,无癌细胞。内膜癌并发宫腔积脓时,除有脓液流出外,还应刮出癌组织,病理检查即能证实。但要注意两者并存的可能。

6.宫颈管癌、子宫肉瘤　均表现为不规则阴道出血及排液增多。宫颈管癌病灶位于宫颈管内,宫颈管扩大形成桶状宫颈。子宫肉瘤可有子宫明显增大,质软。分段刮宫及宫颈活检即能鉴别。

三、子宫内膜癌的治疗

治疗方法为手术、放疗及药物(化学药物及激素)治疗,应根据患者全身情况、癌变累及范围及组织学类型制定适宜的治疗方案。早期患者以手术为主,按手术病理分期的结果及存在的复发高危因素选择辅助治疗;晚期则采用手术、放射、药物等综合治疗。

1.手术治疗　为首选的治疗方法,尤其对早期病例。手术目的:一是进行手术病理分期,确定病变的范围及与预后相关的重要因素;二是切除癌变的子宫及其他可能存在的转移病灶。术中首先进行全面探查,对可疑病变部位取样做冷冻切片检查,并留腹水或盆腹腔冲洗液进行细胞学检查。剖视切除的子宫标本,判断有无肌层浸润。手术切除的标本应常规进行病理学检查,癌组织还应进行雌激素、孕激素受体的检测,作为术后选用辅助治疗的依据。Ⅰ期患者应行筋膜外全子宫切除及双侧附件切除术,有以下情况之一者,应行盆腔及腹主动脉旁淋巴结取样和(或)清扫术:①病理类型为透明细胞癌,浆液性癌、鳞形细胞癌或未分化癌等。②侵犯肌层深度≥1/2。③子宫内膜样腺癌G_3。④癌灶累及宫腔面积超过50%或累及峡部。Ⅱ期应行全子宫或广泛子宫切除术及双侧盆腔淋巴结清扫与腹主动脉旁淋巴结清扫术。Ⅲ期和Ⅳ期的晚期患者手术范围与卵巢癌相同,应进行肿瘤细胞减灭术。

2.放射治疗　是治疗子宫内膜癌的有效方法之一,分腔内照射和体外照射两种。腔内照射多用后装腔内照射,体外照射常用60Co或直线加速器。单纯放疗仅用于有手术禁忌证或无法手术切除的晚期内膜癌患者,腔内总剂量为45~50Gy,体外总照射剂量为40~45Gy。Ⅰ期G1不能接受手术治疗者可选用单纯腔内照射,其他各期均应采用腔内照射和体外照射联合治疗。术后放疗是内膜癌最主要的术后辅助治疗,可明显降低局部复发,提高生存率。对已有深肌层浸润、淋巴结转移、盆腔及阴道残留病灶的患者,术后均需加用放疗。

3.孕激素治疗　对晚期或复发癌患者、不能手术切除或年轻、早期、要求保留生育功能者,均可考虑孕激素治疗。各种人工合成的孕激素制剂如甲羟孕酮、己酸孕酮等均可应用。用药剂量要大,甲羟孕酮每日 200~400 毫克;己酸孕酮 500 毫克,每周 2 次,至少用 10~12 周才能评价有无效果。

4.抗雌激素制剂治疗　他莫昔芬为一种非甾体类抗雌激素药物,并有微弱的雌激素作用,也可用于治疗内膜癌。其适应证与孕激素治疗相同。一般剂量为每次 10~20 毫克,每日口服 2 次,长期或分疗程应用。

5.化疗　晚期不能手术或治疗后复发者可考虑使用化疗,也有用于术后有复发高危因素患者的治疗,以期减少盆腔外的远处转移。常用的化疗药物有多柔比星、氟尿嘧啶、环磷酰胺、丝裂霉素等。可以单独应用,也可几种药物联合应用,也可与孕激素合并应用。

6.随访　完成治疗后应定期随访,及时确定有无复发。随访时间:术后 2 年内,每 3~6 个月 1 次;术后 3~5 年,每 6~12 个月 1 次。随访检查内容包括:①盆腔检查(三合诊)。②阴道细胞学涂片检查。③胸片(6~12 个月)。④期别晚者,可进行血清 CA125 检查。根据不同情况,亦可选用 CT、MRI 等。

四、临床经验及诊治进展

子宫内膜癌患者手术切除子宫,按照国内教科书论述,子宫内膜癌Ⅰ期应行筋膜外子宫切除术,中华医学会妇科肿瘤分会《妇科恶性肿瘤诊治指南》也建议行筋膜外子宫切除,对于子宫内膜癌Ⅱ期,建议行广泛子宫切除术,这是国内多年来公认的标准。但是,美国国立卫生癌症研究院(NCI)的诊治指南认为,Ⅰ期的子宫内膜癌可行全子宫＋双附件切除术,以及选择性盆腔淋巴结和腹主动脉旁淋巴结切除术,关于Ⅱ期子宫内膜癌,美国 NCI 对Ⅱ期子宫内膜癌处理,如肿瘤侵犯到宫颈管间质,可以行全子宫双附件切除＋腹膜后淋巴结的活检,辅助术后放疗;也可行广泛子宫切除＋腹膜后淋巴结切除术。综合有关文献报道,建议Ⅰ期子宫内膜癌的子宫切除范围可以是全子宫切除,也可以行筋膜外子宫切除手术。但是,要行规范的筋膜外子宫切除手术,避免损伤输尿管。关于Ⅱ期子宫内膜癌,建议子宫切除范围为次广泛子宫切除手术,没有必要切除过多的宫旁组织。

关于子宫内膜癌是否一定要切除盆腔和腹膜后淋巴结,这个问题争论已久。近年来,有意大利研究报道 1996~2006 年 10 年间 514 例手术前分期Ⅰ期的子宫内膜癌患者,发现无论总生存率还是无复发生存率,盆腔淋巴结切除术在早期妇女子宫内膜癌没有任何有益的证据,盆腔淋巴结切除术除了用于临床试验之外,不能被推荐用于以治疗为目的的早期子宫内膜癌患者的常规治疗。尽管淋巴结切除术无任何治疗获益,但是淋巴结切除术有预测价值,它可以更准确的识别转移的范围和疾病的分期,帮助病情评估和判定预后。建议存在以下任何一项即主张行腹膜后淋巴结切除:①术前或术中评估有深肌层浸润。②肿瘤为低分化。③临床分期Ⅱ期及其以上。④手术中探查淋巴结可疑转移,或者取活检证实有淋巴结转移,附件受侵。⑤特殊类型(浆乳癌、透明细胞癌、移行细胞癌)。

子宫内膜癌发病呈年轻化趋势,对于年轻患者,强烈要求保留生育功能,是否有可能性,一般认为必须符合以下 7 个条件:①年龄<40 岁,没有其他生育问题。②ⅠA 期 G_1。③腹腔冲洗液是阴性。④手术前和手术中评估没有淋巴结转移。⑤根据刮宫病理雌激素、孕激素受体阳性。⑥组织类型是子宫内膜样腺癌。⑦患者迫切要求,并有较好的随访条件。符合 7 个条件才可以考虑保留生育功能。

第五节　卵巢肿瘤

卵巢肿瘤是女性生殖器常见的三大恶性肿瘤之一。由于卵巢癌缺乏早期诊断手段,一旦出现症状多属晚期,死亡率居妇科恶性肿瘤首位,已成为严重威胁妇女生命和健康的主要肿瘤。其中卵巢上皮性肿瘤好发于 50～60 岁妇女,卵巢生殖细胞肿瘤多见于 30 岁以下年轻女性。卵巢组织成分非常复杂,是全身各脏器原发肿瘤类型最多的部位。不同类型其组织学结构和生物学行为,均存在很大差异。卵巢也是胃肠道恶性肿瘤、乳腺癌、子宫内膜癌等常见的转移部位。在组织学上分为上皮性肿瘤、性索间质肿瘤、生殖细胞肿瘤和转移性肿瘤。

卵巢恶性肿瘤预后与分期、病理类型及分级、年龄等有关。其中肿瘤期别和残存肿瘤数量是主要的预后指标,期别越早预后越好,残存肿瘤越小预后越好。

一、卵巢肿瘤的诊断

1.临床表现

(1)卵巢良性肿瘤:早期肿瘤较小,多无症状,常在妇科检查时偶然发现。肿瘤继续长大占满盆腔、腹腔时,可出现尿频、便秘、气急、心悸等压迫症状;检查见腹部膨隆,无移动性浊音。妇科检查可在子宫一侧或双侧触及圆形或类圆形肿块,多为囊性,表面光滑,活动,与子宫无粘连。

（2）卵巢恶性肿瘤：早期常无症状，晚期可有消瘦、贫血等恶病质表现。主要症状为腹胀、腹部肿块及胃肠道症状。肿瘤向周围组织浸润或压迫，可引起腹痛、腰痛或下肢疼痛；压迫盆腔静脉可出现下肢水肿；功能性肿瘤可出现内分泌症状，如颗粒细胞瘤分泌雌激素引起不规则阴道出血、子宫内膜增生过长等，或绝经后阴道出血表现。妇科检查可在直肠子宫陷凹处触及质硬结节或肿块，肿块多为双侧，实性或囊实性，表面凹凸不平，活动差，与子宫分界不清，常伴有腹水。有时可在腹股沟、腋下或锁骨上触及肿大的淋巴结。

2.并发症

（1）蒂扭转：为常见的妇科急腹症，常在体位突然改变或妊娠期，产褥期子宫大小、位置改变时发生蒂扭转。蒂扭转的典型症状是体位改变后突然发生一侧下腹剧痛，常伴恶心、呕吐，甚至休克。双合诊检查可扪及压痛的肿块，以蒂部最明显。有时不全扭转可自然复位，腹痛随之缓解。治疗原则是一经确诊，尽快行剖腹手术。术时应先在扭转蒂部靠子宫的一侧钳夹后，再切除肿瘤和扭转的瘤蒂，钳夹前不可先将扭转的蒂回复，以防血栓脱落。

（2）破裂：有外伤性破裂和自发性破裂。症状轻重取决于破裂口大小、流入腹腔囊液数量和性质。考虑肿瘤破裂时应立即手术，术中尽量吸净囊液，并涂片行细胞学检查；彻底清洗盆腔、腹腔；切除的标本送病理学检查。

（3）感染：较少见。多继发于肿瘤扭转或破裂；也可来自邻近器官感染灶（如阑尾脓肿）的扩散。患者可有发热、腹痛、腹部压痛及反跳痛、腹肌紧张、腹部肿块及白细胞升高等。治疗原则是抗感染治疗后，手术切除肿瘤。若短期内感染不能控制，应尽快手术。

（4）恶变：肿瘤迅速生长，应考虑有恶变可能，应尽早手术。

3.辅助检查　常用的辅助检查方法有如下几种。

（1）影像学检查：①B 型超声检查。可了解肿块的部位、大小、形态，囊性或实性，囊内有无乳头；临床诊断符合率＞90％，但不易测出直径＜1 厘米的实性肿瘤；彩色多普勒超声扫描可测定卵巢及其新生组织血流变化，对诊断有帮助。②腹部 X 线摄片：卵巢畸胎瘤可显示牙齿、骨质及钙化囊壁。③CT、MRI、PET 检查。可显示肿块及肿块与周围的关系，肝、肺有无结节及腹膜后淋巴结有无转移。

（2）肿瘤标志物：①血清 CA125。敏感性较高，特异性较差。80％卵巢上皮性癌患者血清 CA125 水平升高；90％以上患者 CA125 水平与病情缓解或恶化相关，可用于病情监测。②血清甲胎蛋白（AFP）。对卵黄内胚窦瘤诊断有帮助；未成熟畸胎瘤、混合性无性细胞瘤中含卵黄囊成分者，AFP 也可升高。③人绒毛膜促性腺激素（HCG）。对原发性卵巢绒癌有特异性。④性激素。颗粒细胞瘤、卵泡膜细胞瘤产生较高水平雌激素。浆液性、黏液性囊腺瘤或勃勒纳瘤有时也可分泌一定量雌激素。

（3）腹腔镜检查：可直接观察肿块外观和盆腔、腹腔及横膈等部位，在可疑部位进行多点活检，抽取腹水行细胞学检查。

（4）细胞学检查：可抽取腹水或胸腔积液，行细胞学检查。

二、卵巢肿瘤的鉴别诊断

1.卵巢良性肿瘤的鉴别诊断

（1）卵巢瘤样病变：滤泡囊肿和黄体囊肿最常见。多为单侧，壁薄，直径＜5厘米。可暂行观察2～3个月，或口服避孕药，若肿块持续存在或增大，卵巢肿瘤的可能性较大。

（2）输卵管卵巢囊肿：为炎性积液，常有盆腔炎性病史。双侧附件区有不规则条形囊性包块，边界较清，活动受限。

（3）子宫肌瘤：浆膜下肌瘤或肌瘤囊性变，容易与卵巢肿瘤混淆。肌瘤常为多发性，与子宫相连，检查时随宫体及宫颈移动。B型超声检查可协助鉴别，部分病例需手术才能明确诊断。

（4）妊娠子宫：妊娠早期时，子宫增大变软，峡部更软，双合诊时宫体与宫颈似不相连，易将宫体误认为卵巢肿瘤。但妊娠有停经史、HCG阳性，超声检查可鉴别。

（5）腹水：腹水患者常有肝脏、心脏、肾脏病史，平卧时腹部两侧突出如蛙腹，移动性浊音阳性。B型超声检查可见不规则液性暗区，液平面随体位改变，其间有肠曲光团浮动，无占位性病变。巨大卵巢囊肿平卧时腹部中间隆起，叩诊浊音，腹部两侧为鼓音，无移动性浊音，边界清楚；B型超声检查见圆球形液性暗区，边界整齐光滑，液平面不随体位移动。

2.卵巢恶性肿瘤的鉴别诊断

（1）子宫内膜异位症：简称内异症，可有粘连性肿块及直肠子宫陷凹结节，有时与卵巢恶性肿瘤很难鉴别。内异症常有继发性痛经进行性加重、经量过多、不规则阴道出血、不孕等症状。B型超声检查、腹腔镜检查有助于鉴别。

（2）结核性腹膜炎：常有肺结核史，并发腹水和盆腹腔内粘连性块状物。多发生于年轻、不孕妇女，伴月经稀少或闭经。有消瘦、乏力、低热、盗汗、食欲缺乏等全身症状。肿块位置较高，形状不规则，界限不清，不活动。叩诊时鼓音和浊音分界不清。胸部 X 线摄片、B 型超声检查多可协助诊断,必要时行剖腹探查或腹腔镜活检予以确诊。

(3)转移性卵巢肿瘤:诊断卵巢原发恶性肿瘤之前应先排除转移性卵巢肿瘤。以消化道肿瘤、乳癌转移至卵巢多见。转移性卵巢肿瘤多为双侧性、中等大、肾形、活动的实性肿块;可做胃镜、肠镜等检查予以鉴别。

(4)生殖道以外的肿瘤:卵巢肿瘤需与腹膜后肿瘤、直肠癌、乙状结肠癌等相鉴别。腹膜后肿瘤固定不动,位置低者可使子宫、直肠或输尿管移位;肠癌多有消化道症状;超声检查、钡剂灌肠、乙状结肠镜检查等有助于鉴别。

三、卵巢肿瘤的治疗

1.上皮性卵巢肿瘤的治疗　首选手术治疗。较小的卵巢良性肿瘤常采用腹腔镜手术,恶性肿瘤多采用剖腹手术。

(1)良性肿瘤:根据患者年龄、生育要求及对侧卵巢情况决定手术范围。年轻、单侧良性肿瘤者,应行患侧卵巢肿瘤剥出或卵巢切除术,保留患侧正常卵巢组织和对侧正常卵巢;双侧良性肿瘤者,应行肿瘤剥出术。围绝经期妇女可行患侧附件或双侧附件切除术;已绝经期妇女,行双侧附件切除术或全子宫及双侧附件切除术。术中切下肿瘤后应剖开肿瘤观察判断肿瘤良性、恶性,必要时做冷冻切片组织学检查,明确性质以确定手术范围。疑恶性肿瘤应尽可能完整取出,防止肿瘤破裂、囊液流出,癌细胞种植于腹腔。巨大良性囊性肿瘤可穿刺放液,待体积缩小后取出,穿刺前需保护穿刺周围组织,以防被囊液污染;放液速度应缓慢,以免腹压骤降发生休克。

(2)交界性肿瘤:主要采用手术治疗。参照卵巢癌手术方法进行全面的手术分期或肿瘤细胞减灭术,复发病例也应采取手术治疗,对年轻的早期患者可保留生育功能,术后是否辅助化疗或放疗有争议。

(3)恶性肿瘤治疗原则:手术为主,辅以化疗、放疗等综合治疗。

①手术治疗。是治疗上皮性卵巢癌的主要手段。第一次手术的彻底性与预后密切相关。早期上皮性卵巢癌应行全面确定分期的手术,包括:留取腹水或腹腔冲洗液进行细胞学检查;全面探查盆、腹腔,对可疑病灶及易发生转移部位多处取材做组织学检查;全子宫和双附件切除(卵巢动静脉高位结扎);尽可能切除所有明显的肿瘤病灶;大网膜、盆腔及腹主动脉旁淋巴结切除。

经过全面确定分期手术并符合下列条件者,可施行保留生育功能(保留子宫和对侧附件)的手术:年轻,渴望生育;Ⅰa 期;细胞分化好(G_1);对侧卵巢外观正常;

有随诊条件。亦有主张完成生育后视情况再行手术切除子宫及对侧附件。

晚期卵巢癌行肿瘤细胞减灭术,手术的主要目的是切除所有原发灶,尽可能切除所有转移灶,必要时可切除部分肠管、膀胱或脾脏等。残余肿瘤直径越小越好。对于手术不能切除的患者,可先行新辅助化疗1～2个疗程后再进行手术。

②化学药物治疗。上皮性卵巢癌对化疗较敏感,即使已有广泛转移也能取得一定疗效。除经过全面准确的手术分期、高分化的Ⅰa期和Ⅰb期患者不需化疗外,其他患者均需化疗。常用化疗药物有顺铂、卡铂、紫杉醇、环磷酰胺、依托泊苷等。近年来,多采用铂类药物联合紫杉醇的化疗方案。早期患者常采用静脉化疗,3～6个疗程,疗程间隔4周。晚期患者可采用静脉腹腔联合化疗或静脉化疗,6～8个疗程,疗程间隔3周。老年患者可用卡铂或紫杉醇单药化疗。复发和难治性卵巢癌根据患者对铂类药物是否敏感选择再次应用铂类药物或吉西他滨、脂质体多柔比星、拓扑替康、依托泊苷等。

③放射治疗。外照射对于卵巢上皮性癌的治疗价值有限,可用于锁骨上和腹股沟淋巴结转移灶和部分紧靠盆壁的局限性病灶的局部治疗。

2.非上皮性卵巢肿瘤的治疗 卵巢生殖细胞肿瘤:良性肿瘤应参照良性上皮性肿瘤治疗方法。恶性生殖细胞肿瘤的治疗如下。

(1)手术治疗:对年轻并希望保留生育功能者,手术基本原则是无论期别早晚,只要对侧卵巢和子宫未被肿瘤浸润,在进行全面手术分期的基础上,均可行保留生育功能手术。对复发者仍主张积极手术。

(2)化疗:Ⅰa期、高分化患者不需化疗,其他患者均需化疗。常用的化疗方案是:依托泊苷每日100毫克/米2,共5日,每日顺铂20毫克/米2,共5日,分别在第1、8、15日联用(称BEP方案)或不用(称EP方案),博来霉素每日10毫克,3～6个疗程。

有大块残留病灶时,化疗3～4个疗程,血清学检测缓解后再化疗2个疗程。BEP方案无效者,可以采用VIP方案(顺铂、长春碱、异环磷酰胺)化疗。

(3)放疗:无性细胞瘤对放疗敏感,但放疗会影响患者生育功能,故目前较少应用。放疗用于治疗复发的无性细胞瘤。

3.卵巢转移性肿瘤 卵巢转移性肿瘤占卵巢肿瘤的5%～10%。体内任何部位,如乳腺、肠、胃、生殖道、泌尿道等的原发性癌均可能转移到卵巢。治疗原则是缓解和控制症状。如原发瘤已经切除且无其他转移和复发迹象,转移瘤仅局限于盆腔,可进行肿瘤细胞减灭术,术后配合化疗或放疗,但预后差。

4.妊娠并发卵巢肿瘤 妊娠并发卵巢良性肿瘤较恶性常见。并发良性卵巢肿瘤的处理原则是:早孕发现肿瘤者,可等待至妊娠 3 个月后手术,以免引起流产。妊娠晚期发现肿瘤者,可等待至妊娠足月,如阻塞产道则行剖宫产,同时切除肿瘤。如诊断或高度可疑卵巢恶性肿瘤,应尽早手术及终止妊娠,处理原则同非孕期。

5.随访与监测　卵巢癌易复发,应长期随访和监测。一般第一年每 1 个月复查 1 次;第二年后每 3 个月复查 1 次;第 3~5 年后每 4~6 个月复查 1 次;5 年后每年随访 1 次。

随访内容包括症状、体征、全身及盆腔检查、B 型超声检查;必要时做 CT 或 MRI、PET 检查;测定血清 CA125、AFP、HCG 等肿瘤标志物。

四、临床经验与诊治进展

卵巢癌的化学治疗从 20 世纪 60 年代的烷化剂到 70~80 年代的铂类,再到 90 年代的紫杉醇,不断进展。目前,多项国际多中心临床研究表明,紫杉醇联合卡铂仍然是晚期卵巢癌治疗的金标准,TC 方案(紫杉醇/卡铂)中加入其他化疗药物并不能改善晚期卵巢癌患者的疗效。新辅助化疗对晚期卵巢癌的治疗价值一直存在争议。尽管近年来化学治疗进展较快,但卵巢癌确诊时就已为晚期,化疗耐药亦是导致卵巢癌综合治疗失败,病死率居高不下的重要原因。对卵巢癌多药耐药(MDR)及靶向治疗的研究日趋激烈,大量的临床试验已经开展,通过单剂靶向药物、靶向联合化疗、靶向联合靶向等各个方面寻求更多的卵巢癌治疗手段,辅助诊断及预后因子方面也有新的发现,寻求更多卵巢癌治疗的靶标及相应的靶向治疗药物对卵巢癌患者尤其重要。

1.靶向治疗　分子靶向治疗是以病变细胞为靶点的治疗,相对于手术、放疗、化疗三大传统治疗手段更具有"治本"功效。靶向药物能否用于卵巢癌,提高卵巢癌患者的生存率,改善预后,已成为临床研究的热点及难点。表皮生长因子受体(EGFR)在 30%~70% 的卵巢癌中存在过表达,有研究表明,EGFR 和肺耐药蛋白(LRP)的表达可以被用来估计卵巢癌的化疗耐药性和预后。EGFR 是酪氨酸激酶家族成员,为原癌基因 c-erbB-2 的表达产物,定位细胞膜,可介导 DNA 合成及细胞增殖,导致肿瘤细胞增殖和血管生成,使细胞周期 $G_1 \to S$ 期失控。在以 EGFR 为靶点的吉非替尼、厄洛替尼、西妥昔单抗、贝伐单抗等药物的临床试验中,贝伐单抗为重组的抗人血管内皮生长因子(VEGF)单克隆抗体,具有抗血管生成的作用。在一项 Ⅱ 期临床试验中患者接受单药贝伐单抗剂量为 15 毫克/千克,每 3 周 1 次。Cannistra 等认为,贝伐单抗在卵巢上皮癌或恶性腹水的应用中单剂治疗有效,但是胃肠道穿孔的发生率比预期要高。另外有一项研究指出,在以顺铂为基础完全应答的化疗后,对于卵巢癌的维持治疗,贝伐单抗不管是单剂还是联合顺铂,都具有显著地抗肿瘤活性,而且可以延长患者生存期。

2.靶向治疗联合治疗　　细胞毒药物与靶向药物具有不同的作用机制,因此联合应用可能具有协同作用。细胞毒药物与靶向药物联合应用时通常采用节奏性化疗,旨在通过减小细胞毒药物的剂量、缩短给药间隔达到提高疗效的目的。Garcia等报道的贝伐单抗和环磷酰胺治疗复发性卵巢癌的Ⅱ期试验共纳入 70 例患者,既往化疗方案包括顺铂、贝伐单抗剂量为 10 毫克/千克,2 周 1 次静脉给药,之后 2 周内,每日 1 次环磷酰胺 50 毫克,口服。半年无进展生存率 56%,17 例部分缓解、中位无进展生存期和中位生存期分别为 7.2 个月和 16.9 个月。研究者认为,贝伐单抗联合环磷酰胺的节奏性化疗对复发性卵巢癌有效,进一步研究是必要的。美国妇科肿瘤组正在进行该药治疗晚期卵巢癌的Ⅱ期临床研究。美国妇科肿瘤组(GOG)还将要开展大规模随机性Ⅲ期临床研究,如评价多西他赛/卡铂＋厄洛替尼和紫杉醇/卡铂＋贝伐单抗作为卵巢癌一线治疗的疗效。

参 考 文 献

1.兰丽坤,王雪莉.妇产科学(第四版).北京:科学出版社,2016.

2.曹泽毅.中华妇产科学.北京:人民卫生出版社,2014.

3.张方林.产科速查(第3版).北京:人民卫生出版社,2015.

4.郑勤田,刘慧姝.妇产科手册.北京:人民卫生出版社,2015.

5.刘琦.妇科肿瘤诊疗新进展.北京:人民军医出版社,2011.

6.贺晶.产科临床工作手册.北京:人民军医出版社,2013.

7.马丁.妇产科疾病诊疗指南(第三版).北京:科学出版社,2013.

8.谢辛.妇科疾病临床诊疗思维.北京:人民卫生出版社,2009.

9.黄艳仪.妇产科危急重症救治.北京:人民卫生出版社,2011.

10.王子莲.妇产科疾病临床诊断与治疗方案.北京:科学文化出版社,2010.

11.邹丽颖,范玲.羊水栓塞诊治进展.中国实用妇科与产科杂志,2011,02:151-153.

12.吴祝如,古艺儿,陈宏霞.高龄女性妊娠期高血压疾病对妊娠结局的影响分析.中国妇幼健康研究,2017,(06):739-741.

13.刘丽秀,李晓微.180例妇科疾病临床观察.中国妇幼保健,2015,30(25):4300-4301.

14.胡凌云,张唯一,李立安,黄柯,李亚里.异位妊娠危险因素的临床调查.解放军医学杂志,2013,38(05):412-415.

15.于玲,田永杰.子宫内膜异位症发病相关因素的临床研究.山东大学学报(医学版),2013,51(02):79-83.

16.蔡兴苑,卢丹,张建萍,张亚兰,熊晓燕,盛洁,郑萍,周琦,吴霞.女性生殖器官发育异常433例临床分析.实用妇产科杂志,2011,27(10):745-748.